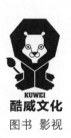

KUWEI
酷威文化

图书 影视

HISTORY
OF

[加] 杰克琳·杜芬　著
李冰奇　译

MEDICINE

医 学
简 史

江西科学技术出版社

图书在版编目（CIP）数据

医学简史 / (加) 杰克琳·杜芬著；李冰奇译. --
南昌：江西科学技术出版社，2021.8
　　书名原文: History of Medicine，Second Edition:
A Scandalously Short Introduction
　　ISBN 978-7-5390-7676-8

　　Ⅰ.①医… Ⅱ.①杰… ②李… Ⅲ.①医学史 – 世界
Ⅳ.①R-091

中国版本图书馆CIP数据核字(2021)第153964号

HISTORY OF MEDICINE, 2nd edition,by Jacalyn Duffin
© University of Toronto Press 2010.
Original edition published by University of Toronto Press,
Toronto, Canada.

Simplified Chinese rights arranged through CA-LINK International LLC
(www.ca-link.cn)

选题序号：ZK2020166
图书代码：B21155-101
版权登记号：14-2020-0178

医学简史　　　　　　　　　　　　　　[加]杰克琳·杜芬 著 李冰奇 译

出版 发行	江西科学技术出版社
社址	南昌市蓼洲街 2 号附 1 号
	邮编：330009　电话：（0791）86623491　86639342（传真）
印刷	天津鑫旭阳印刷有限公司
经销	全国新华书店
开本	680mm×970mm　1/16
字数	450千字
印张	27
版次	2021 年 8 月第 1 版　2021 年 8 月第 1 次印刷
书号	ISBN 978-7-5390-7676-8
定价	68.00元

赣版权登字-03-2021-279

一本“见不得人”的简介
（第二版）

　　长达十多年来，杰克琳·杜芬的《医学简史》一直是医学生与卫校学生学习医学历史的主要参考书籍之一。除了专业用途外，此书不仅经常被历史相关课程引用，也常被一般读者广泛阅读。《医学简史》是一本简明易懂的医学历史概述，此版本在第一版的基础上做了很多扩展，囊括了美国、英国以及其他一些欧洲国家的更多医学信息。对于诸如解剖学、药理学、产科学和精神病学这些医学界中的主要领域，此版本将秉承第一版中简明有序的风格进行阐述。另外，此版本还增添了新的章节以讲解公共卫生。

　　多年的教学经验、医学发展以及读者反馈促进此书不断推陈出新。此版本中针对诸如生命伦理学、法医学、遗传学、生殖技术以及临床实验等主题增添了新的段落，并对近来疯牛病、西尼罗病毒、重症急性呼吸综合征和炭疽病的暴发做出了新的探讨。《医学简史》致力于展示历史研究对现代医疗实践的影响，以及文化认知的增进，因此，除了提供最新的信息，此书还提供了切实相关的案例以及可供在线搜索的参考书目等教学资料。

　　杰克琳·杜芬是一位血液学家和历史学家，并任女王大学汉娜医学史研究院院长。

献给我曾经、现在和将来的学生们。

大夫，我耳朵疼。

公元前 2000 年：来，把这块根茎吃了。

公元前 1000 年：根茎都是异教的，来祷告吧。

公元 1850 年：祷告都是迷信，把这药水喝了。

公元 1930 年：药水都是骗人的，把这药片吞了。

公元 1970 年：药片效用不好，用这个抗生素吧。

公元 2000 年：抗生素都是人造的，来，把这块根茎吃了。

——匿名，"医学史"，1997 年至 1998 年曾流传于网络。

第二版 序言

20 世纪 90 年代末时，我的医学生们反复要求我整理出版我的讲座内容，于是我撰写了此书的第一版。我曾一度有所犹豫，因为我的专业知识并不充足。但我的学生们坚持认为出版我的讲座内容足以为学生与感兴趣的医生提供入门指导，并可以帮助非历史系出身的讲师将历史知识结合到医疗教学中。虽然我的讲座内容与人文学科的课程不太搭，但我仍然希望此书多少可以让如历史、哲学以及社会学系等其他领域的学生更了解医学。然而，当我真正开始着手将我习惯的、非常口语化的讲义整理成可出版的形式时，就因为不够博学（意料之中）而自愧渺小，并且多次险些陷入我在本书第十六章中提到的误区。没有注解和学术机构保驾护航，我觉得自己仿佛置身于外星人的地盘——每句话都像一片雷区，每个词的选择都像是一颗定时炸弹。

审核人员都很宽容，这本原本"见不得人"的简介也得到了超乎我预期的成功。有些读者还写信来推荐相关附件以及修改建议。虽然此书大胆地将受众定为加拿大人，但我却惊喜地发现它在北美的其他地区、欧洲和亚洲都有读者（估计出版此书的出版社也很惊讶）。它不仅被用作课程指定参考读物，也被再版及翻译。

第二版增添了过去十年中医学与历史方面的重大事件，并为了服务更广泛的读者而做出了更新。每一个章节都被重新校订过，案例的范围也被拓宽了。多个主题都增添了新的部分，比如遗传学、医院、生命伦理学、制药、生物技术、纳粹医学和替代医学。公共卫生与国际卫生更是增添了一篇新的章节。原本局限于加拿大的案例现在都结合了其他地区的情况，这些地区主要包括但不限于英国和美国。

2006 年左右，新的挑战出现了：有些学生不喜欢这本书，因为它毕竟是本书。讲座与读书如今都已经变成了"传统"教学方法。图书馆空空荡荡的甚至可以听到回音，曾经堆满的书架正在被电脑服务器取代。学者、执业医师乃至我本人都通过奇妙的谷歌来辅助自己的研究。虽然随手一搜，信息就简洁明了地一条条蹦出来，但大量的信息也分散了人们的注意力。

本书电子版即将面世，而补充书目已经可以在线搜索了。与此同时，作为一名历史学家，我很高兴能提醒大家注意卓越且珍贵的纸上印刷技术。除了琳琅满目的外观设计、耐用且便携等特性，书本不管是捧在手中触其质感，还是轻嗅书香都令人十分愉悦。书本可以与你一同乘独木舟旅行或进入浴室，却不会让你有触电的风险。最后，和网站稍纵即逝的流量不同，书本是一段时间与空间的见证，因此它们自身就会成为历史资源。也许书本已是濒危物种，但在近六百年的时间里，它们传递了如此多的医学信息，所以似乎只有书本才最适合作为医学历史的载体。

历史观念与疾病很像，不仅可以遗传，还能传播。在接下来的章节中，可以看到我的导师，米尔科·格尔梅克，是如何在去世之前仍致力于史学与医学知识的传承。作为继承者的我很感恩。我的编辑们极富感染力的热情与对最终成果的信心，都是本书及此新版本得以成型必不可少的催化剂。尤其要特别感谢杰拉德·哈洛威尔编辑与伦恩·赫斯本德编辑。当然，如果没有女王大学的支持以及联邦卫生部赋予我汉娜研究院院长这独一无二的任教机会，本书也绝不会有面世的一天。

我很感激前辈们极耗心力的工作，他们的努力解决了不计其数的问题。同时，在本书筹划初期，很多执业医师拨冗阅读了本书的片段，并给了我很多医学和历史方面的建议，我非常感谢他们。

还有很多人在审阅章节、解答问题、提供有创意的建议以及协助插图的制作方面做出了贡献。比如本书在筹备第一版时，汉娜研究院的保罗·波特和查尔斯·G.罗兰教授、谢丽林·亚林、马丁·福里兰德和出版社的一位匿名审核者非常好心地对全书手稿发表了意见。我同样感谢以下朋友及同事为书中的一些具体问题提出宝贵的建议：伊恩·卡尔、已故的彼得·克鲁斯、黛尔·道顿、埃莉诺·英凯、穆雷·英凯、安妮塔·约翰斯顿和费莉希蒂·蒲伯。提供宝贵建议的还有女王大学的同事们，同样感谢他们慷慨的帮助：亚历克斯·布莱恩斯、普拉卡什·巴拉、杰拉德·埃文斯、帕米拉·弗里德、查尔斯·格雷厄姆、查尔斯·海特、R.尼尔·霍布斯、史蒂夫·伊斯科、杰拉德·马克思、史蒂夫·庞、特里·罗曼诺、琼·舍伍德、邓肯·G.辛克莱、露辛达·瓦尔斯和詹姆斯·L.威尔逊。

在过去的十年里，几位评审员和同事描述了他们对这本书的使用和对新版的期望。我特别感谢梅勒妮·科尔皮茨、杰恩·埃利奥特、海纳·范格劳、伯特·汉森、杰夫·哈德森、玛格丽特·汉弗莱斯、罗斯·基尔帕特里克、乔尔·莱克斯钦、克里斯托弗·里昂、帕梅拉·米勒、希拉·平钦、苏珊·菲利普斯、已故的罗伊·波特、保罗·波特、安娜·塞西莉亚·德罗莫、托德·萨维特、安妮·斯密瑟斯、梅琳·斯图亚特、刘易斯·托马蒂、布莱肯图书馆优秀的工作人员，并再次一如既往地感谢罗伯特·戴维·沃尔夫和切尔恩·亚林。

我的学生也是我的老师，也是最严厉的批评者。他们对介绍性文本的持续要求使我最终决定做我长期以来抵制的事情。制作第一版的时候，几个学生愉快地阅读了一个测试驱动练习（test-drive exercise）的章节，确定了最终的版本。他们是如今已经成长为医生的赫歇尔·伯曼、马修·鲍斯、拉坦·巴德瓦杰、达里尔·达·科斯塔、利·埃克勒、凯姆·费尔德曼、黛安娜·福特、菲奥娜·马特尔、马太·苏黎世，以及前研究生伊莱恩·伯曼、詹妮弗·马洛塔和梅根·尼科尔斯。如果没有他们对本书价值的坚信，第一版就不会出现。

在第二版的筹备中，另一批无畏的女王大学学生与年轻医生为本书提供了思虑周到的建议、批评以及灵感，他们都耐心地阅读了所有新增章节。这些人包括考特妮·卡瑟利、丹·芬尼甘、丽贝卡·雅克、拉伊德·让迪、艾哈迈德·凯西、杰西卡·廖、梅丽莎·皮克尔斯、保罗·威、玛丽克莱尔·耶洛维奇和茱莉亚·卡梅隆·温德力格。希望他们觉得第二版有用，虽然依然是那本书，但也是我回馈他们的一份心意。

未来还会有读者在本书中发现一些错误，也会有读者抱怨我依然没有写到他们感兴趣的话题。我希望读者们可以让我知道这些建议，以帮助下一版变得更好。

目 录

第一章
简介：医学史中的英雄与反派[1]

---
[1] 本书的学习目标见第 411 页。

我的建议是，医生就应该是毫无疑问的人文学者。

——罗伯逊·戴维斯，《医生能成为人文学者吗？》，1984 年

英雄与反派的游戏

初秋时节，女王大学新入学的医学生们会玩一个叫作英雄与反派的游戏。这个游戏通常在派对中充当破冰环节。游戏中包含他们所受教育中的三个元素：图书馆、信息素养课程和医学史课程。学生们自主选择搭档，三两成组，并从网上的表格（见表 1.1）中选择一位医学历史上的人物。游戏任务是找一些这个人物自己的著作（原始资料），同时找一些别人描述这个人物的著作（二手资料），经过比较后决定这个人物是英雄还是反派，或二者皆是。之后，学生们要加以准备，参加班级成果展示并撰写一篇含有参考文献的简短报告。优秀者会有奖品。

表 1.1 医学史中的"英雄与反派游戏"说明表

莫德·阿博特	格伦费尔·威尔弗雷德	南希·奥利维瑞
维珍尼亚·阿普伽	哈内曼·塞缪尔	威廉·奥斯勒
卡帕多西亚的阿雷提乌斯	霍尔斯特德·威廉	帕拉塞尔苏斯
维拉诺瓦的阿德纳尔斯	哈维·威廉	帕雷·安布鲁瓦兹
J.L. 奥斯汀	希罗菲卢斯	路易斯·巴斯德
阿维森纳（伊本·西纳）	宾根的希尔德加德（圣希尔德加德·冯·宾根）	莱纳斯·鲍林
巴尔的摩·大卫	希波克拉底	菲利普·皮内尔
班廷·弗雷德里克	亨特·约翰	拉齐斯
詹姆斯·米兰达·巴里	威廉·约翰	本杰明·拉什
W.R. 博蒙特	杰克逊·玛丽珀西	米歇尔·萨拉兹

续表

伯纳德·克劳德	詹纳·爱德华	詹姆斯·杨·辛普森
诺曼底·白求恩	弗朗西斯·奥尔德姆·凯尔西	詹姆斯·马里恩·西姆斯
伊丽莎白·布莱克威尔	希拉里·科普罗夫斯基	伊丽莎白·史密斯－肖特
凯乌斯·约翰	索尔·克鲁曼	以弗所的索拉努斯
亚历克西·卡雷尔	伊丽莎白·库伯勒·罗斯	玛丽·斯特普
凯尔苏斯	乔尔·列克星	艾米丽·斯托
埃德温·查德威克	詹姆斯·麦肯齐	托马斯·西德纳姆
让－马丁·沙可	海伦·麦克默奇	萨勒诺的特罗特拉
布罗克·奇泽姆	迈蒙尼提斯	詹妮·特鲁
格哈德·多马克	威廉·麦克布莱德	安德雷亚斯·维萨里
安东尼奥·德·埃加斯·莫尼兹	罗伯特·泰特·麦肯齐	鲁道夫·菲尔绍
埃拉西斯特拉图斯	塞拉斯·威尔·米切尔	朱利叶斯·瓦格纳－尧雷格
让－艾蒂安－多米尼克·埃斯基罗尔	亨利·摩根塔勒	詹姆斯·沃森
西格蒙德·弗洛伊德	P.H.穆勒	威廉·威瑟灵
卡尔顿·D.盖加斯科	艾伯特·奈瑟	阿尔姆罗斯·赖特
盖伦	苏珊·内勒斯（派因）	
罗伯特·加洛	弗洛伦斯·南丁格尔	

组员需进行分工合作。

使用图书馆的索引工具搜索：

1. 找到至少一篇由选定人物所撰写的著作。

2. 找到其他人对该选定人物的评价描述。

这个人是"英雄"还是"反派"？或者二者皆是？为什么？

考虑并选择目标（候选名单如上表），完成简要的结论报告并注明参考文献出处。

报告可由全组人一起完成，或由组内部分成员完成。

学习目标：

区分各种专著（单一作者类著作、合订本、遗著合集、译著和摹本等）；

学习用在线书目检索以提高效率（比如定义作者、题目和关键词）；

了解受控词表的基本信息；

理解原创与引用的含义；

明白所有的历史（包括医学史）都是现在的人对过去的一种诠释及演绎。

表格中英雄与反派的候选名单包括古代人物、诺贝尔奖得主、妇女和当地知名人士。女王大学所用的候选名单没什么特别之处，由于图书馆资源和地域的不同，有很多人物可以作为备选。班级汇报部分通常有一天的时间准备，是"工作报告"的一种轻松形式。天气好的时候，汇报甚至会在室外的草坪上进行。

每当我问"谁愿意第一个说"的时候，很少会马上有人自告奋勇，回答我的通常都是一片死寂。

于是我通常会接着问："谁选了希波克拉底呀？"这时，学生们就会指向不情愿、抱怨着的某一组。但通常这一组学生总会笑嘻嘻地向同学们介绍他们对这位 2500 年前的希腊医生的了解。当他们总结完后，我会问："那他是英雄还是反派？"

"当然是英雄。"

"为什么？"他们会给出各种答案来证明他们的观点。

这时我通常会为"反派"说句话："但希波克拉底似乎禁止堕胎并反对使用刀具，而且他只向男人传授医学。"但最后学生们依旧坚定自己的判断，然后我们就会继续下一个话题。

一两个强制的简短展示后，学生们开始踊跃地发言，分享他们了解到的伟人的生活与事业。时间是有限的，无法一个一个将所有的主题都讲完。有时我不得不打断发言者以求给其他人一个机会（有一次，两个学生自发地扮演起了他们所选的角色，为同学们呈现了一场阿维森纳和帕拉塞尔苏斯的盛大辩论，争论焚书的象征性需要）。2013 级的学生们更是准备了音乐、诗歌、戏剧和戏服。

时间一分一秒过去，我开始担心没人能赢得最终的奖品，那游戏的精髓就不复存在了。于是我开始要求挑起过学术纷争的反派人物登场，可是不管我怎么努力试图将焦点转移到这些故事中名声不那么好的一面上，学生们始终非常坚挺地抵御我的攻势。直到最后，才可能会有一个不知名的声音在人群中回答"英雄还是反派"的问题："那要看你怎么看待这个问题了。"

"你说什么？"我问，"大点声。"然后我会问全班同学："他说了什么？"同学们重复了那个回答。接着，在笑声和掌声中，那个尴尬的学生会备受瞩目地被授予一等奖——一本奥斯勒的书。然后，我就可以放心了。

在过去的几年中，我发现医学生趋向于盲目尊崇他们的先辈们，就像宗教敬畏一样。

"没错，希波克拉底确实曾提出绝不能使用刀具，但他表明了凡是疾病必有其自然原因，所以他是英雄。""的确，亚力克西·卡雷尔可能是个纳粹支持者，但他使器官移植成为可能，所以他是英雄。"即使我在课堂上给出十分明显的提示，大部分学生的报告中依然将他们所选的人物归纳为英雄，并给出了强烈辩护。二十年来，这个游戏年年上演，但是鲜有学生大胆地宣称他们所选的人物是反派。虽然那些将所选人物归纳为反派的也并没有因此得到奖品。

在评判历史的过程中，很少有学生会对判断前提提出疑问。但如果有学生问出"为什么我们要做这个游戏"，那么她和说出"那要看你怎么看待这个问题了"的学生一样，可以得到一份奖品。刚入学的新生想要从历史中找寻英雄是可以理解的。他们从激烈的入学竞争中幸存下来，松了一口气之余，也乐观并有些理想主义地期望着自己将来要从事的职业至少会持续四十年。在毕业那天，大部分人依然会记得他们第一周培训中所研究的历史人物。游戏不仅仅提供了一个历史榜样，也在提醒学生们留意医学的现在和未来。

什么是最重要的

一本主题深奥、文体晦涩、连作者名字都极难读的书，学生们是否知道这样一本书发表于什么日期并不重要。重要的是让学生们熟悉某一特定阶段中，某个充满智慧的事迹背后的"舆论"。
——塞西莉亚·梅特勒，《医学史》，费城多伦多：布莱基斯顿，1947 年，第 12 页英雄与反派这个游戏的前提即是这本书的前提。医学历史和所有历史一样，如同医学实践和医学科学，是一个质疑与解答、求证与诠释的过程。

有些质疑较之其他质疑更优秀，有些资料较之其他资料更值得信任，有些诠释较之其他诠释说服力更强。将自己的愿望和价值观映射到史实与史料中是一件很危险的事，好的历史学家们都深知这一点。历史"欢迎"学生们思考事物的变迁过程及结果，并"激励"他们解释为何曾经一度看似正确的事物如今却是大错特错。历史同样会"提醒"学生们，有朝一日，他们可能需要舍弃他们即将要开始学习的所有观点及"事实"。正因如此，历史就像一位杰出的导师，教育人们活到老学到老。

如何使用本书

这本书的本意是教导医学生，所以它是由对各个概念单元的讲解构成的。关于医学生应该学习历史这件事，很多文章和书籍都给出了诸多原因。同时，也有很多出版物已经给出了有效的教授方法。某种程度上来说，本书只是众多教授方法中的一个。在女王大学，历史并不是一门独立的课程或研习班，但它深深结合在所有课程中，作为一个不可缺少的元素教授给医学与科学等学科的学生。

但是，除了医学生，普通读者和诸如人文学科与社会科学等学科的学生也是本书的潜在受众。与普通的历史教科书不同，这本书的章节不是以年代为首要因素排列的，而是按照与女王大学课程相对应的顺序排列了医学中的不同学科。这样的排列不需要讲究阅读的顺序。每个章节中都附有年代表，并呈现了历史学家日思夜想的一些主题或问题。书中还囊括了一些在近年来的文献中提到的事件，所提不多的事件并未在书中讨论。从事人文学科教育的人可以在索引中找到全书涉及的各种主题，包括性别、种族、阶级和历史时期。

前面提到的游戏的目标也是本书的目标：让学生更好地认识到历史（和整个人文学科）是一门可以巩固现今医学理解的研究学科；培养学生在所有课程中敢于质疑教条的意识。

有些人批评说这些目标不甚重要且不够远大，甚至有人觉得这些目标有害无益。但是我们并不打算把准医生们变成历史学家，反而是为他们提供了一个额外的概念性工具来辅助他们的医学学习。医学生们都很聪慧。就算他们最近一次学习人文学科已经是高中的事了，但是他们仍然能够在问题与背景的辩论中迅速重拾激动、冒险的心情。为了达到这些目标，学生们确实需要学一些历史知识，但他们可以选择和自己的生活及职业发展最相关的事件。名字、日期和其他似是而非的东西都不如观念来得重要。虽然优质的历史依赖于名字、日期等准确的参考信息，但它也只是一种思考方式。

本书并非那种鸿篇巨幅的史学专著。仅仅参考了一些近期的学术文献和当今卫生保健的前沿话题，进而对西方医学史进行了一番简单的调查概论。书中也特别提到执业医师与性别、宗教信仰、种族或国籍无关。另有一些重要的书可以提供更多的信息与图片。一些年代久远的资料内容非常丰富，不容忽视。

此书有关医疗领域的撰写结构也并非原创。六十多年前，塞西莉亚·梅特勒就已经根据医学课题及观念来构建她的教科书结构了。

在第一版中，以加拿大为背景的例子居多。一是因为其他资料中鲜少以加拿大举例；二是因为，尽管英国和美国的例子更常见，但加拿大的例子也具备同等的教育意义。第二版中囊括了其他国家的例子。导师们可以找到与他们国家历史对等的替代例子。拓展阅读建议虽然并非详尽无遗，但是它们可以指引感兴趣的读者找到书中所提内容的背景知识。另外，指定国家的资料以列表的形式予以呈现。

最后一章对如何研究一个医学史问题给出了建议。重申一遍，这些建议不一定毫无错漏，也不会是面面俱到的。

附录中提供了每一章节的学习目标——21 世纪医学课程必备元素。网上的资源中包括了一些针对时期、地域以及不同时期地域所对应的替代医学和卫生保健等观点的参考标准。学生们常会询问历史学家这些观点是对是错，但本书是我们自己的主流医学的历史，所以并没有涉及这些。所以，网上的资源又一次展现了用处，可以提供这些方向的资料来弥补本书的这一缺陷。

我通篇一直谈论英雄与反派游戏，是为了表明历史上的众多人事物都存在很多不同的诠释。热点话题也远远不止于"大人物"和"重大发现"，还有诸如观点、疾病、患者、机构和重大的错误。如果读者心中正有些有趣的疑问，那么本书正好可以完成它的使命。

拓展阅读建议

参考书目网站：http：//histmed.ca。

第二章
组装起来的身体：解剖学史 [①]

+

---

① 本章学习目标见第 411 页。

解剖学之于生理学，就如同地理之于历史，它们阐明了事件发生的舞台。[①]

——让·费内尔《论自然医学》（1542）

　　解剖学研究的是生物机体的构造。虽然现如今解剖学已经是医学的重要组成部分，然而很长一段时间以来，相较于疾病对本体功能（生理）的影响，人们对于机体的解剖结构并不重视。在这一章中，我们将一起探索解剖学是如何由起初一个毫不相关的因素，甚至闭口不谈的禁忌，发展为如今医学教育体制中不可或缺的一部分。

　　"解剖学"这个词是由希腊词语"anatome"衍生而来的。"anatome"意为切开。现在的"解剖"一词，不仅延续了切开这个单纯的含义，也兼具了构造（形态学方面）的含义——如形状、尺寸以及机体各部分之间的关系。同时，解剖也可以理解为对各种问题的剖析。

　　医学是针对疾病及其治疗方法的研究。为了全面地了解疾病的机理，医生们需要弄清楚机体结构以及机能方面所体现出来的异常。机体的结构与机能分别是解剖学和生理学这两大学科的研究对象，它们相辅相成，缺一不可。以前，这两大学科从课程时间与实验室空间，到是否占据从业者心中首要的地位，处处竞争。当然，结构与机能在相当大的程度上是相互影响的：骨折的腿与隔膜穿孔的心脏都是无法正常工作的。但是，并非结构异常就一定预示着患有疾病。比如先天畸形，先天性六趾畸形或者巨大的胎记，这些结构异常与病痛或短寿本质上并没有什么关联。同样的道理，机能异常也并非一定会影响健康，比如地中海贫血与镰状细胞性贫血等遗传性疾病，都存在隐性基因携带者，但携带者本身的健康状况基本不会受这些遗传基因影响。

---

① 引用于谢林顿 1946 年出版的《让·费内尔的创新尝试》，第 64 页。

医学史上对解剖学的相关研究，在几百年前的亚历山大大帝时代达到巅峰，随后热度逐渐消退。文艺复兴时期对解剖学的研究迎来了第二次巅峰，二次衰退后于 20 世纪再次达到巅峰。从目前的医学教育形势来看，解剖学的地位仍不可动摇，但其在现代医学的中心地位已逐渐显露出衰退迹象。

在解剖学的发展史中，有三个反复出现的主题：

1. 矛盾心理，即所谓的"趋避冲突"。究竟是否应该允许解剖？对疾病认知的渴望常常与宗教或文化对肢解尸体的厌恶相冲突。

2."艺术对医学的贡献"。视觉层面的交互是解剖学知识能够充分发挥作用的基础。

3. 解剖学的研究和医学知识是相互独立的。对解剖学的艺术层面或科学层面有极致的追求，并不代表在医学领域也有同等造诣。

古代解剖及其理念

古埃及精密复杂的葬礼习俗使得那时的埃及人拥有更多和尸体接触的机会。入殓师可以很熟练地定位器官，并将它从身体的孔洞或狭长的切口中取出。埃及的图画类作品虽然不是写实风格，但从雕塑中还是可以看出其外表与内部结构的微妙联系。与入殓师和艺术家不同，古埃及的医生反而没有表现出对解剖学的了解。

我们对于埃及医学的了解来自少数一些记录着手术相关信息的莎草纸画（见第十章）。埃及人认为呼吸是生命的精髓，这使得他们对于病例的解析似乎偏向于生理学。在古埃及，血管是假想出来的，并非实际研究发现的。器官也只有少数几个与具体的机能相互关联。还有一些器官被和某些神灵联系在一起，并以象形文字的方式记录下来，比如分娩女神的一种象征——一个形象化的子宫符号或"sa"。因为这个符号是新月形的（有两个尖角），所以学者们认为这个符号最初的原型是动物而不是人类。心脏是灵魂的象征。在《死亡之书》（古埃及陪葬的圣典）的插图中就体现了这一点，死者的心脏需要与真理之羽放在秤的两端，两端相平的死者灵魂才得以进入极乐世界（见图 2.1）。

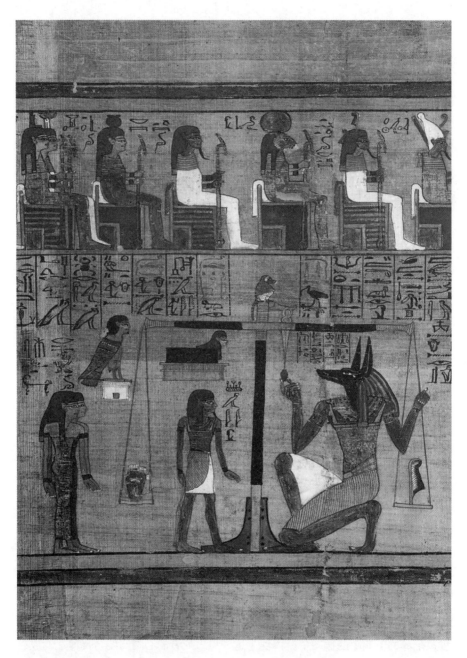

图 2.1 心脏的称量。来自古埃及《死亡之书》,阿尼莎草纸画,大约公元前1420年,大英博物馆,伦敦。

古希腊雕像都反映出了基于表面解剖学的精细肖像描绘,并且对基本的肌肉和骨骼的雕刻也很用心。生病的人们去神庙祈求健康时，会携带奉纳的祭品。这些泥制或石制的祭品会被做成患病处的器官形状——子宫、乳房、膀胱以及四肢。从这些祭品上甚至可以观察到一些解剖学上的异常状态，比如静脉曲张。

虽然希腊艺术家们对解剖学展现出了卓越的观察力，并在艺术方面有着显著的影响，希腊的医生们却对解剖学敬谢不敏——切割尸体是绝对禁止的，葬礼也以火化为主。所以对于希腊医生来说，机能较之结构显得更为重要。病理的解析主要基于四元素（土、风、火和水）以及与之相对应的人体内的四种体液（见第三章）。由于法律与入葬习俗的限制，古希腊人没有很多机会可以了解人体的内部构造。但是古希腊的希波克拉底医学派有一些关于骨折和脱臼的论述，表明他们在骨骼及关节方面掌握了丰富的知识。

眼见为实是解剖学教学的根本，所幸尸体切割的禁令对动物并不适用。哲学家与生物学家亚里士多德，在公元前 4 世纪似乎曾大量运用图解来教授动物的比较解剖学，但是很可惜的是，并没有原稿幸存。

大约公元前 300 年后，亚历山大城开始允许解剖研究罪犯的身体，不论罪犯是否死亡。这种公示既是为了威慑，也是为了研究。解剖练习只能用在罪犯身上，这点反映出了当时社会对解剖的矛盾情绪，因为解剖可能被视为亵渎神圣。希罗菲卢斯和埃拉西斯特拉图斯这两位亚历山大城居民曾描述过一些人体的细微结构，比如乳糜管①、脑膜和窦汇这类血管结构。如同其他早期图解一样，他们的手稿并没有留存下来。本书对他们事迹的讨论依据是其他作者的记录，包括生活在晚于他们时代四百年左右的盖伦的记录。

盖伦对希罗菲卢斯的研究

希罗菲卢斯"所掌握的解剖学知识是他所处的时代精确度最高的，并且他的大部分知识不像多数人那样来自相关性不高的动物，而是来自人类自身"②。

——盖伦，公元 200 年

---

① 乳糜管：小肠绒毛内的毛细淋巴管。

② 引用于 H. 文·施塔登的《希罗菲卢斯》，剑桥大学出版社，1989 年，第 143 页。

盖伦于公元 129 年出生于如今土耳其爱琴海岸的帕加马王国，但他一生中的极大部分时间都生活在罗马。盖伦对法律禁止人体解剖这一点表示谴责。他众多的著作中至少有三篇是专门讨论人体解剖学的，并基本被亚历山大城的人们理解了。盖伦曾是角斗士的医师，所以他可能通过裂开的创口观察到了内部结构。盖伦是位杰出的实验者，他对动物——尤其喜欢用猪和猴子作为实验对象——进行活体和死体解剖。他从动物的身体和人体推测构思出了一系列包括解剖构造、血液流动、生命的起源与维系等方面的复杂理论。盖伦的一些观察对动物来说很准确，但是放在人身上就对应不起来了。比如，他认为肝脏有五叶，并将颅内血管网称为奇网。

盖伦的著作有其权威性，也有吹嘘之处，并且他的目的论的视角使得他有可能为了得到特定的结果而特意构建这些人体结构（见第三章）。这种自信的人生观很符合基督教的观点。正因如此，一千多年来，他的著作一直是医学文本的首选。盖伦的直系继承者们可能做过一些人体解剖，但是在他之后，解剖的普及率也大大降低，解剖的性质也变得更像是因为崇拜盖伦而进行的仪式性练习，而非为了追求真理。

发现于 1957 年的罗马地下墓穴（拉丁大道）中有一幅公元 400 年作成的壁画，记录了一堂解剖课。画中的讲师离尸体相当远，并且他和他的学生们都没有触碰尸体。躺在地上的尸体被一根长杆刺穿，仿佛是在强调它已经死亡这件事。

现存最古老的解剖相关图解可追溯到中世纪早期，由波斯与阿拉伯的学者们所作。他们将古希腊作者们的著作保留下来并进行传播，为了解释著作文本而设计了这些图解。图解中的人物用像青蛙一样的姿态蹲坐着，露出部分外生殖器与四肢的内侧面。通常一组由几幅图构成，包含诸如以下五或六个系统：血管、肌肉、神经、器官和骨骼（见图 2.2）。这种做法一直延续到了中世纪的欧洲。德国医学史学家卡尔·萨德霍夫曾研究过上述这类图解，并推断亚里士多德在他的著作中，也是用同样五或六个图解一组的形式来描绘当时的希腊人的。

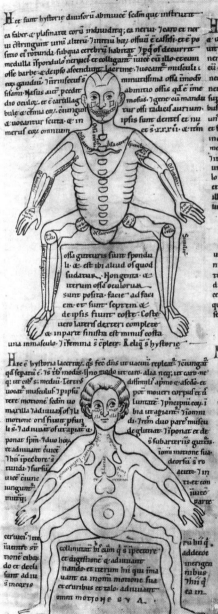

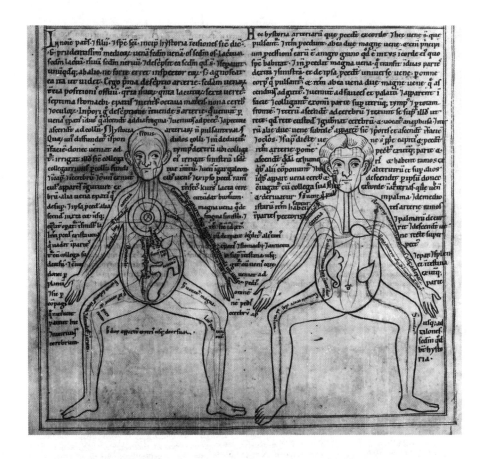

图 2.2 来自 12 世纪巴伐利亚手稿中的五幅人物图示，具备了中世纪许多波斯及拉丁手稿中体现出的典型特征。巴伐利亚国家图书馆，CLM 120002，fols. 2v–3r。

中世纪时期关于身体的论述

在 13 至 14 世纪，得益于立法的更改、宗教教义的衰退以及对暴力犯罪和流行病的抵抗，艺术与解剖学都经历了一次觉醒。很多市政当局，尤其是意大利境内的，被迫允许解剖，用以判断谋杀等非自然死亡的死因（见表 2.1）。

表 2.1 13 世纪—16 世纪时期欧洲的解剖学立法

年份	地点	是否允许解剖
1207	诺曼底	是
1230	萨克森	否
1238	西西里，那不勒斯	是
	萨勒诺（弗雷德里克二世）	是——五年一次
1258	博洛尼亚	是——解剖对象是侵略中的受害者
1300	梵蒂冈（博尼费斯八世）	否
1302	博洛尼亚	是——为疑似被投毒的尸体做尸检
1308	威尼斯	是——一年一次
1315	帕多瓦	是——蒙迪诺曾做过公开解剖
1319	博洛尼亚	否——曾有学生因实施解剖而被捕
1366	蒙彼利埃	是——偶尔实施解剖
1374	蒙彼利埃	是——一年一到两次
1391	莱里达，西班牙	是——三年一次，解剖对象为罪犯
1404	维也纳	是——首例公开解剖
1540	亨利八世英格兰	是——一年四次
1565	伊丽莎白一世英格兰	是——解剖对象为执行死刑后的罪犯

　　非宗教大学的兴起也促进了解剖的觉醒。在基督教的传统中，身体不仅与罪孽联系在一起，且只是暂留于尘世中。学习身体的内部运作方式不仅无用，还有可能破坏得到救赎的机会。因为《圣经》的字面解释预示着灵魂的复活需要一具完好无损的身体。因此，教会绝不会容忍解剖。中世纪时期的解剖相关图片重点在于强调这种行为的野蛮。有时，教皇会给某些医学院特殊的豁免，如法国南部的蒙彼利埃。

　　但是相关课程的实验对象只能是罪犯——在极少数情况下，是被判受活体解剖的活着的罪犯。学校渴望进行解剖，而教会则持反对态度，双方形成紧张的局势，由此产生的动乱正反映了社会权力结构的进化。想成为解剖学家的人有时甚至会被起诉。

　　合法的解剖都是仪式化的，并且比较罕见——比如一年一到两次，有些地方甚至五年才有一次。在这些仪式化的解剖中，教授坐在高处，朗读一本拉丁文版的盖伦著作。而演示者通常是些目不识丁的理发师（关于理发师外科医生①，见第十章）。这样的仪式进行完后，盖伦的论述又可以继续稳固地传承下去了。就算

————————

① 理发师外科医生：中世纪时期替医生完成解剖等工作的人。现多指庸医。

在解剖尸体的过程中发现一些与盖伦标准观点不符合的地方，也被解释成"凡人（通常是罪犯）之躯终究是有瑕疵的"（见图 2.3）。

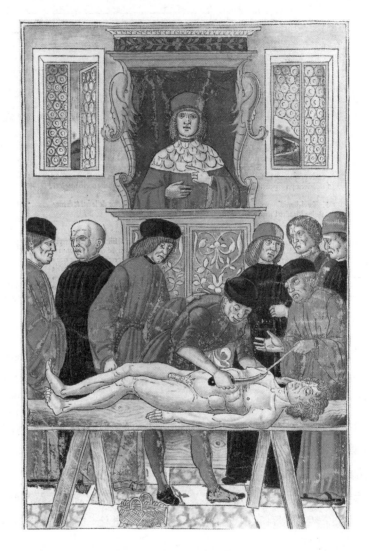

图 2.3　15 世纪的解剖学课。教授坐在远高于解剖者的地方，朗读盖伦的著作。摘自约翰内斯·德·卡沙姆 1493 年出版的《医学之书》(*Fasciculo di medicina*)。耶鲁大学图书馆。

意大利解剖学家蒙迪诺·德·卢齐打破了传统，他强调解剖学家应该亲手完成解剖。不过他的教学思想和盖伦相差无几。蒙迪诺于1316年完成的专著《蒙迪诺的解剖学》（*Anathomia Mondini*）成为标准参考物，并持续了一百五十年。这部专著的手稿版没有图解，但是一些较晚出版的版本中有。然而，当他的著作首次于1478年出版时，已经有新的专著取而代之了。

中世纪晚期的艺术觉醒被应用于14世纪一些解剖专著中的人体刻画上。在亨利·德·蒙德维尔的《外科》（*Chirurgia*）一书中，患者或尸体的图示是垂直的，并且线条比早先著作中的更流畅一些，仿佛是在活着时捕捉到的（见第十章）。在圭多·德·维杰瓦诺1345年完成的专著（其实是蒙迪诺著作的图解版）中，许多图示中的解剖学家都是亲自进行解剖。不过，图示的绘制风格仍会使人想起百年之前的五人图。

有时，"黄道十二宫人像图"被用来诠释人体与外界的关联，以此来预示需要治疗的部位以及适合实施治疗的黄道吉日。这些图示综合了大量的信息，并为了说明各部位所对应的潜在伤痛疾病及其治疗方法，而在图中添加了很多修饰，比如："受创的人""患病的人"以及"正在流血的人"。这些"人"的例子可以在约翰内斯·德·卡沙姆的专著《医药之书》（*Fasciculus medicinae*，约1491年）中找到（见图2.4和图2.5）。尽管《医药之书》有明显的艺术性及思想保守性，但它用到了一项重要的创新——印刷术。可以说，《医药之书》标志着解剖学复兴的象征性起点。

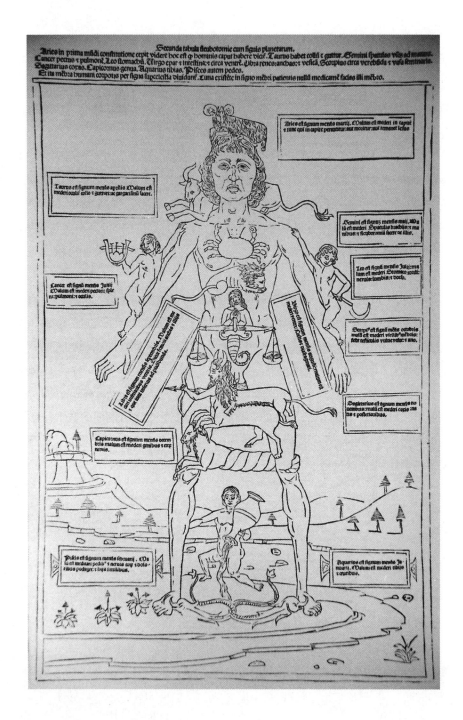

图 2.4 黄道十二宫人像图，约翰内斯·德·卡沙姆，《医药之书》，1491 年（？）；临摹版，卡尔·萨德霍夫和查尔斯·辛格，1924 年。

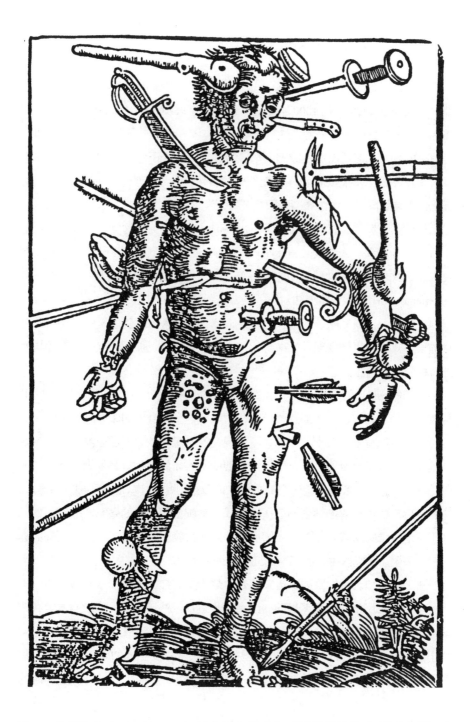

图 2.5 受创的人（Wounds man），汉斯·戈斯多夫，《战场外伤治疗法》（*Feldbuch der Wundartznei*），1517 年；临摹版，科学图书协会，1967 年，第 18 页。

艺术与文艺复兴时期的解剖学

文艺复兴是西欧历史上一段艺术与思想双双觉醒并伴随着尚古风潮的时期——大约从 1400 年到 1600 年。复兴的原因有很多——经济、社会以及人口结构。从医学史的角度来看，最新奇有趣且充满争议的"原因"之一是 14 世纪黑死病的暴发。这场瘟疫使欧洲人口骤减并彻底改变了它的经济结构（见第七章）。瘟疫使盖伦的理论受到了一定程度的质疑，因为其理论中并没有对瘟疫的描述。教堂也同样受到了质疑，因为"好人"似乎同"罪人"一样会轻易死去。艺术也受到了影响。人们开始对街上尸横遍野的景象习以为常，对人体残骸的恐惧也逐渐消失。一些身份显赫的公民习惯于将自己以腐烂尸体的形象绘制在未来的坟墓上，以这种可怕的、解剖学性质的死亡暗示来提醒：人终有一死（memento mori），教会也无法对抗。随着这种复兴，或者说新生（renaissance），出现了一股对古典作家、艺术和语言的追捧之风。人体之美以及对这种美的各种描绘方式也被重新发现。如果身体的表象备受推崇，那么注意力也会很自然地转移到它的内在。

文艺复兴时期的艺术对解剖学做出了贡献，艺术家们也实施了解剖。比如，身兼建筑师、画家、工程师、科学家和哲学家等多重身份的莱昂纳多·达·芬奇曾声称自己解剖了三十具尸体，不过现在的学者们认为不到十具。达·芬奇计划写一本解剖学专著，所以坚持认为要阐明人体的结构，必须进行几个"解剖"才行——每个解剖专门研究一个构造体系：骨骼、肌肉、血管、神经和器官。达·芬奇二百页的解剖学素描著作现收藏于英国温莎城堡的皇家图书馆。他闻名于世的《维特鲁威人》与卡沙姆更显静态的人物画于同一年，两者之间的鲜明对比表明，比起医生，解剖学的细节更令艺术家着迷。

基于科学和艺术的原因，达·芬奇对结构上的细微之处很感兴趣，但对当代医学却一无所知或者毫无兴趣。医生们也遵从蒙迪诺所说，继续照本宣科背诵盖伦的著作。在达·芬奇的画作问世三十年后，仍然有关于蒙迪诺的评论文章出版，其作者是贾科莫·贝伦戈里奥·达·卡尔皮。他的著作中多是一些赏心悦目但风格简单的尸体木版画，有些还栩栩如生地描绘了协助解剖时的动作。

为什么那时的医生们对解剖学的兴趣不如现在呢？那时的医生凭借经验治疗患者，减轻病患痛苦，改善机体功能失调。但除了骨折和脱臼，大多数人体结构的病理改变是不可逆的。因此，试图将疾病与坏死的内脏器官联系起来似乎是浪费时间，因为这些坏死的器官组织在人的一生中既无法被观察到，也无法被切除（见第四章）。临床医生们并非从思想上拒绝解剖，他们只是觉得解剖学缺少实际用途。

维萨里与"构造"（人体的结构）

安德雷亚斯·维萨里伟大的《人体的结构》（*De humani corporis fabrica*）发表于 1543 年，比达·芬奇的绘画晚了五十年。1514 年，维萨里出生于布鲁塞尔。他曾在位于现今比利时的鲁汶学医，后前往法国。在巴黎，他的老师是一位在检察官解剖时，高高在上地以文艺复兴尚古风格朗读盖伦著作的教授。

维萨里后来声称，他解剖并煮熟了一具从绞刑架上偷来的罪犯的尸体，然后重新组装得到了他的第一具骨架。后来，他搬到了威尼斯附近的帕多瓦，那里比巴黎更加包容解剖学。他到达后不久，就被授予了医学博士学位。接着就像那个被反复传诵的传说一样，他在二十三岁时被任命为外科"教授"。此后，维萨里便开始认真地传授解剖学了。

维萨里不仅进行着自己的解剖，还与附近威尼斯和佛罗伦萨城邦的艺术家交上了朋友。学者们认为，这种联系得益于药剂商店。因为医生们要去药店买药，而艺术家们要去药店买颜料。维萨里因此才能从有才华的艺术家那里得到建议，这些建议造就了他的成功。

1538 年，维萨里出版了他的第一本书，算是他五年后杰作的一道前菜。这本名为《解剖图谱六幅》（*Tabulae sex*）的短篇作品非常受欢迎，因为它配的图解质量很高。为了保持悠久的传统，它只有六幅配有叙述的插图。为了体现文艺复兴时期的理念，书中使用了三种古老的语言：拉丁语、希腊语和希伯来语。尽管图示在艺术方面十分用心，一些形态特征和身体比例却似乎不太正确：脊柱太过僵直，肋骨则缩短了。更让人吃惊的是，画作还保留着一些来自盖伦观点的特征：拥有五叶的肝脏和颅内奇网！当然，有了个人解剖的经历之后，年轻的维萨里已经知道这些结构并不存在。那他为什么把它们留在那里？一些历史学家认为，这是一种刻意的尝试，目的是缓和人们对他未来作品的反应并使他免受年长同僚们的敌意。《解剖图谱六幅》很快就卖光了，它巨大的图示被学生们挂在解剖台旁的墙上，都快被"看穿了"。与更宏大、更有名的《人体的结构》原版相比，《解剖图谱六幅》的复制品反而更少。

在 1543 年版的《人体的结构》的扉页上，维萨里展示了一幅他在帕多瓦学院被一大群人围着的插图。图中，正在解剖一具女尸的他正直直地看着读者。维萨里说，尸体是一位僧侣的情妇。那位悲伤的僧侣还没来得及取回尸体，维萨里和他的学生们就迅速将所有特征性标识全部从尸体上移除了。

这张扉页充满了象征意义。插图中下部的理发师不再站在解剖台旁，而是在争吵。狗和猴子被丢在插图的边缘，这些动物既是盖伦的研究对象也是他所犯错误的来源。上部原本留给背诵盖伦著作的人的位置，画着一副骨架。人群中有维萨里的学生和同事，其中包括一些和维萨里同期的学者，比如蓄着胡子的雷尔多·科隆博，他曾描述过肺循环。图中还有一个年轻人在写写画画，有人认为他可能就是为维萨里绘制插图的艺术家。尽管维萨里的著作颇具创新性，历史学家安德鲁·坎宁安还是注意到了维萨里与古代解剖学家的联系。他不仅发现扉页图中的解剖学家是在"模仿"盖伦，也从其他地方发现了令人印象深刻的线索。根据安德鲁的思路，虽然维萨里的著作强调亲身探究和活体解剖，并且反驳了盖伦的一些解剖学观点，但维萨里"仅仅只是盖伦再世"，是真正意义上的"文艺复兴人"[1]。安德鲁还向我们展示了早期现代解剖是如何延续其在仪式性方面的重大意义的。

谁是维萨里的插图合作伙伴？风格主义、景观背景与建筑元素方面的相似性，使得一些人声称是伟大的提香（Titian）。根据维萨里的一封信来看，最有可能的人选是与他曾在提香工作室工作过的比利时同胞——扬·斯蒂芬·冯·卡尔卡。这些插图的背后很可能还包含一位一丝不苟的工匠的贡献，他负责将原版插图雕刻在木版上，再由位于瑞士巴塞尔的著名的约翰内斯·欧泊因努斯出版社将这些木版运过阿尔卑斯山脉，进行印刷。

《人体的结构》并不是六幅图，而是七本由许多图构成的书。第一本书是专门讲述骨骼的。第二本则专门描写"肌肉人"，也是《人体的结构》中最著名的一个系列，以八幅不同的正面姿势图开篇，其中包括 écorché——一具被剥除皮肤的人体图（见图 2.6）。插图注释中解释了每一幅插图之间的连续性——将肌肉于其起点处切断并悬挂于其终点处。讽刺幽默弥漫在整部插图中：当肌肉一层一层被移除，那可怜的尸体逐渐变得残破不堪，从运动员般的健硕到需要用

---

[1] 坎宁安，1997 年，第 114 页。

绳子和墙壁来支撑。随着尸体被解剖得越来越残破，背景的风景也随之由夏至冬，变得越来越贫瘠。八幅正面姿势图后，是同样一套人体背面的图示。

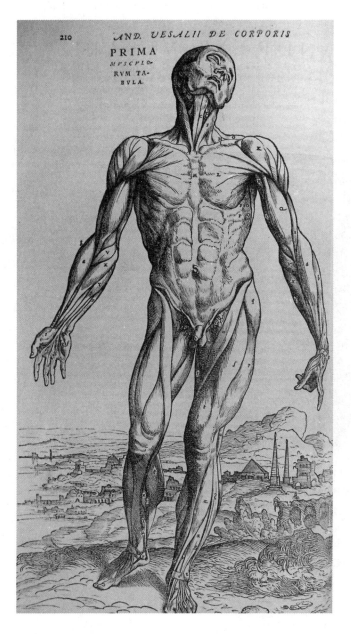

图 2.6 écorché，维萨里《人体的结构》中的一幅"肌肉人"，作于 1543 年；第二版，1555 年。

第三本书是关于静脉和动脉的——1538 年《解剖图谱六幅》中对于颅内奇网的描述已经不见了。第四本书描述了神经。第五本阐述了腹部器官的相关探索，其中肝叶的数量也减少至两片。第五本书中还包括生殖器解剖，这在此后成了学术界颇有兴趣的研究对象。那位僧侣已故情妇的外阴、阴道和子宫被独立地展示出来。从图示可以发现其形状类似于男性阴茎，这引起了人们对男女性器官同源性可能的猜测（见图 2.7）。第六本书专注于胸部的器官。而第七本书则主要描述脑部。

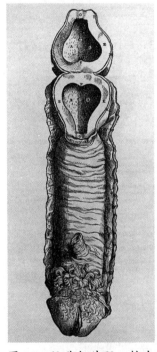

图 2.7　阴道与外阴，摘自维萨里《人体的结构》。与男子性器官的相像绝非偶然。维萨里对于同源性很有兴趣，并且那时输卵管还未曾被描述过。作于 1543 年；第二版，1555 年。

在这些插图中可以发现一些解剖学上的不准确之处。比如，腹直肌在胸腔中延伸得太远。然而，与他的前辈和许多后继者相比，维萨里的成就是无与伦比的。《人体的结构》已经成为人们膜拜的对象。它的第一版已经被找到，并有了新的译作。特伦斯·卡瓦纳表示，将翻转的肌肉图形串联在一起，可以创造出一幅连续的风景画。一些学者将这幅风景画的出处锁定在帕多瓦附近的尤金尼山区，为了寻找精确的地点，许多医生都曾行至此处。

维萨里不久便放弃了学术生涯，转而成为帝王们——包括神圣罗马帝国的查理五世、西班牙的腓力二世和法国的亨利二世等的专属医师。之后，他似乎离开了皇室，踏上了旅途，但最后在前往圣地朝圣的途中死去。人们推测他的无名墓位于地中海小岛——赞特[①]，但他死亡的具体情况却无人知晓。《人体的结构》中插图的木版画一直保存到 20 世纪，并在 1934 年被用来出版过一次。但是在第二次世界大战期间，这些木版画在慕尼黑的轰炸中被摧毁了。

① 即扎金索斯。

《人体的结构》面世之后，科学家们开始更加关注结构。随后，又有几部类似的作品问世，每一部自身都是一个艺术成就。一系列杰出的解剖使人们发现了迄今为止被遗忘或未被知晓的人体部位。1545 年，一家出版社出版了一本图集，着重描述了神经和血管。1561 年，加布里埃洛·法洛皮奥描述了内耳、脑神经和《人体的结构》中缺失的输卵管 ①。巴托洛梅奥·欧斯塔基奥论证了肾上腺、腔静脉、交感神经节和内耳的存在，以及以他的名字命名的连接耳和咽喉的狭窄管道。1603 年，吉罗拉莫·法布里齐奥或称希尔奥尼莫斯·法布里修斯描述了静脉瓣，二十年后，加斯帕雷·阿塞利在活体解剖一只处于消化过程中的动物时发现了乳糜管。1747 年，伯纳德·西格弗里德·韦斯或称伯纳德·西格弗里德·阿比努斯出版了他著名的图集——以茂密的森林为背景，着重以版画描绘了人体肌肉与骨骼，也描绘了诸如犀牛等一些其他物种。诸如此类的多部著作为广大有求知欲且有教养的民众展示了诸多解剖学知识。

尽管取得了这些成就，解剖学仍然和临床医学毫无关联。16 到 17 世纪的解剖学家主要集中于发现并以艺术手法描绘正常的或者说健康的人体形态。他们没有把结构相关的特征与疾病联系起来。但在 17 世纪早期，科学家们已经开始将有关结构方面的新知识应用于与机能相关的研究。相比于医学，生理学反而是第一个将新兴的解剖学研究落实到实际应用上的。比如，威廉·哈维就是主要（但并非完全）根据其老师法布里齐奥对静脉瓣的展示而发现了血液的循环（见第三章）。

除了 15 世纪的安东尼奥·本尼维耶尼和 16 世纪的让·费内尔，几乎没有学术作者对解剖学中的畸形现象感兴趣，这一现状直到《人体的结构》出版后一个半世纪才有所改变。泰奥菲·博内特和乔瓦尼·巴蒂斯塔·莫尔加尼汇编了大量疾病所对应的解剖病理学，但他们的作品没有插图（见第四章）。

到了 18 世纪，解剖开始变得更受人尊敬。一种名为感觉论（sensualism）的新兴哲学理论，认为一切智慧都来自感官的观察。因此观察是值得尊敬的，而理论验据说并不受重视。解剖学研究被认为符合这一新传统。艺术家们在学生们的簇拥下为杰出的解剖学家们作画，绘制他们工作的状态，其中最著名的例子当数伦勃朗的名画《杜普教授的解剖学课》。还有一些艺术家创造了蜡模，为医学教育提供了重要工具。人们还建立了博物馆来保存精巧的解剖标本和蜡

---

① 英文中，输卵管是用法洛皮奥的名字命名的。

模，以备将来参考。一些令人惊叹的 18 世纪时期的收藏品包括：收藏于伦敦和格拉斯哥两市的约翰与威廉·亨特的作品、收藏于巴黎郊外迈松阿尔福镇的奥诺雷·弗拉戈纳尔的作品、位于佛罗伦萨的拉斯佩科拉博物馆（La Specola）的藏品以及位于费城的马特博物馆（Mutter Museum）的藏品。

现代早期阶段对人体构造的观察主要依靠肉眼，但对器官与各个层面结构的分类已经达到了历史上最细致的程度。这些细致入微的解剖学发现为胚胎学和比较解剖学奠定了基础。关于构成生命的基本"单位"究竟是什么，乔治·巴利维等细心观察者多年来一直回答是"纤维"。18 世纪末期，超越器官或纤维等层面，组织的概念开始出现，并随着思想与技术共同进步的产物——显微镜的出现而持续发展（见第九章）。

医学上对解剖学的不信任

另外有些人……他们研究生物的内脏，不论生死，也不管健康还是患有疾病，他们都以这种华而不实的方式推行那所谓的艺术……但是，这些努力几乎没有成功案例，也不太可能在将来获得成功，我就在这里多少稍微介绍一下吧。

——托马斯·西德纳姆，约 1668 年；K. 杜赫斯特于 1958 年引自《医学史 2》，第 3 页

解剖学能做的一切，只是向我们展示人体恶心又敏感的部位以及那些乏味又毫无生机的体液。然而，即使花再多心血去研究这些东西，也无法为医生治病提供多少指导。如果解剖学无法指点我们大多数疾病的起因与治疗方法，那么，我想它不太可能为消除人类的痛苦和疾病带来任何益处。

——约翰·洛克，约 1668 年；K. 杜赫斯特于 1958 年引自《医学史 2》，第 3—4 页

一个世纪后⋯

解剖学虽然经过精心发展，但并没能为医学提供任何至关重要的观察结果。再怎么一丝不苟地检查一具尸体，也无法发现生命赖以生存的根本……解剖学可能可以治疗剑伤，但如果某种无形的特殊瘴气侵入我们的身体，解剖学将无能为力。

　　——路易·塞巴斯蒂安·梅西埃，《大革命前后的巴黎》，1788 年；维尔弗里德和艾米丽·杰克逊译，伦敦：劳特利奇出版社，1929 年，第 97 页

　　细胞是生命体的基本单位这一概念，通常被认为始于罗伯特·胡克。但直到很久以后，细胞才随着德国动物学家施旺、植物学家施莱登和病理学家鲁道夫·菲尔绍的研究而演变为一种理论。细胞理论有很多像 T.H. 赫胥黎[①]这样势均力敌的反对者，据说赫胥黎在 1853 年对细胞理论的严苛批评不仅没有击败它，反而在英国进一步传播了这一理论。就像之前提到的，学者们的学识与显微技术是相辅相成的——细胞理论并不仅仅是因为使用了显微镜而建立起来的，而是需要先被想象，或者说"设想"出来。

　　尽管解剖学取得了这些科研成果，但其与医学的关系仍然模糊不清。为什么？首先，人们对人类遗骸的抵触依然存在。18 世纪的讽刺画家威廉·霍加斯等人讥讽解剖是令人发指的行为，是一种恰到好处的"残酷的回报"（见图 2.8）。其次，即使是常用到解剖的医生也很难想象出如何应用它。拥护解剖学的感觉论也使得解剖学从医学角度来看备受质疑。疾病的诊断还是要基于病症（见第四章）。如果患者没有死亡，医生就没有机会通过解剖发现患者体内的病灶，更无法将其治愈。

---

① 托马斯·亨利·赫胥黎（Thomas Henry Huxley，1825—1895）。

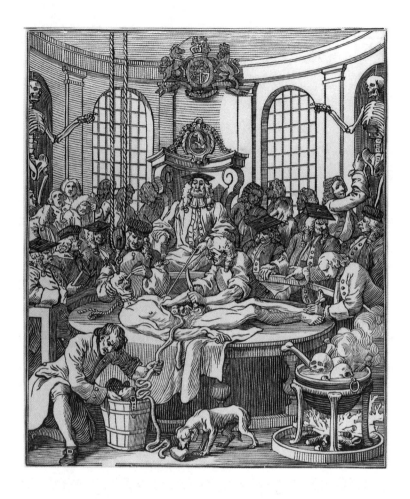

图 2.8 《残酷的回报》，由约翰·贝尔雕版印刷（1750 前），威廉·霍加斯原作，耶鲁大学图书馆。

解剖学开始融入医学

19 世纪初，医学技术和疾病概念的重构改变了医学对解剖学的态度。叩诊（percussion）和听诊（auscultation）技术为胸腔内结构变化的检测创造了机会。疾病的名称和概念从体现单纯的主观症状，如咯血和气短，转变为体现相关的解剖病变，如肺积液、肺实变和肺气肿（见第四章和第九章）。

随着疾病与解剖的关系越来越紧密，医学不得不朝着同样的方向发展。突然之间，解剖学不再只是有趣的研究，而是医学教育中必不可少的课题。曾经独立授课的解剖学教授也变成了每一所考究的医学院的必备元素。病理解剖学紧随其后：在 1828 年和 1835 年，罗伯特·卡斯韦尔和让·克吕韦耶分别成为英国和法国历史上第一位病理解剖学教授。到了 1848 年，美国大约四十所医学院中已有二十五所开设了解剖课程。

由于尸体供应有限，新的问题很快就出现了。解剖虽然已经被学者们接受，但普通大众并不愿意看到亲人的尸体被解剖并用于公开授课。能通过合法手段获得解剖材料的地方少之又少。在一些拥有大型救济院和公立医院的城市，比如革命后的巴黎和新奥尔良，无人认领的尸体会被直接交给医学教育工作者。而在其他地方，尸体通常来自墓地或秘密交易。

随着新鲜尸体的需求市场日渐壮大，"盗尸者"这一充满传奇色彩的新职业出现了。各种流传于世的诗歌和故事都记录了他们应市场需求提供新下葬的普通公民尸体的事迹。富人们的尸体被名为"守墓牢"的铁笼保护起来，以防范盗尸者。这种无法无天的行为触怒了公众，他们将矛头指向了盗墓者的客户们。在美国，医生们的住所和医学院遭受围攻和焚烧的情况时有发生。墓园都被看守了起来。富有的市民们还会在葬礼之后布置岗哨，以保护家族墓园不受侵犯。加拿大医学教师约翰·罗尔夫曾因参与了 1837 年加拿大叛乱而被暂时流放到纽约州的罗彻斯特。这期间，他曾让他以前的学生将解剖研究所需的尸体装在威士忌酒桶里，从多伦多经由安大略湖运给他。为了避免产生中间人经手费用，医学院的学生们对盗墓开始变得驾轻就熟，尤其那些位于安大略省金斯顿的学生们，更是臭名昭著的贵族墓园掠夺者。有些附近有墓地的医学院，充斥着竞争残酷的人体交易。

接下来，不可避免的事情发生了——为了贩卖尸体而引发了谋杀案。有多少弱势人群因此毙命，一直以来都是个未知数。医学生和教授们很可能已经猜到了这些尸体的来源，因为它们看起来格外新鲜又健康。然而，由于迫切地想要解剖又想维持尸体的稳定供应，他们选择了视而不见。在 1823 年的著名案件中，苏格兰人威廉·伯克和威廉·海尔谋杀了至少十六人，并把尸体卖给了爱丁堡一流医学院的解剖学家——罗伯特·诺克斯。

诺克斯一收到尸体，就开始不辞辛劳地移除尸体的头部和其他识别性特征。伯克和海尔先是对伯克家贫困的老房客下手。然后，他们又谋杀了一个医学生们都熟知的妓女，但这群小伙子们未置一词，并愉快地解剖了她的尸体。直到伯克和海尔绑架了一个当地有名的智障男童——詹姆斯·威尔逊（"愚蠢的杰米")时，才引起了怀疑。几天后，在解剖学家的实验室里发现了一名据报失踪的健康女性尸体——马杰里·多切蒂，伯克和海尔被指控谋杀了她。海尔因为指证同伙而获得了赦免，伯克则被处以了绞刑。他的尸体被公开解剖，遗体被数百名观众围观。他的命运表明，解剖仍然是一种恐怖的"残酷的回报"，是谋杀的同义词。诺克斯和他的学生都没有受到指控，但这位教授的职业生涯从此毁于一旦。

不久之后，立法限制了尸体的销售，并允许医学院从医院、监狱与救济院获取无人认领的尸体（见表 2.2）。18 世纪末，法国、德国和欧洲其他国家相继制定了相关法律。在伯克和海尔事件九年后，英国通过了《解剖法案》。马萨诸塞州在这方面也很早就采取了行动，但美国大多数州在内战后才通过立法，这也暴露了他们在这一问题上长期的矛盾心理。加拿大的解剖学立法来自有趣的医学先驱威廉·"老虎"·邓洛普的专题研究。最近有学术研究考察了亚洲医学教育中获取尸体的复杂性，因为西方医学似乎与亚洲的文化和宗教信仰有所冲突。日本直到 20 世纪 70 年代西式医学院有所发展后才开始接受尸体捐赠，并于 1983 年通过了一项相关律法。

表 2.2 一些 19 世纪的解剖学立法

1831 年	马萨诸塞州
1832 年	英国沃伯顿解剖法案
1843 年	加拿大（1859 年和 1864 年曾修订）
1844 年	普鲁士
1854 年	纽约州
1965 年 +	大多数美国州
1883 年	宾夕法尼亚州
1983 年	日本

解剖逐渐为公众所接受，解剖学课程的场景也不再阴森可怖，取而代之的是一种肃穆的气氛，这也象征着医学本身的严肃性。贮存技术的改进和血管注射技术提高了尸体的寿命和效用。19 世纪后期，女性开始踏足医学界，性别问题也随之而来。许多学校认为，女性过于柔弱，无法面对尸体或赤裸的男性尸体，尤其是有活着的男性在场的时候。有些学校为女性免除解剖课程或规定她们单独上解剖课。尸体研究材料的供应问题仍然存在。解剖学相关的法律通

常更适用于那些因贫困或种族而处于弱势的人。为科学捐献尸体的想法尚未完全成形，而且，由于喜欢拿尸体和骨骼开玩笑，医学院学生落下了不尊重标本的坏形象（见图 2.9）。在第三帝国时期，成千上万被谋杀的犹太人尸体被送到医学院，宣称是为了满足教学和展示的需求。1998 年有调查显示，至少有一千三百七十七具尸体从纳粹集中营被送到维也纳，被爱德华·佩尔纳科普夫教授用来制作他复杂精妙并被广泛使用的解剖图谱。这本书颇具争议，关于如何恰当地使用它以及它是否应该继续存在的问题，解剖学家、历史学家、图书管理员和伦理学家仍然争论不休。

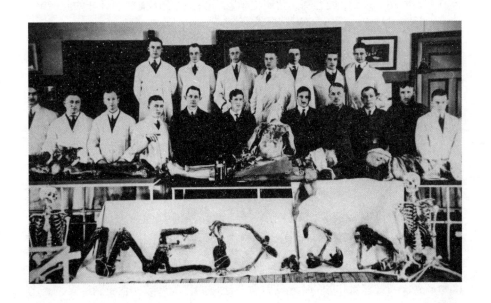

图 2.9　女王大学医学院 1920 级学生与解剖标本的合照。图中"MED 20"（医学院 1920 级）的字样是用尸体的四肢拼成的。弗兰德－范德沃特画廊，博特雷尔楼，女王大学。照片由女王医疗艺术与摄影服务中心提供。

渐渐地，解剖的污名消散了，人们开始愿意将自己的遗体留给科学——这是一种新的社会认可的慈善形式。在 20 世纪的后几十年，随着器官移植可能性的增加，器官及遗体捐赠受到了政府和公众的主动推广。历史学家们认为，这种身体捐赠行为的推广，从一定程度上指向了人们对科学、教育和死亡态度。如今，大多数学校每年都会以充满感恩和尊重的仪式来纪念这些捐赠。女王大学的医学院在当地的墓园为这些捐赠者的遗体特别保留了一块专有墓地。

现今的解剖学：基础科学还是欺辱仪式？

当医疗从业者回顾上文描述过的种种历史，他们通常只会觉得这是一系列合乎逻辑的渐进步骤，并最终实现了人们对尸体开明且宽容的态度，毕竟尸体是医学智慧与实践的根本要素。对他们来说，尸体是一种显而易见的、由结构性的"客观事实"组成的集合体，并且作为一种中立的存在，理所应当为所有人所用。然而，最近有文化历史学家表明，这段历史故事并非如此简单。他们提出了一种叫作"人体历史"的新趋势，并质疑了人类形态是一个等待被发现和探索的不变存在的观点。这些文化历史学家展示了人体的"构建"是如何被不同时间和地点的社会及文化压力所影响的（见第四章）。这些历史学家们感兴趣的不是追踪一个关于"人体构造"的故事，而是人体如何被"构造"出来。

比如，隆达·史宾格指出，18世纪解剖学家给出的女性盆骨形态，其自然比例过大，在某种意义上强调了女性在生育中所扮演的角色。同样地，托马斯·拉克尔研究了女性所承担的政治及文化态度是如何借由雌性结构特征展现出来的。桑德尔·吉尔曼和约翰·埃夫隆则表明了反犹太主义是如何促成了"正常又反常"的犹太解剖学。所谓正常的概念是受文化影响的。比如，超重在一种文化中可能是健康的表现，在另一种文化中则可能是疾病的征兆。另外一些诸如身高、颅骨容量和脑的大小等尺寸及比例的完美参数，也受到种族、文化和性别优势的影响。大卫·阿姆斯特朗已经表明，影响构造的因素也包括解剖学本身。因为时至今日，解剖学在医学思想中已经如此普遍，以至于像疾病这样的许多无形的问题，都已被具象化成实质存在了（见第四章）。这些想法常常引发解剖学家的反对，因为他们认为文化历史学家们太钻牛角尖了。

如果解剖学的历史不再像过去那样一目了然，那么它的未来也同样值得怀疑。解剖学究竟要去往何方？它还是学术机构的中流砥柱吗？还是它的时代已经过去了？我们是否正在见证新一轮机能对结构的相对重要性的崛起？

越来越多的迹象暗示着解剖学这一调查型学科可能又将进入衰退期。

尽管蒙迪诺和维萨里的遗赠来之不易，然而令人惊讶的是，医学生们依然很少自己动手解剖。示范员或解剖演示员会提前将标本处理好。有些示范者是外科住院医师，因为他们在入职后的培训中遗忘了解剖学操作，而将示范者的工作当作是一种复习课程。为什么他们接受了培训反而将解剖学操作荒疏了呢？因为细节的解剖学知识并没有在普通的医学实践中得到巩固。正是由于认识到这一事实，汉密尔顿市的麦克马斯特大学和卡尔加里市的创新学校（创建于 20 世纪 60 年代末）从不通过正式的解剖来教授解剖学。

解剖学在许多卫生科学院系中仍然保有一个独立的部门；然而，它很难自称是一个独立的研究学科。形态学上发现了比细胞更小的组成部分——分子，这常常使解剖学和生理学变得难以区分。解剖学教授的著作很少涉及对总体结构或者微观结构的阐述。他们最多研究胚胎、细胞和基因的超微结构及其生长和机能。通常他们的研究与解剖学几乎没有任何联系。部门的名字也被改成了"细胞生物学"，而那些看似老式的博物馆则被称为"学习中心"。电子模型被刻录成光盘或传到互联网上，并开始逐渐取代尸体。1986 年由国家医学图书馆发起的"看得见的人类"项目就是个很好的例子。

这些观察并不意味着人体结构的研究与医学实践无关，也不意味着它不值得在早期医学培训中独占一席。相反，疾病是在人体内被感知进而被诊断的。但我们可以提出疑问：如果解剖学不再是一个活跃的研究领域，它为何仍然以一种学术机构的形式存在？这个一度被回避的学科现在已成为一种权威。即使花在解剖学研究上的时间在减少，但长期以来备受争议的解剖特权不会被轻易放弃。一些教师哀叹它的逐渐没落，并指出处理尸体的感官和专业优势：我们的老师解剖，我们解剖，我们的学生也必须解剖。

此外，与过去形成鲜明对比的是：现今社会"期望"未来的医生切割尸体，即使他们并没有这样做。虽然对解剖的宽容依然继续着，但当惊叹不已的亲戚和朋友们向医科学生询问那些血淋淋的细节时，还是流露出了些许厌恶："噫！那是什么样儿的？"冈瑟·冯·哈根斯在"人体世界"（Body World）展览中展示的塑化尸体，融合了魔幻与恐怖元素。他反对精英主义，主张从健康和疾病两方面揭开尸体神秘的面纱，并通过美学进行教育。他盛大的公开展览的传统，可追溯到维萨里时期。然而，有时他的展览被称为"寓教于乐"，并持续地引发伦理评论：这些姿势会不会有点失礼？不是科学家的人应该盯着剥皮的尸体看吗？

解剖学使医生与众不同。它从才智和社会两方面标志着现代医学的界限。除了许多其他固有价值，解剖学的研究也是一个象征性的入门仪式，医学生们通过这项传统专业，渐渐适应了这项职业。

拓展阅读建议

参考书目网站：http://histmed.ca.

第三章
对生命的审问：生理学史 ①

① 本章的学习目标见第 411 页。

我们绝不能用实验来证实我们的想法，我们只能控制它们。

——克劳德·伯纳德，《实验医学研究导论》，1865 年，第 38 页

生理学是研究生物机能的学科。从医学的角度来看，它与解剖学既相联系，又相互对立。生理学（physiology）这个词来源于希腊语，意思是对自然的研究。在古代，这个词很少被盖伦和其他人使用。然而，在现代，它逐渐代表了一门定义清晰明确的独立学科。纵观历史，生理学一直试图识别和界定生命的基本特性——它试图回答这个问题：什么是生命？

在解析生命的实践过程中，生命体的机能通常都被划分为各种子任务，每个子任务本身都是一个独立的生理过程。比如，补充营养的过程可以分为获取食物、咀嚼、吞咽、消化、吸收、运输、成长、修复和排泄。类似的，其他功能——比如运动和繁殖也可以被视为子任务的集合。在各种排列组合中，这些任务一直是生理学研究的重点。有时它们被赋予不同的名称，或以不同的方式组合在一起，但几乎在每一个时期，这些功能都被"具象化"，直到它们成为具体的物体或存在。

四个反复出现的主题

本章将涉及四个主题，其中三个是二元的。第一个是关于生命的概念：机械论（mechanism）与生机论（vitalism）的关系。机械论将生命归结为基本的物理化与机制碰撞的结果，它有时与唯物主义联系在一起，唯物主义用有形物质来定义所有的存在。生机论则认为，生命是由只有生物才具有的某种奇怪力量支配的——这种力量不能被归结为物理定律。生机论中的"生命原力"常常与精神或灵魂这类神学概念联系在一起，而它的支持者有时也是虔诚的信教者。

但对于生理学家来说，这种生命活力（vital force）不应与神明混为一谈。机械论和生机论都不能解决所有需要解释的问题。当这两种思维模式的其中一种占据主导地位时，通常就会出现向另一种思维模式的反转。

第二个主题是关于探究方法：它涉及目的论（teleology）与经验主义（empiricism）之间的关系。"目的论"一词，通常被定义为"首要（最终）目的学说"，指有关目的的探讨，即某事物存在或发生的原因。这些探讨将问题引向了生命的意义以及可能存在的更高力量。"经验主义"是指通过"纯粹的"观察而获得的知识，没有更高目的所带有的理论偏见。这两种方法都探讨因果关系，但目的论蕴含着一种对某一机能的最终原因或目的了如指掌的信心。因此，目的论的实验和结论会受到该目的的支配。另一方面，经验主义方法则被认为只局限于所观察到的事件及其直接原因（同样是可观察到的）。经验主义信奉者们努力对各种条件加以控制并忽视更高目的。目的论在古代比在今天更具影响力。几个世纪以前，一些科学家在建立生命实验所遵循的基础原则时，开始更倾向于使用经验主义方法及阐述，目的论则逐渐失去了价值。事实上，生理学上的每一个问题都可以改用"为什么"来重新阐述。但现在的科学实验已不再大肆宣称对目的的追求了。相反，现在的科学方法旨在探索"如何做"，并将实验界定为对自然或受控环境下的事件的观察（见下文实证主义）。

第三个主题和刚才讨论过的另外两个二元冲突息息相关，讲的是思辨（speculation）和实验（experimentation）的关系。思辨派，常常被称为"空想生理学"，指的是现代之前的生理学风格——注重推理和观察多于实验。而实验派则相对现代一些，虽然生理学实验已经进行了至少两千年了。但我们也不应该认为思辨派思想在现今的科学调查中毫无用处。

第四个，也就是最后一个主题，是关于社会学的：生理学作为一门独立学科或专业崛起。人类性格中固有一种对阐述生命的渴望；不过，在古代，生理学家很可能是哲学家。而16世纪以后，生理学家则变成了解剖学家，也可能是医生。在19世纪，生理学有了专门的教授和新成立的学院。如今，生理学已是一门独一无二的学科，有相关的研究所、协会、期刊、教授、部门和座谈会。但随着亚专科的出现，我们可能会发现通用型生理学家在减少，心理学已经侵入到生理学当中。借由这点，我将把这一章带回到第一个主题中的机械论和生机论中去。

这四个主题都涉及被称作"实证主义"的哲学知识。实证主义出现于18世纪晚期，并依然渗透于现今的科学研究中（见下文）。

生理学史概览

纵观大部分人类历史，生理学对医学的重要性都远超解剖学。在过去，人体结构和疾病几乎毫无关系，对于解释人体如何工作也并非必不可少（见第二章）。为了解释生命的功能，希腊人提出了相互平衡的四种体液的概念：黑胆汁、黄胆汁、黏液和血液（见图 3.1）。这四种体液与"希腊版元素周期表"中的土、火、水、气四种元素词出同源，并且带有这四种元素各自的特点。

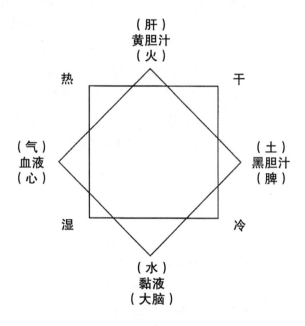

图 3.1 示意图中的排列说明了希腊科学中四元素的特性与相互关系。马克·豪斯，女王大学。

四种体液理论的影响力从包括希波克拉底和盖伦在内的众多古代学者的著作中就可见一斑。它的根源很可能可以追溯到更传统的时期，因为古老的印度阿育吠陀医学著作中提到了相似的三种体液：vayu（气）、pitta（胆汁）和 kapha（黏液）。这三种物质与其他营养物质结合形成了七种基本组织，其中一个是血（rakta）。然而，我们这种通过同源词搜索所得到的一些相似性，有可能并不准确。历史学家栗山茂久就曾指出，尽管希腊人和中国人的观察同样仔细、同样智慧，但他们对人体进行系统化的方法却是完全不同的。他强调了不同文化在这类理论分析中的重要影响。

除了这四种体液外，古希腊人还构想了一种他们称之为生命原力的存在（enhormonta 或 pneuma），这种生命原力渗透入生物体内并经久不变。对营养和循环运行方式的盖伦式理解更为简化：食物被食用、吸收，并在肝脏中转化为含有自然元气（pneuma physicon）的血液。血液进入肺部，在那里被空气或生命元气（pneuma zoticon）所浸染。然后，血液通过动脉和静脉向外输送，流向包括大脑在内的所有器官，这就带来了动物元气（pneuma psychicon），也就是生命活力的根源。个体的健康取决于体液的平衡和生命原力的强弱（见图 3.2）。

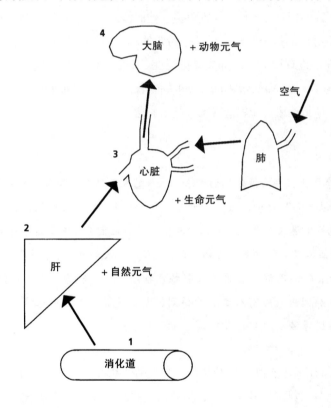

图 3.2 盖伦生理学图解。马克·豪斯，女王大学。

盖伦设想血液不断地从心脏流出，就像灌溉沟渠的水一样。为了使这个概念"成立"，他假定心脏内存在白液流通的气孔。持怀疑态度的观察者很奇怪盖伦怎么会搞错心脏的解剖结构和血液流动的方向，但在盖伦那个时代，人体解剖在很大程度上是被禁止的。

思维实验

把自己限定在盖伦所知道的和他能找到的调查方法之内。然后，试着去反驳他的理论。

盖伦不是一个"空想生理学家"：他进行了许多动物实验，以确定大脑、心脏、肺和肝脏的相对重要性。显而易见，他的作品是建立在目的论的基础之上的——他将身体的每个部分都赋予了特定的功能：或有吸引力，或有记忆性，或有改善性，或有排他性，抑或有排泄性。下面这段话摘自他一部名为《论自然官能》(*On the Natural Faculties*)的专著，描述的是他的一个实验，通过这个实验，他将输尿管和尿道联系了起来。这段描述同时体现出了目的论和生机论：

> "事实上，那些被他们的教派所奴役的人不仅毫无知识，而且甚至不会停下来去学习！他们应该好好听听，为什么液体可以经由输尿管进入膀胱，但不能原路返回。可是，他们却拒绝学习。他们甚至嘲笑这个观点并坚持认为肾脏以及其他许多东西都是大自然毫无意义的创造！……"
>
> 如果我们不赋予肾脏"吸引特定物质"这一能力——那还能找到其他什么原因吗。所有人都能看得到，要么是肾脏在吸引尿液，要么是静脉在推进尿液。（Bk 1 卷 13 章，第 15 页）

在后来的几个世纪中，盖伦的生理学吸引了基督教会的注意力。他所提及的生命原力与"灵魂"混为一谈，他教条式的假设被披上了圣经敕令的光环。结果，盖伦学说被不停地重复和评论，并被复制，且一代又一代地流传下去。即使有质疑，也直到 15 世纪和 16 世纪才被表明（见第二章）。

盖伦学说是逐渐被推翻的：有些观点在被推翻之前就已经数度名誉扫地了。比如，肺循环最初是由叙利亚和埃及的阿拉伯知识分子伊本·纳菲描述的。他驳斥了盖伦的说法，宣称血液不是通过心脏隔膜的气孔，而是经由肺部从右心进入左心的。他的作品直到被翻译之前在欧洲都不为人知。三百年后，西班牙医生及牧师迈克尔·赛尔维特在一篇宗教论文中也描述了肺循环。因为他的神学观点，赛尔维特被包括约翰·加尔文在内的变革者们告发，称其为异端者，并在1553年被活活烧死，他的著作也被一同付之一炬。从那时起，一直过了七十多年的时间，肺循环的观点才被普遍接受。

机械论的出现

尽管盖伦的学术地位在渐渐恢复，但最终还是免不了被群起而攻之。批判盖伦的人们声称，他忽略了有效的治疗方法，也未能提及近代两大祸根：瘟疫和梅毒（见第七章）。1628年，英国医生威廉·哈维出版了名为《心脏运动论》的书，阐述了血液是如何经由肺部循环到全身的。

哈维的这一著名发现并非偶然。除了他的前辈们伊本·纳菲和赛尔维特，还有几个先决条件为他搭好了舞台：有些是解剖学方面的，有些是理论概念方面的。首先，哈维在帕多瓦学习期间，从听说过维萨里的解剖学老师那里了解到了静脉瓣膜的存在。从解剖学上讲，他知道血管里的血液是流向心脏的。其次，他根据脉搏数与每搏输出量计算并推论出，如果血液不是循环的，那么肝脏每天必须制造四百加仑（一千八百升）的血液——这似乎比平均每日食物摄取量所能制造的血液还要多得多。基于自然循环的哲学观念以及周围世界的新型机械泵和消防车对哈维的影响，他表示心脏也是一个泵。

哈维似乎犹豫了十多年，才发表了这部看似是对盖伦观点彻底修正的著作。他的理论以解剖学观察和计算为依据，以实验为佐证，看起来似乎与古代的理论和推测全无关系。因此，许多人认为他的书是现代实验生理学的开端。然而，他的许多动物实验只是证实了先前的推测——这些推测本身同样重要。

继哈维之后，其他人受到启发，开始寻求生命机能的机械论解释。有些学科致力于寻找更简化的阐述问题的方法，这种数字化的热情也从这些学科流向了医学。与哈维同时代的伽利略曾说："要衡量一切可以衡量的东西，并使迄今为止还没有被衡量过的东西可衡量化。"[1] 在这个新的传统中，来自威尼斯和帕多瓦的意大利医生圣托里奥·圣托里奥发明了一种钟摆型机器来为脉搏计数。为了测量体温，他发明了一种笨重的大型体温计，这个精心制作的仪器就是两个

---

[1] K. 罗斯殊，《生理学史》（*History of Physiology*），纽约克里格出版社，1973年，第76页。

世纪后开始进入临床应用的小型体温计的前身。不过，圣托里奥最著名的发明是代谢平衡椅①，他在里面花了相当多的时间，经常吃饭和睡觉都在里面。圣托里奥仔细测量了他的饮食摄入和排泄物的重量，并计算出每天有平均 1.25 公斤的重量以"不感蒸发"的形式流失。

17 世纪法国哲学家及数学家勒内·笛卡尔曾表达了一种哲学心态：在不否认上帝存在的前提下，他根据机械定律阐述了人体的机能。为了解释感觉与反应，笛卡尔提出了一种微小的、快速移动的粒子的存在——"动物元气"——它们在中空的神经中传播。肌肉因体液压力而收缩，又因动物元气的涌入而膨胀。笛卡尔听说过哈维，然而，在他的理论中，血液循环并非由心脏泵射引起，而是因为它在心脏中被加热膨胀才导致喷薄而出。

笛卡尔将患者比作制作粗糙的时钟（与之相对，健康的人则是制作精良的时钟）

　　生病的人实际上和完全健康的人一样，都是由上帝创造的。一个由齿轮和平衡锤组成的时钟，应该完全符合其制造者的意图。然而，即使制作粗糙且报时不准，它也丝毫不违反自然规律。同样地，人体也可以被认为是一种机器，由骨骼、神经、肌肉、静脉、血液和皮肤构成。即使没有思想、没有意识驱动，这部机器也不会停止它目前的一切运动。

　　——笛卡尔，《沉思》，1641 年；劳伦斯·拉弗勒译，印第安纳波利斯和纽约：博布斯·梅里尔出版社，1960 年，第 138—139 页

对笛卡尔来说，生命的主要特征是热量，而不是生命原力。他识别到松果体中有一种犹如神创灵魂的存在，并认为这就是所谓意识。这个灵魂与肉体的运作不同。动物是活的，但它们没有灵魂。由笛卡尔描述的（虽然是建立在前人的基础上）灵魂与身体的分离，常被称为笛卡尔的"心物二元论"。忽视意识

---

① 一种类似小屋的椅秤。

而注重肉体的观点带来了大量以机械术语阐述人体的科学著作。身心二元论也同样引发了关于解剖结构、生活经验与疾病之间的相互关系的争论。批判者们很快就对二元论的不足提出了质疑。尽管二元论基本上在生物医学研究中被忽视了，但在许多方面，这一争议还有待解决。与这一哲学思想相对立的医学被称为"医学机械论"。

医学机械论通过物理类比的方法（包括泵、杠杆、弹簧和滑轮）来定义和描述疾病。这些生理学家还注意到，化学可以模拟发酵、燃烧和腐败等生命现象。由于人体进程可以用类似的术语来描述，医学化学成为早期现代生理学的一个专门的分支。到17世纪，传统四元素周期表内加入了硫、汞和盐，并且新老元素都参与了对生命和疾病的解释。

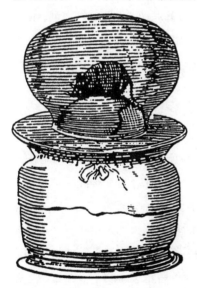

图3.3 罐子中的老鼠。摘自约翰·梅奥的《Tractatus duo quorum》，1668年。消耗的空气量是由薄膜的位移来测量的。

英国医学化学家约翰·梅奥以笛卡尔热即生命的观点为基础，将生物体作为燃烧单位来研究——蜡烛需要空气来燃烧，就像动物需要空气来生存一样。他把点燃的蜡烛放在一个倒扣在水里的罐子里，用上升的水位来测量空气的消耗量。他观察到，当大约五分之一的空气消失时，蜡烛就熄灭了，并由此得出结论：维持燃烧的只是空气中的一部分。他用一只老鼠代替蜡烛重复了这个实验，他注意到老鼠在同样比例的空气被消耗后就死亡了（见图3.3）。他再次得出结论：只有空气中的一部分能够维持生命。但是"可供呼吸的空气"和"可供燃烧的空气"是一样的吗？为了回答这个问题，他将一只老鼠和一根蜡烛一起放进罐子里。蜡烛熄灭与老鼠死亡的速度都比他们独处时更快，但仍然只消耗了五分之一的空气——"可供呼吸的"和"可供燃烧的"空气是一样的。我们现在都知道这是氧气，约占空气的20%。梅奥就此使生命这个概念更接近于无生命物体的燃烧。

在17世纪晚期至18世纪早期，一些生理学家认为机械学过于夸张并对此做出了反应，其中包括德国人格奥尔格·施塔尔和法国医生朱利安·奥弗雷·德·拉·美特利。施塔尔一开始是个机械学支持者，并针对空气中的可燃部分提出了"燃素"一说。他说，把灵魂和肉体分开是有趣的，甚至是有用的。但他很快发现，这种分离妨碍了对某些问题的研究，如自主运动。施塔尔认为，医学机械学家过分强调力学与物质，反而远离了生命本身。他提出疑问：把心脏描述成一个泵，或者把热量描述成一种驱动力——这样一种吸引人但却过分简单的类比，如何能反驳世上存在一种驱动心脏或产生热量的潜在生命原力这一观点呢？支持机械论的生理学家完全忽略了这些问题。

施塔尔重新提出了生命原力的古老概念，用一种类似气体的"灵"（anima）来表示，它类似于艾萨克·牛顿新发现的无形的引力。对施塔尔来说，一具没有生命的尸体就像一碗化学汤，会轻易地腐败分解。是"灵"这种力量，使它保持活力、享有理智、拥有良好的修复能力并可以运动。18 世纪的欧洲在生理学上分化成了两个阵营：机械论支持者和生机论支持者。

瑞士物理学家兼博物学家阿尔布雷希特·冯·哈勒可能是 18 世纪最高产的生理学家。在他的《人体生理学要素》（*Physiological Elements of the Human Body*，1757—1766 年）一书中，他重新审视了生命的两个众所周知的特性：感受力（感知）与应激性（反应）。据说所有生物——植物和动物——都拥有这两样特性。对这些特性的研究——我们现在称之为神经生理学——成为生命研究的重心，并至少持续了一个世纪。冯·哈勒的结论以解剖观察为基础，并且他也进行了动物实验。与他同时代的意大利人拉扎罗·斯帕拉捷也用类似的方法研究了生殖，并得出结论：所有的生物都是其他生物的后代，不存在自然发生论。但是关于自然发生论的争论又持续了一个世纪才被路易斯·巴斯德平息。

基于早期诸如燃素学论及可燃空气的发现，17 世纪 70 年代三个来自不同国家的科学家几乎同时发现了氧气的存在，他们分别是：卡尔·威尔海姆·舍勒、约瑟夫·普里斯特利和安托万 - 洛朗·拉瓦锡（见第八章）。所有动物生存都需要氧气这一观点很快就被普遍接受了。生命就像火焰，可以被看作是碳在氧气的存在下燃烧。这一观点与热即生命的概念很一致。

1780 年，意大利人路易吉·伽尔瓦尼得到了一个惊人的发现：使电流通过青蛙的腿可以产生反射运动。就这样，电力成了引力和生命原力的一员，成为一种虽然看不见，但可以使生命活动的强大存在。

实证主义和实验生理学的兴起

在 18 世纪，生理学家一直专注于研究生命机能的原理，但在 19 世纪，他们转向了"事实"这个来自经验主义方法的更为基本的定义。这一趋势是实证主义兴起的产物，是对旧时感觉论的一种更为精确的推断，也是一种以观察为中心的哲学认知（见第二章）。

实证主义哲学是由法国的奥古斯特·孔德命名并描述的。他被称为"社会学创始人"，因为他认为社会行为也应该作为测量和分析的对象。由于同时期的科学家们已经开始强调数字的重要性，所以在他的理论发表之前，实证主义原则虽未成文，实际上已经贯穿在科学家的实验之中了。

有了这些原则，实证主义就把目的论、思辨论和一定程度的生机论排除在科学方法之外了。后现代哲学对实证主义持批判态度，尤其是它所信奉的永恒不变的"事实"。因为这些"事实"在如今看来，是一种很容易为观察者的偏见所影响的概念（作为例子，可参见弗莱克 1979 年著作的第四章）。尽管如此，生理学和医学仍然是非常实证主义的，即使医生和科学家可能并没有听说过这种哲学思想。

实证主义的原则

1. 所有知识的发展都要经历三个复杂的阶段：

神学阶段：阐述基于神或超自然力量。

形而上学阶段：阐述基于非物质力量。

实际阶段：阐述只基于直接观察。

2. 最真实的知识体系是数学和天文学，最虚幻的是生物学和社会科学。

3. 寻找事件的原因是徒劳的，因为原因是不可知的。

4. 相反，真实的知识来源于观察到的事件或"事实"。

5. 应该用数字来描述观察结果，以避免主观的语言隐喻将科学拉回到形而上学或神学阶段。

6. 实证主义试图通过相互关联的事实来创立定律。

——基于奥古斯特·孔德的《实证哲学教程》(*Cours de philosophie positive*)，1830 年至 1842 年；弗雷德里克·费雷译，印第安纳波利斯：哈克特出版社，1988 年

19 世纪早期的生理学研究继续把重点放在解剖学上，以确定生物进程的位置并阐明其本质。当解剖学成为医学教育的基本内容时，生理学家们已经处于有利地位。然而，医学解剖是在尸体上进行的。因为尸体不适合用于生命研究，生理学家就对活着的动物进行观察，并且通常不是在医学院。渐渐地，他们选择对动物进行手术，并在手术中主动改变结构来进行研究。包括杰拉尔德·盖森在内的历史学家认为，开始生物实验是将生理学划为一门独立学科的标志。

法国大革命后的几年里，在巴黎里昂站工作的年轻天才弗朗索瓦·泽维尔·比沙，试图通过探索随着死亡而消失的存在来定义生命的属性。他的方法既与解剖学相关（他采用了解剖学中的组织概念，并使用了手术方法），也与哲学相关（他将生命机能分为两类：动物性的和根本性的）。经过一个冬天的疯狂调查研究——在这期间他解剖了六百具尸体，教授了至少两门课程并写了好几本书——比沙在三十岁时死于突发的发热性疾病。

受到比沙的启发，法国医生弗朗索瓦·马让迪对未麻醉的动物进行了活体解剖，以探索生命的特性。在一些著名的残忍实验中，他细心地将神经机能与组织结构联系了起来。比如，他发现感觉神经纤维和运动神经纤维在整个神经系统中是同步分布的。除了脊髓附近，那里的感觉神经纤维占据脊髓的背根部，运动神经纤维则占据腹侧。英国的查尔斯·贝尔曾就这项成果是谁先发现的，与弗朗索瓦·马让迪产生过争议，其也曾在运动功能上做过实验。贝尔还做了其他的实验，特别是针对脑神经和以他名字命名的面神经麻痹。马让迪将他的研究扩展到血液循环、消化系统、药物效用，包括唾液中狂犬病毒在内的"毒物"的效用（见第五章）。他迟迟不肯为自己的工作下全面的结论，但他将前辈们提到的生命活力（vital force）斥为武断的假设。尽管如此，他仍无法在他的论述中避免某些生机论的概念。

马让迪创办了最早的生理学期刊之一（见表 3.1）。虽然自从学术新闻界开设以来就有生命机能相关的论文出版，但是专门讨论生理学的期刊是 19 世纪才

发展起来的。

表 3.1 第一批国家级生理学期刊和协会

年份	国家	编辑	期刊名称 / 协会名称
1795	德国	赖尔	生理学资料库
1821	法国	马让迪	生理学杂志
1828	法国		生理学协会
1876	英国		生理学协会
1878	英格兰	福斯特	生理学杂志
1887	美国		美国生理学协会
1898	美国	波特	美国生理学杂志
1904	德国		德国生理学协会
1926	法国		生理学协会
1929	加拿大	科力普	加拿大研究杂志
1936	加拿大		加拿大生理学协会
1950	世界范围		250 种
1990	世界范围		几千 (还是很少?)

　　与马让迪同时期的很多人都被唯物主义对于生命的观点所吸引。1828 年，在柏林工作的弗里德里希·维勒合成了尿素，一种从前被认为是只有生命进程才会产生的物质。于是有人说，生机论已经死了，生命不需要特别的力量来解释，因为所有重要的生命机能，比如尿素，最终都可以在实验室里被复制出来。德国化学家尤斯图斯·冯·李比希和他在吉森的同事致力于研究类似的对生命进程的化学解释。李比希合成了三氯甲烷（1830 年），研究了发酵作用，发现了氨基酸酪氨酸（1846 年），并写了一本他称之为《动物化学》的颇具影响力的教科书。

　　并不是所有人都认可李比希和马让迪研究中的经验主义精神。一股名为自然哲学（Naturphilosophie）的对抗性运动强调直觉胜过经验主义，并嘲笑了实验派。其倡导者弗里德里希·冯·谢林将自然哲学描述为一门从等级和秩序的角度对生命进行思考的学说。它的原则是：自然是可见的精神，而精神是无形的自然。受曾研究过植物形态学的作家 J.W.冯·歌德的观点影响，谢林竭力主张探寻生命机能的相似性，以大致摸索出支配着自然的宏大机制。

　　自然哲学吸引了很多著名的德国医生，包括 J.C.赖尔、F.布卢门巴赫和约翰内斯·穆勒。穆勒颇具影响力的《生理学手册》将自然哲学的观点与实验科学的证据融合在了一起。

自然哲学的特点

大自然是一个等级体系，从植物开始，以其致力于生长和繁殖为
显著特征；其次是昆虫和动物，以其应激性为显著特征；最后是人类，
以其感知力为显著特征。

许多史料记录了谢林的自然哲学如何"阻碍"了"真正的"科学的发展。
但我们要问一句，为什么它曾一度发展过？和他之前的许多人一样，谢林关心
的是心灵与躯体的问题。就连他的批判者们似乎也把身体组织看作是一种非物
质力量的产物——生命原力、精神力或造物力。先有原因才导致某些结构和功
能的诞生，但新的实证主义实验却拒绝寻找原因，认为这是不受欢迎的目的论
思想。谢林认为，忽视原因和目的而专注于可以被测量的片面特性是不科学的。
于是，关于这些生命推理模式的激烈辩论开始了。当时，很少有人能预测哪种
观点会取得胜利。不过，纯目的论很快就会从科学方法中被驱逐。

19 世纪中叶最著名的生理学家是法国的克劳德·伯纳德和德国的卡
尔·弗里德里希·威廉·路德维希。他们的工作形成了今天实验生理学方法
论的基础。伯纳德是马让迪的学生，他虽然接受的是医生的教育，但一生从
事动物研究，并在糖原的形成及其他生命进程方面有许多发现。然而，他的
主要贡献是详细阐述了一种现在被称为"科学方法"的实验方法。伯纳德会
在观察一种现象时，将该现象定位到一个解剖结构上，然后通过手术改变这
个结构来研究其效果。他在《实验生理学研究导论》（1865 年）中阐述了此种
研究的哲学及方法论原则。伯纳德主张控制实验的所有条件，以使待研究的
事件相对独立。他赞同经验主义的观点——认为理解一个事件所需的一切都
可以从对该事件的严谨观察中获得。他并没有否认所谓生命原力的存在（vital
force），而是声称只有其作用结果可以被观察到。他的观点中充斥着实证主义，
这点在本章的题词中也有所反映。

伯纳德认识到，生命体能对自身处境的变化做出反应，以保持自身内在环

境的稳定或平衡（milieu intérieur）。他在糖原和糖尿病方面的研究都深受这一观点影响。在他生命的最后阶段，实验生理学受到了极高的赞誉，尤其是在药物测试方面。然而，在医学研究中，实验生理学仍处于边缘地位，因为医学研究仍专注于尸体研究。伯纳德曾在巴黎的索邦大学及法兰西公学院工作过，但从未担任过医学院的教授。

一个小插曲

据说伯纳德的妻子和女儿都是反对活体解剖的人，所以其家庭生活并不幸福。我的朋友——生理学家弗朗索瓦·加洛因认为，家庭不和可能有利于科学工作，因为它会使人长时间待在实验室里。

德国首先在教育和建造科学研究的专用实验室方面投入了大量资金。很快，它就引起了世界范围的所谓专业化进程，包括创办生理学杂志、设立教授和学院，以及建造实验室。在柏林，受业于穆勒教授的几位科学家都开创了杰出的事业，其中包括瑞士组织学家 R.A.冯·科立克、德国神经病学家埃米尔·杜·布瓦-雷蒙和德国病理学家鲁道夫·菲尔绍。而位于莱比锡的卡尔·路德维希研究所，则是生理学界人人想去的圣地。

路德维希坚定地相信物理和化学可以解释所有的生命机能。政治上，他是一个自由主义者；精神上，他是一个无神论者。他的社会和哲学观点都受到他还原论科学观的影响，这也为他就生命本质的争论提供了更多素材。他分析研究了肾和心血管相关的生理学，并发明了机械设备以测量之前无法测量的东西，包括于 1846 年发明的波动曲线记录仪和于 1867 年发明的用于监控血液流动的血流速度计（或"血流时钟"）。路德维希众多门徒的宗谱显示了他对各国生理学的极强影响力，包括俄国、意大利、英格兰、斯堪的纳维亚及美国。

外科医生威廉·博蒙特是第一个因对一例罕见病例进行生理学研究而享誉国际的美国人。1822 年，他为一名法裔加拿大人——亚历克西斯·圣马丁治疗了腹部枪伤。由于伤口愈合后胃部留有一个胃瘘（洞），博蒙特得以借由圣马丁的消化系统进行实验，他把肉和其他食物用绳子绑起来并从瘘口塞进去，然后在不同的时长后将它们取出来。在接下来的将近十年中，他迫切地想要维持这些调查，以至于他经常让圣马丁与他同住，每次可高达两年。但患者开始对这种安排感到厌倦，并回到了他位于魁北克市祖列特县圣托马斯的家。据报道他七十八岁的时候仍很健康，胃瘘也依然没有愈合，但是他对发生在他身上的科学实验设计很忧虑。当他于 1880 年去世后，威廉·奥斯勒收到圣马丁家人的一封电报，警告他离远点，并声称圣马丁的遗体被深深地埋在一个无名坟墓之中，并且他们故意拖延了下葬时间。他们希望尸体的腐烂和深埋能够阻止医生对其进行解剖。1962 年，加拿大生理学协会（Canadian Physiological Society）在公墓的教堂墙壁上放置了一枚铜制血小板，以纪念圣马丁对科学的贡献。

20 世纪的生理学

论意外发现

机会偏爱有准备的人。

——出自路易斯·巴斯德，约 1854 年；引自 R. 瓦勒里–拉多，《巴斯德的一生》，R.I. 德文舍尔译，纽约：花园城市出版社，1927 年，第 76—79 页

许多发明家和探索者把他们的发现归因于"意外""缘分"或"机遇"。尽管他们这样说，但历史学家和科学哲学家们还是仅把"机会"视作一个小角色。只有当观察者知道某个东西被遗漏或被需要时，它才有可能被找到。一个正在寻找一些别的东西的观察者可能会因为一个意想不到的巧合注意到一系列情况。但是，只有当观察者有一定洞察力或特殊知识时，他才能将这一系列情况关联起来，从而有所发现。这种洞察力或特殊知识，才是所谓的"幸运券"。机遇可能曾频繁发生却没有任何"发现"。例如，像圣马丁这样的"意外"可能早就发生过，但博蒙特在其他地方的研究使他有意识地利用了圣马丁这个胃瘘。科学交流的模式、对一种方法的有意识发展、实验室的存在——甚至在某种程度上，相关研究经费的数额——都趋向于减弱所谓机遇的作用。

生理学因其对实验的崇尚而成为一门独立的学科，自那以后，它与医学的相关性增强了。事实上，这两者是相互依赖的：生理学家需要临床医学来了解如何进行手术并如何保证实验动物的生命；而医生需要生理学来证明他们的主张是科学的。在欧洲，杰出的生理学家们虽然都接受过医生培训，但他们更多地在科研机构工作，而非医学院。在北美，解剖学从医学院建立之初起就一直是医学训练的一部分，但是，生理学却是后期引入的。威廉·奥斯勒将生理学与医学的结合称为"真理的成长"，他的职业生涯贯穿了这一过程。

生理学与医学教育的结合是 19 世纪末 20 世纪初的一个项目。在英国和美国，它涉及许多杰出物理学家和科学家在国际范围内的努力，他们中的许多人都曾去过其他国家进行研究或参加他们协会的会议，包括牛津大学的约翰·伯顿 – 桑德森、剑桥大学的迈克尔·福斯特、巴黎大学（及哈佛大学）的查尔斯·布朗 – 色夸，以及哈佛大学毕业的医生约翰·C. 道尔顿。1855 年，三十岁的道尔顿成为美国第一位生理学教授。他在哥伦比亚大学内科和外科学院的这份任命非常早——大多数医学院的生理学主席和教授职位都是 1870 年后才出现的。例如，1871 年，内科医生亨利·P. 鲍迪奇成为哈佛大学第一位生理学医学教授，但他之前在其他院系已经担任过教授一职。美国生理学协会的五位创始人中，包括鲍迪奇在内的四位是旅居欧洲的医生。加拿大金斯敦市成立了一所短期的兽医学校，其目的只是给当地医学院提供进行动物实验所需的专业技术人才。到了 20 世纪的头几十年，生理学界定了医学科学。

与博蒙特不同，很少有生理学家有机会能够对那些在特殊事故中的幸存者进行研究。在试过了观察、干预，甚至移除某些身体部位以探索其功能之后，有些人——如桑托里奥，开始利用自己的身体或学生志愿者的身体。另一些人则利用被收买或被强迫提供服务的弱势群体：患者、贫民、死刑犯、士兵、妓女、乳母，以及不同种族的人。纳粹医生的虐待行为包括在未经同意的情况下对人们进行所谓的科学实验，这些实验往往以谋杀收尾（见第十五章）。二战后，在对医生的审判中，这些可怕的做法被发现，从而产生了《纽伦堡法典》（Nuremberg Code，1947），该法典概述了人体研究的伦理基础。1964 年的《赫尔辛基宣言》更充分地体现了这些原则。

然而，生理学家大多使用动物作为实验对象，动物的选择既受到可用性和成本的影响，也受到与人类相似度的影响。在整个 19 世纪中，各种各样的动物被用于实验，包括大鼠、小鼠、兔、猫、狗、猴、牛、马、羊、猪、雪貂、豚鼠，以及各种鸟类、鱼类、爬行动物和细菌。甚至在中世纪之前，麻醉尚未被发明，也存在动物实验。为了科学的需要而牺牲动物的生命和福祉，这种行为遭到了强烈的反对，反活体解剖团体也随之形成，这些团体的原型往往是成立多年的、致力于防止动物虐待的个体。动物权利的概念出现于 19 世纪晚期，并在19 世纪60 年代被牛津大学的一群知识分子和澳大利亚哲学家彼得·辛格——《动物解放》（*Animal Liberation*，1973）的作者广泛推广。极端分子对实验室发动了暴力袭击。这一运动带来的持续压力，导致了实验室动物护理国家标准的颁布以及检查和修正系统的建立。它促进了生物伦理学作为一门独立学科的兴起（见第六章），并在研究人员、医生和患者中引发了一系列对抗反应，他们希望通过解释动物研究的益处来减轻激进分子的威胁。为此，他们创立了新的组织，如研究伙伴（Partners in Research，加拿大，1988 年）、美国医疗进步组织（Americans for Medical Progress，美国，1991 年）和医疗进步联盟（Coalition for Medical Progress，英国，2003 年）。历史学家和伦理学家至今依然对动物权利这个问题很感兴趣。

于 1901 年首次颁发的诺贝尔医学奖同时也是生理学奖。一般来说，这些奖项被颁布给把生命过程简化成物理化学机制的人。也就是说，这些奖项表明了机械论的胜利。心脏的收缩和循环不仅与电学有关，也与肌肉有关。呼吸也不再是一种单纯的肺部现象，而是一系列运作于细胞、细胞器（亚细胞结构）和分子层面的化学活动（见第八章）。20 世纪初，激素和维生素被认为是生命进程中的酶类——前者是有机体体内生成的；而后者是外来的，由其他生物合成（见第十三章）。1944 年，新斯科舍的奥斯瓦尔德·T. 艾弗里确认了遗传中的化学物质——核酸，从而将遗传学的新领域转移到了分子基础上（见第四章）。从 20 世纪 50 年代开始，心理学和精神病学越来越多地和生理学联系在一起。因为在生理学中，感知和运动都是以可以被测量并控制的机械论术语阐述的。帮助精神分裂症患者控制症状的强力镇静剂（神经抑制剂）的出现似乎进一步证实了某种化学精神理论。锂的出现对于躁郁症患者来说也是同样的作用（见第十二章）。通过参加国际会议，罗特舒以图表的形式描绘了生理学作为一门独立学科的迅速崛起——1889 年的第一次会议有来自 18 个国家的 124 名代表参加，到 1968 年，已有来自51 个国家的 4300 名代表参加。

但相对而言，现在参加通用生理学会议的人少了。如今的生理学家们的专业化程度远超过了他们的前辈。对结构、功能以及功能故障（疾病）感兴趣的研究人员——解剖学家、生理学家和内科医生，围绕机能系统组建了不同的知识群体包括循环系统、呼吸系统、生殖系统、消化系统，以及最重要的神经系统。

比如，神经科学的历史告诉我们，对精神、大脑和神经的研究可以追溯到久远以前，甚至文字刚出现的时候。这一发现没错，但早期的研究人员在检查大脑的同时，也将注意力转向了胃和肌肉。从书籍和期刊的标题来看，"神经科学"一词被用来命名一个科学领域的研究是在 20 世纪 60 年代初的时候。根据医学文献搜索，最早在其标题中使用"神经科学"一词的文献发表于 1967 年（见图 3.4）。各种神经科学协会在 20 世纪 70 年代成立并开始举行年度会议（美国在 1971 年、欧洲在 1977 年、日本在 1978 年）。在标题中使用"神经科学"一词的期刊也于 20 世纪 70 年代开始出现。如今，神经科学已经是一个建设良好的学术领域，它的历史也由 1991 年成立的一家杰出期刊与 1995 年在蒙特利尔成立的国际神经科学史协会制度化了。换句话说，神经科学这一庞大的跨学科领域是由生理学的重新定义和精细分科发展而来的。同样的道理也适用于许多其他不同功能系统的研究。

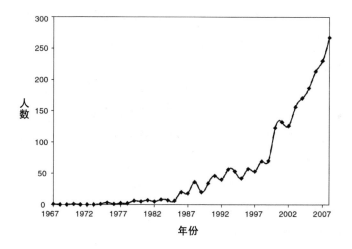

图 3.4 1967 年至 2008 年 Medline[①] 数据库收录的文章标题中出现"神经科学"一词的频率越来越高。来源：Medline，2603 条标题搜索结果，2009 年 6 月 20 日。

---

① Medline 是美国国立医学图书馆（The National Library of Medicine）建立的国际性综合生物医学信息书目数据库，是当前国际上最权威的生物医学文献数据库。

实证主义在科学界的持续主导地位意味着我们的研究方法需要数字——即使对象是生命中那些看起来完全是定性而不是定量的方面。人们并非在质疑生命质量的相关性，也不是在质疑精神与心理健康对人体整体功能的重要性。执业医师们希望能把这些定性特质作为他们研究及实践中的考量因素。但是，如果无法将一个问题用可测量的术语重新定义，那么几乎是不可能科学地处理它的。因此，一些将定性问题量化的方法出现了。比如，用来衡量与健康相关的生命质量的方法——疾病影响程度量表（1975 年）、生命质量指数（1981 年）、麦克马斯特健康指数问卷（1982 年）、健康质量等级（1984 年）和埃德蒙顿症状评估等级（1991 年）。20 世纪 90 年代初，一份关于生命质量研究的期刊开始发行。一些临床实验力求将物理治疗加入到对心理、思想、情感、人格、精神和行为相关的治疗中，这些实验中广泛使用到了上述方法。实证主义界定了生命质量领域：2007 年，在国际生命质量研究协会第十四届年会上，"测量"的相关字眼（measure, measuring, measurement）在大约三百七十篇摘要中出现了七百多次。如果没有这些定量工具，对定性问题的讨论就会沦为生机论、思辨论，甚至目的论，从而变得不再科学。

施塔尔、谢林和其他现在被称为（有时还会被嘲笑的）生机论支持者的人，也同样困扰于这种心灵和身体问题。在依赖量化指标来表达定性特质时，我们不妨记住克劳德·伯纳德的观点：生命的大部分是定性的——数字只能帮助我们理解它，而不是界定它。

生机论与当代科学其实不无关系。激素就是个典型的例子，它在生机论和机械论之间提供了一个有趣的桥梁。"激素"这个词来源于希腊语 ὁρμῶντα（hormonta，意思是"我唤起"或"我兴奋"），希波克拉底和两千年来的其他医学作家都用这个词来描述生命原力。"激素"是一个现代科学名词，由英国生理学家 W.M. Bayliss 和 E.H. Starling 创造于 1902 年，也正是这一年，他们宣布发现了促胰液素。换句话说，当现代激素最初被构想出来时，它被谨慎地当作生命原力的一种化学性传导物质。在最近发现的激素中，包括了 19 世纪 70 年代中期发现的内啡肽。内啡肽的分泌来源于对愉悦事件的反应，它可以与体内受体结合，后者也能与多种毒品结合。与其他物质相比，内啡肽似乎更符合精神与身体联系中的机械论概念。维生素的概念也同样激动人心，因为它似乎解决了生命化学中的神秘问题。所有内分泌相关发现或维生素的发现都保持着极高的学术热情，这一点都反映在诺贝尔奖上。（关于胰岛素，见第五章；关于性激素，见第十一章；关于内分泌学与压力，见第十二章；关于维生素，见第十三章。）

　　西方社会热衷于用化学和物理术语来解释运动、意志和思想，并认为这是医学和生理学领域最重要的成就。人们很可能会问，为什么物理化学的发现会带来名声和回报，而其他不那么符合还原论的观察却不受欢迎呢？比如，为什么科学家莱纳斯·鲍林和国际医师防止核战争联盟（International Physicians For the Prevention of Nuclear War，简称 IPPNW，见第六章）创始人，可能阻止了成百上千万人的死亡，甚至可能阻止了潜在的全球毁灭，然而他们被授予的是诺贝尔和平奖（Nobel Prize For peace）而不是医学奖？医学与实验生理学（以及与之相关的实证主义）的紧密联系，能否解释社会、文化、环境和经济等难以量化的因素对健康的影响？医学关注治疗而不是预防，这是它与实验生理学联系的结果吗？这种联系能解释医学上对生物疗法和机械疗法的偏爱吗？

　　皮克斯通等历史学家曾试图将生物学中的哲学态度与个别科学家的政治和宗教观点联系起来。他们已经发现了一些相关性，但还没有达成普遍共识。事实上，一些有说服力的论据表明，所有的科学都同时具有生机论与机械论、思辨论与实验论的性质——不同的是科学家愿意从何种程度上承认这一点。由于认识到"生机论"所蕴含的负面意义，一位医生兼历史学家将生机论和机械论之间的争论描述为"谦卑者"和"傲慢者"之间的斗争[1]。那些试图解决生命中还不能用"科学"术语表达的方面的人被称为生机论者，这个称呼通常被其他人而不是他们自己使用。生机论者触怒了支持还原论的机械论者，因为前者被认为过于谦卑——致命的谦虚，即节制（sophrosyne）、傲慢（hubris）的对立面[2]。作为报复，还原论者也攻击了生机论者，不仅仅出于一些傲慢自大的情绪（尽管这是一部分），还针对生机论者强加于调查研究中的一些限制条件，因为某些条件，如态度、个性、愉悦和价值，是无法控制或衡量的。诺贝尔奖获得者彼得·梅达瓦曾写道，生物学家不需要再提及生命原力（vital forces）了，生机论观点也跌入了"被忽视的边缘"[3]。但是所谓的生机论者拒绝忽视那些至今仍无法测量的现象，这些现象有可能构成了生命最重要的方面。

---

① 乔治·冈圭郎，《认识生命》（*connaissance de la vie*），1980 年出版于巴黎，第 86、95、99 页。

② 法兰斯·英吉尔芬格，《傲慢》（*Arrogance*），新英格兰医学期刊 303 期，1980 年，第 1507–1511 页。

③ 梅达瓦夫妇，《从 A 到 Z：一本哲学的生物学词典》（*Aristotle to Zoos: A Philosophical Dictionary of Biology*），哈佛大学出版社，1983 年，第 277 页。

小插曲：卡尔逊如何看待生机论和宗教？

　　1962 年诺贝尔奖得主弗朗西斯·克里克和詹姆斯·沃森，都受到了埃尔温·薛定谔（Erwin Schrödinger）《生命是什么》一书的影响，书中以物理学家视角对遗传学进行了普及。克里克研究生物学的方法与薛定谔截然不同，因为克里克是一个无神论者，而薛定谔对生命的看法则属于生机论。不过，薛定谔发现很多生物学所独有的特性，比如遗传，同样适用于物理学家用来成功分析无生命物质结构的方法。克里克认为这点发现很有价值。

　　——埃洛夫·阿克塞尔·卡尔逊，"弗朗西斯·克里克"，丹尼尔·福克斯等，《诺贝尔生理学或医学奖得主》，纽约：加兰出版社，1990 年，第 111—112 页

　　对于生命的科学探索不能以目的论为框架。但是这是为什么呢？这是所有科学（及历史）问题中最有吸引力的一个。而对这个问题的思考将继续在富有创造力的科学家头脑中蓬勃发展，即使由此被贴上"生机论"的标签，他们的想法也无法被遏止。即使对那些假装否认生机论的人来说，这些不可简化的复杂过程的概念也仍然是有帮助的——就算只是为了给某些无法解释的问题提供一种统一用语：是什么让 DNA 分子解链？为什么有些人的精神正常，而有些人精神失常？为什么我们在活着的时候不会腐败？为什么有些物理化学的混合物是有生命的，而有些则是死物？有一个非常奇妙的现象：获得诺贝尔奖的科学家们最终写出了哲学论文。他们在论文中承认了一些问题，这些问题（还）不能通过实验调查得出结果以推动进一步的研究。（在阅读这一章时，我的生理学同事史蒂文·伊斯科观察到：同样获过诺贝尔奖的人文学者却很少反过来研究科学！）

拓展阅读建议

　　参考书目网站：http://histmed.ca.

第四章
研究痛苦的科学：病理学史 [1]

---

① 本章学习目标见第 412 页。

生命短暂，艺术长久，机会稍纵即逝，经验未必可靠，判断困难。

——希波克拉底，《格言》，第一卷，第 1 页

病理学——一种医学知识体系

医学不是一门科学。它更像是一种广泛运用科学的应用技术或艺术。医学自称科学是基于病理学对疾病的研究。病理学完全就是对痛苦的研究，该词源来自希腊语"痛苦"和"相关理论"。但它的意义已经缩减，仅反映与疾病相关的客观认识。

人类一直以来都在试图理解疾病、伤痛和死亡。换句话说，病理学一直以来都在进行实践，即使之前这些实践没有被明确命名为"病理学"。病理学是一种用来得出关于疾病的结论的知识体系。几个世纪以来，它发生了变化，但在任何时候、任何地方，它都得到了当代的科学与哲学的证实。过去的病理学可能与我们自己时代的不尽相同，但它们都符合当代"科学"观点。

病理学的功能

尽管病理学的内容不尽相同，但其功能是通用的。

第一，它被用来解释痛苦——解释人类为何以及如何遭受痛苦和死亡。"为什么是我？"患者问。疾病需要一种"合乎逻辑的"解释，这种解释要么基于文化及精神上的原罪及过失，要么基于结构、功能、遗传、传染和风险等更加物质及"科学"的观念。

第二，病理学被用来识别或标记一个人所患的疾病，也就是诊断的过程。体征就像高速公路上的标志，帮助医生进行诊断或预后。良好的临床技巧能将症状转变为体征。身体检查能发现更多的体征。体征并不仅仅是观察的结果，它也包含了知识的运用。比如，运用医学知识，就能将挤压型胸痛这种主观症

状转变为心脏病这样的客观体征。

　　病理学的这种诊断功能有一个必然的结果：病理学在识别"异常"或"病态"时，也定义了"正常"。正常和异常之间的界限受到文化、宗教、经济、种族、阶级、性别以及其他社会及生物因素的制约。曾经被认为是"不正常的"或"病态的"现象，现在被认为是正常变异体，比如内脏下垂（内脏下垂综合征）和同性恋（见第十章和第十二章）。相反，一些新发现的疾病在不久前还很难被认为是健康问题。比如，精神问题，高血压，原位癌，阻塞性睡眠呼吸暂停低通气综合征，胎儿乙醇综合征，慢性疲劳综合征，强迫性秽语症及艾滋病等。所有这些病症都有历史记载。

　　第三，病理学被用来预测结果。在某些文化中，尤其是在古代，准确预后的重要性绝不亚于诊断或治疗的能力。基于一个人的少数可靠体征的医学预测就像祭司的占卜："你将在第七天死亡。"预后仍然是病理学的一个重要功能，但它现在以统计学表达。统计资料来自队列研究经验，队列界定因素包括年龄、性别、诊断和病变的程度。比如，我们所说的五年生存率、50% 死亡率指数和风险因素，就是病理学的统计学表达。

　　第四，病理学被用来证明治疗的合理性。正如我们将在第五章中看到的，大多数的治疗方法是通过观察而不是推理发现的（即经验主义）。过去，通常治疗之后才会提供原理阐述，即使在如今的某些情况下也仍是如此。他们将一种明显有效的治疗方法与某一问题的科学表述联系起来。有时，治疗方法没有改变，而对其工作原理的解释却发生了很大的变化。

　　第五，病理学被用来证实某种解释、诊断或操作是否合理。尸检是这一功能最明显的一种形式。在欧洲，用于回顾性诊断的尸体解剖的偶然记录可以追溯到 13 世纪晚期。尸检现在仍然是对我们知识体系的终极挑战——诊断正确吗？还有别的办法吗？而在 1800 年以后，因为当时已经将疾病与脏器的器质性改变联系在一起，且医疗事故的诉讼数量也逐渐上升，所以法医学在医学和法律上的应用也更加广泛了。

疾病与病 ①

从史前时代及类人猿时代的祖先起，人类就一直饱受病（illness）的困扰。生病的主观印象没有改变——疼痛、发烧、肿胀、呕吐、腹泻、畸形、受伤、体重下降、失血、功能丧失、生命丧失。但是关于病的医学观念改变了，也就是我们所说的疾病（disease）。

我们倾向于认为病和疾病这两个词是一个意思，并且可以互换使用。然而，在这一讨论中，以及对于后文中的哲学家们来说，"病"这个词表示个体的痛苦，而"疾病"这个词是从属于"病"的概念。"病"作为一个人真正感受到的痛苦而存在，而"疾病"只是作为一种理论而存在，这种理论的构建是为了解释"病"的成因及作用目标。这种区别除了语义学上的意义，在医学知识哲学（或医学认识论，一门对于我们如何知道我们自以为知道的东西的研究）中也很有用。

关于"病"与"疾病"的思想实验

"天花存在吗？"

"不存在。"一个学生说，他知道世界卫生组织已经于 1979 年根除了天花。

"存在。"一个学生说，他知道剩余的几瓶天花病毒的销毁计划又一次推迟了。

"但是，"哲学上的回答是，"这些小瓶里装的是'天花'吗？还是进入人体后会产生被称之为'天花'疾病的病毒？"

天花存在吗？它是一种疾病？一种实体？一种病？一个概念？

医学知识是识别并应对疾病的能力。因此，构建、识别和治疗疾病是其中心任务。疾病的概念是根据对很多个体所共有的痛苦的观察而"建立"起来的。

---

① 原文为"Disease versus Illness"，后者更强调患病的痛苦。

这些概念会考虑到患者、病状及推测的病因，但它们也受到观察者或医生的影响。疾病有其特征（症状）、名称（诊断）、患病时间（病程）、预期结果（预后）以及推荐的治疗方法。疾病概念的构建中暗含了对病因的解释，即使病因未知。

希波克拉底三角形

　　艺术有三个因素：疾病、患者、医生。医生是艺术的仆人。患者与疾病做斗争时必须与医生合作。

　　　　　　　　　　——希波克拉底，《论流行病》，第一卷，第 11 页

如果疾病是关于各种病的无形想法，那么有什么单一的理论或定义可以对所有的疾病进行界定呢？换句话说，所有疾病的共同特性是什么呢？到目前为止，还没有找到一种适用于所有的疾病的解释。然而，有一种理论在医学实践中占主导地位，那就是疾病的有机论或个体论。

有机论认为，疾病是有害的、不连续的，并且会对个体造成影响。从一个有机体（个体）的角度来看，这个理论很难反驳。就疾病这个词而言，医学界同意这一假想设定：疾病一定是有害的，因为个体为了摆脱疾病才来求助于医学。医学教育的目的在于识别、治疗和预防疾病。大多数关于疾病的医学著述都与这一观点相吻合，虽然著述的作者可能从未听说过有机论。

被称为"医学认知模式"的有机论很轻松地将患者作为疾病的目标，但它几乎无法解释病因。纵观历史，另外两种关于病因的观点一直在争夺主导地位。第一个是本体论理论，认为病因来自患者体外，疾病各不相同，它们独立于患者而存在。本体论一词源于希腊语动词"存在着"（to be）的名词形式。它强调疾病是一个独立的"生命"或实体。关于病因的第二个理论是生理理论，该理论认为病因来自患者体内，患者各不相同，疾病并不是独立于患者而存在的。

这些疾病的理论可以用来分析所有关于病与疾病的著述。通过本体论方法处理疾病的医生更关心患者的病情；相反，通过生理学方法会更关注患者是谁或做什么工作。这两种病因相关的理论在现代医学中都很流行，并且有些疾病的描述中会将两者结合使用。在本章的末尾，我们将探讨一些对医学推论的评

判，以及一个对医学认知模式提出质疑的疾病理论。

病理学的历史概况

疾病概念的构建从对自然的唯心论述，转变为对病的细致的临床描述，然后成为我们今天所熟悉的实验室检查。以下几页简要总结了这种转变。

超自然病因

在荷马史诗《伊利亚特》（起源于公元前 700 年前）的开头，希腊人遭受了一场致命的瘟疫，但他们不知道它的起因。关于疾病的细节书中没有详细说明。他们请教祭司，祭司宣布了瘟疫的起因：国王偷走了阿波罗神祭司的女儿，痛失女儿的父亲祈求阿波罗神用疾病惩罚所有希腊人。基于这个消息，人民前去与国王对峙，女儿被释放，瘟疫也随之消失。

同一时期的《圣经·约伯记》中描述了另一种具有超自然病因的病。虔诚的约伯有一个美好的家庭、健康的身体和大笔的财富。但撒旦告诉上帝，虔诚对约伯来说很容易，因为他拥有一切。为了证明约伯的矢志不渝，上帝与撒旦打了赌。于是撒旦摧毁了约伯的家庭、财富和健康。约伯因恶疮而全身溃烂，但他始终坚守自己的信仰。在经历了四十章的痛苦之后，上帝回报了他的虔诚，将他失去的一切都还给了他。

这两个关于疾病的故事都与有机论和本体论相吻合。疾病是有害的，患者希望它结束，它是由遥远的力量送来惩罚或测试患者的。疾病所带来的恐怖和痛苦是显而易见的，但病症似乎并不重要，因为几乎没有提到细节。专业的治疗者或牧师并不关注症状，而是广泛地寻找各种迹象来确定为什么神要降下痛苦。在这种情况下，患者对病因的主观看法得到了相当的重视，这种主观看法中也包括患者认为疾病具有道德、精神或教育功能的可能性。治疗是为了保持或恢复正直——纠正错误，坚守信仰。

关于病的超自然论述在现代病理学中可能没什么价值，但这些论述却继续影响着患者和决策者。一些有时会被视为惩罚的疾病，包括艾滋病和进食障碍，以及吸毒、吸烟和酗酒引起的症状。从这个观点来看，有些人得病是罪有应得，而另一些人没有过"罪恶的"行为却依然患病，他们因此而感到愤怒。健康的人认为他们的好运气是他们修身养性的象征。类似的，像关节炎和多发性硬化症这样的慢性疾病被称为"考验"（对品质的检测），而那些毫无怨言地忍受这些病痛的人则被称为"像约伯一样有毅力"。

临床病理学

古希腊罗马时代：疾病 = 自然失衡

在西方，大约在公元前 5 世纪，医学著作就开始有意识地驳斥超自然病因。希腊罗马世界有万神殿和大量的神话，但它也支持自然世界由四种元素组成，以及个人的性情在人体四种体液平衡中的影响（见第三章）。

《希波克拉底全集》的七十篇专著中包含了讲述医学哲学与职责的著作，如《誓言》。这一时期的一些疾病描述是临床观察的经典示例，因为它们在现今诊断出的疾病中依然可见一斑。但病理学在病例、疾病与创伤的描述以及《格言》中也占有重要地位，通常是一些知识总结性的、用来解释体征的语句。例如，"运动员的最佳状态是有潜在危险的[1]"，"老年人最容易忍受饥饿，其次是中年人，青少年再次之，忍耐度最差的是儿童，尤其是那些比其他儿童更有活力的[2]"，"耳朵剧痛，伴有……高烧……年轻的患者死去……在第七天或更早，老者死得晚得多[3]"。

希波克拉底病理学遵循了上述五个主题：描述、预测、解释并证明疾病，最后实施治疗方法，这与当今最出色的科学（临床观察和推理）相一致。著名的《论圣病》一书就是一个很好的例子，它精辟地描述了我们现在所说的癫痫症。"圣病"这个名字来源于一种更古老的观点——患者要么是被魔鬼附身，要么是被上帝触碰。但作者开篇就做出了明确的声明："在我看来，此病是有自然原因的，并不比其他疾病神圣哪怕一星半点。它之所以被认为是圣病，是由于人们的经验不足以及他们对此病奇怪的病症的震惊。[4]"书中对临床症状描述得很详细：跌倒、颤抖、意识丧失、失禁。患病的孩子一旦感觉到自己将要发病

---

① 《格言》，第一卷，第 3 页。

② 《格言》，第一卷，第 13 页。

③ 《预后》，第 22 页。

④ 《论圣病》，第一卷。

（"先兆期"），就会跑向母亲寻求安慰。这篇文章以对众多疾病的行为模式的观察为基础。在解释病因时，作者借助了现代科学，并把这种疾病归因于大脑中黏液的阻塞。

许多其他疾病都与体液失衡有关——血太多或太少，黏液太多或太少。有些失衡位于特定的身体部位。放血、药浴、熏蒸和饮食等疗法旨在恢复被破坏的平衡。外部原因通过身体的物理结构对人体产生有害影响，如创伤、有害空气和不健康的地点。像大多数其他医学著作一样，这些描述符合有机论（疾病影响个体，是有害且不连续的）。但从病因角度以及与早期著作的对比来看，对体内体液不平衡理论的依赖又使它们倾向于生理学理论。在古代印度和中国的医疗体系中也可以找到类似这种不平衡的概念，比如身体自然成分的不协调或冲突。

另一位以其经典描述而闻名的作家是卡帕多西亚的阿雷提乌斯，他生活在公元 100 年左右。他对糖尿病症状和肝、肾、肠功能紊乱的生动描述，有时还会被现代著作引用。公元 2 世纪盖伦的大量著作中包含病例以及有关疾病、诊断和治疗的论文，还有一些对早期作者的评论。盖伦的病理学是折中的，但这一章开头所描述的五种功能还是很容易在他的理论中找到。他的病理学经常被用来证明他是一个成功的医生——很少有意料之外的治疗失败的例子。盖伦虽然没有解剖人体主体，但他也做了一些解剖学方面的阐述（见第二章）。他也提到了四种体液和生命原力。不过对于外伤或有害气体，他的疾病观念和希波克拉底一样，倾向于有机论和生理学理论。

在近代以前，盖伦的思想支配着欧洲的病理学，就像其支配着生理学一样（见第三章）。中世纪哲学主张完全服从上帝的意志。疾病可以尝试盖伦式疗法，但是否治愈取决于神的意志。只有傲慢的人才会试图通过鉴别疾病或改进盖伦理论来完善诊断。一些历史学家，包括菲尔丁·加里森指责盖伦的学说"阻碍了医学科学的进步"，包括他对生机论的论证、血液流动理论以及治疗方法。但把盖伦的后继者们缺乏想象力归咎于盖伦是不公平的。他经久不衰的影响力既不是他的选择，也不是他的错。相反，这是他的态度和做法被普遍接受的表现。

疾病 = 痛苦的模式（疾病分类学）

　　渐渐地，医学作者们开始在一种叫作"疾病分类学"（nosology）的实践中，根据疾病的症状来对疾病进行区分。希波克拉底、盖伦及其他古代作者曾描述过带有或不带有皮疹的发烧，以及有昼夜差异的发烧。公元 9 世纪，波斯内科百科全书的编纂者拉齐斯（Rhazes，全名：Abu-Bakr Mohammed Ibn Zakaria Al-Razi）对两种伴有发疹症状（麻疹和天花）的发热性疾病进行了具体的临床区分。拉齐斯的《大陆》（Continents）共二十卷，于 1280 年由阿拉伯语译成拉丁语。在 14 世纪晚期，欧洲被黑死病（一种未在盖伦理论中提到的疾病）重创之后，学者们在寻找新的疾病识别方法的过程中重新发现了拉齐斯。1476 年，拉齐斯的《大陆》在帕多瓦得到汇总。十二年后，他关于瘟疫的专著被翻译成拉丁文。

　　在文艺复兴时期，对自然界的唯心论与生机论阐述失去了可信性。希波克拉底式的观察得到了拥护，而死板的盖伦主义则逐渐衰落，对人体解剖的限制也随之消失了。医学机械学和医学化学为生理学实验再次注入了生机（见第三章），医生们在结合新的化学理论后开发出新的检查技术。比如，在检查脉搏的基础上也添加了尿检（尿液检查）这一新的检查方法。通过绘制图表，医生可以将尿液的颜色、气味、浑浊度、甜度及其他化学性质与特定的疾病联系起来。

　　但是将酸性尿液与疾病联系起来却没带来什么成效。医生们在临床工作中遇到了瓶颈：患者因某些症状而痛苦，比如疼痛和气促，但这些病状并不包括酸性尿液。新的科学尝试还无法映射到对患者的分析上，以至于这些尝试对病理学的影响还是比较小的。尽管如此，随着盖伦主义的衰落和感觉主义者的兴起，医生们并未急于对病因不明的疾病做出解释，而是根据对症状的仔细观察建立了一个新的诊断系统，并慎重地将它称为"疾病分类学"——这是在有意识地尽量避免建立理论。随之而来的是一系列经典的疾病描述。

　　英国内科医生托马斯·西德纳姆用拉丁文发表了他对疾病（尤其是发烧）及其治疗的临床观察。基于拉齐斯的传统，西德纳姆于 1676 年将猩红热与麻疹区分开来，并于 1686 年描述了舞蹈病，即猩红热之后出现的运动障碍，也被称为西德纳姆舞蹈病。他和他的朋友——医生兼哲学家约翰·洛克一起强调了观察的重要性和理论的危险性。西德纳姆 1683 年发表了关于痛风的专著，此书因其中对此病临床表现的丰富描述而成为经典之作，而他本人也深受这种疾病的折磨。西德纳姆在书中也提到了体液，但对他来说，诊断的基础是每一种疾病完备的病理特征。他将疾病描述成独立于患者的存在，如"暴君"或"朋友"。

在西德纳姆之后的一个世纪里，疾病分类学成为病理学的一种公认形式。自称为"疾病分类学家"的医学作家们将疾病分门别类，形成分支为类、目、属、种的概念化树状图。疾病的分类建立在病症以及它们的发作顺序上，仿佛疾病是实体或像动物和植物一样的"生物"。每一位作者都设计了自己的原创体系，希望能找到最完美的方式来反映自然秩序。有一些分类中识别了数千种疾病。疾病分类学家中包括法国的弗朗索瓦·布瓦西耶·德·索瓦热和菲利普·皮内尔、苏格兰的威廉·卡伦、瑞典的卡尔·林奈，这些人也对动物和植物进行了分类。因为医学生的工作通常都更偏理论而非临床，所以他们不得不记住各种疾病的分类及特性（用哪种分类法取决于他们求学的地域）。疾病理论中应用得最好的包括拉齐斯的麻疹研究、西德纳姆的痛风以及包含有机论和本体论的疾病分类。

疾病与人格

如果持续"出血"……即使年轻也会感染痛风，而这个年轻人的身体帝国将陷入暴政。

——托马斯·西德纳姆对痛风的论述（1683），引用自《托马斯·西德纳姆作品集》，莱瑟姆译，伦敦：新西德纳姆协会，1848 年，第二卷：第 131 页

肺炎很适合被称为老年人的朋友。它病发急促、快速且通常没什么痛苦，使老人得以逃离对他和他的朋友来说"既冷酷无情又拖沓的衰老"。

——威廉·奥斯勒，《医学理论与实践》（*Principles and Practice of Medicine*），首版 1892 年；第三版，爱丁堡：杨彭特兰出版社，1898 年，第 109 页

今天，疾病分类学在病理学和临床医学中仍有运用。与本章中希波克拉底的题记相呼应，他们从临床工作稍纵即逝的机会中积累信息，然后将这些信息整合排列以达到简化的目的，从而对疾病的诊断和预后提供便利。与 18 世纪的疾病分类学不同，现在大多数疾病分类学都会依据解剖学或化学方面的改变进行分类。只有在通常不涉及身体损伤的精神病学中，我们才会根据对症状及行为的观察，对表现类似的疾病进行分类归纳（见第十二章）。

当生理学进入停尸房

疾病 = 变异解剖学

我们如今的病理学概念与解剖学的变化是分不开的。然而，两个世纪以前，解剖学与临床医学之间的关系还不甚明了，原因有三：1. 除非患者死亡，否则其体内的变化无法被人得知；2. 尸检中可见的改变可能来自死亡而非疾病；3. 体内的变化无法被修复。尽管如此，解剖学家依然继续解剖，并界定了正常结构与异常结构（见第二章）。

当临床医生根据症状来整理疾病时，一些解剖学家开始汇编在尸体中发现的异常问题，其中有四部专著格外值得注意。1507 年，意大利医生安东尼奥·本尼维耶尼的遗作出版，早维萨里的《人体的结构》近四十年。其拉丁名为 "*De abdi tis nonnulis ac mirandis morborum et sanationum causis*"（《论一些不为人知和令人惊奇的病因及其治疗方法》）。书中提到了从一百一十一个病例中通过解剖学揭示出来的"隐藏的"和"奇妙的"病因。本尼维耶尼是最早一批将疾病与脏器的器质性改变联系在一起的人。

1679 年，瑞士内科医生泰奥菲勒·伯尼特（见图 4.1）出版了另一部关于异常解剖的合集，其中包含了他自己以及自古以来其他作家的实践中的三千多个观察结果。他将该著作分为四部分：头部、胸部、腹部及全身性症状，比如发烧和伤口。为了强调他在某种程度上偏医疗辅助性质的努力，他将自己的专著命名为《解剖学之墓》（*Sepulchretum anatomicum*）。伯尼特的书比本尼维耶尼的书更长更完善，但是他的书名反映了解剖学在医学中的边缘化地位。

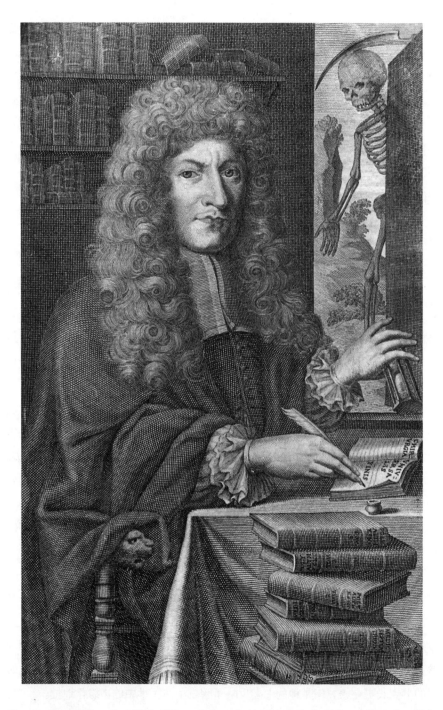

图 4.1 泰奥菲勒·伯尼特自画像。注意正在从门缝窥视的死神。《解剖学之墓》，1700 年，卷首图。

近一个世纪后，帕多瓦的乔瓦尼·巴蒂斯塔·莫尔加尼发表了一部冗长的三卷本专著，以自己的经验对他的前辈——伯尼特的著作进行了扩充。与伯尼特著作的标题不同，莫尔加尼的《通过解剖学分析病灶与病因》（*Sedibus et causis morborum per en indagatis*，1761 年）强调了尸体解剖对临床医学的重要性。他在书中添加了疾病及病变的索引，试图通过索引中相互关联的知识点让病理解剖学更容易被临床医生理解。由于莫尔加尼对尸体解剖的重视，许多历史学家将他作为现代病理学的奠基人。1793 年，马修·贝利发表了一篇篇幅更短、更易理解的作品，名为《人体最重要的某些部位的病理解剖学》（*The Morbid Anatomy of Some of The Most Important Parts of The Human Body*）。许多医生开始对病理解剖学感兴趣，但由于诊断和治疗都基于病症，所以他们对病理解剖学与实践的相关性感到困惑。生前的检查基本无法显示体内器官的情况。在 18 世纪，一个人只有感到不舒服，才算是患病了。

19 世纪早期，随着体格检查的出现，解剖学和临床医学开始相互结合。物理诊断包括维也纳的利奥波德·奥恩布鲁格发明的胸腔叩诊法和巴黎的雷奈克发明的听诊法。通过查体，活着的患者的症状可以与解剖学上的变化联系起来了。1830 年，让·克吕韦耶出版了他插图丰富的病理解剖学专著的第一卷。疾病概念的新趋势促进了这项技术的发展：如果一种疾病与解剖学有关，那么它就能以图片形式呈现。病理解剖学一经建立，疾病概念就产生了进一步的转变——从注重患者的感觉，变为注重寻找病变（见第九章）。随着解剖学在病理学中的兴起，疾病的名称也发生了变化，例如，痨病（或肺痨）变为了肺结核。

19 世纪早期，医生们意识到并不是所有的患者都会表现出某种疾病的所有症状：有些人可能只会表现出一部分症状，而另一些人会表现出所有症状。1825 年，巴黎的路易分析了两千例结核病病例，并将死亡率与各种症状的频率以及患者的年龄和性别联系了起来。据说，早在概率论和统计学等数学工具被充分阐述之前，他就创立了"数字医学"。这项技术被他的学生加瓦瑞特进一步系统化。数字医学是病理学对渗透于实验生理学中的实证主义的回应（见第三章）。它有许多"继任者"，包括 20 世纪后期的"循证"医学。"自然（指健康）"这个词，逐渐被数学层面的"正常"所取代。①

在这一时期，还有几个关于疾病的"经典"描述，每一个都反映出科学对

①J.H. 沃纳，《治疗观念》，剑桥，马萨诸塞州：哈佛大学出版社，1986 年，第 89—91 页。

解剖学的新进关注。这些疾病以发现者的名字命名，并与诊断中的特定器官病变相关，如布赖特氏肾病、霍奇金病（见图4.2）、格雷夫斯病、艾迪森氏症。可能正是因为疾病锚定了解剖这种可以用插图表达的三维形式，才触发了如今以图片作为医疗传播的热情。

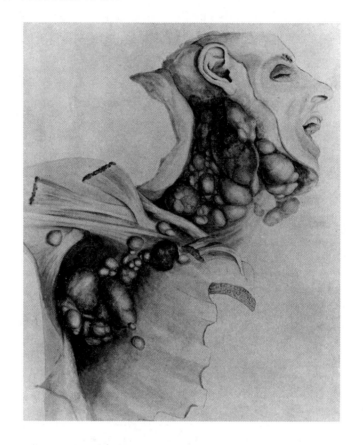

图 4.2　霍奇金病。罗伯特·卡斯韦尔所作的水彩画，用作托马斯·霍奇金1832年原稿的插图注解。此病的解剖学释义为淋巴结肿大。伦敦大学学院医学院图书馆。

直到19世纪30年代显微镜得到改进之前，大多数病理解剖学都依靠肉眼完成。组织的概念起源于三十年前J.C.史密斯、皮内尔和泽维尔·比沙的肉眼观察，后随着显微镜的改进而变得具体化。疾病可以通过组织层面的变化来识别和分类。例如，古老的"炎症"概念，其特征是发红、肿胀、发热、疼痛和机能丧失，而其在显微镜学中呈现出了新的特征。出生于捷克的维也纳人卡尔·罗基坦斯基撰写了一篇德语版病理解剖学文稿（1842—1846 年），据说他在职业生涯中解剖了三万多具尸体，但一直不愿使用显微镜。鲁道夫·菲尔绍则深信显微镜学的价值。菲尔绍阐述了白血病（1846 年），创办了一本病理解剖学杂志（1847 年），还写了一部关于细胞病理学的专著（1858 年），而这部专著常被称为细胞病理学这一学科的"基石"（参见第八章）。菲尔绍在其肿瘤研究的基础上将解剖细胞理论引入了病理学，他的结论是：单个细胞的解剖及生理机能会传递给它所有的"子"细胞。菲尔绍也是一位自由主义政治家（见第十五章）。

精妙的技术革新将结构在微观及亚微观层面的变化与疾病联系起来。这种方法在我们目前的医学知识体系中普遍存在。医生通过寻找病变来确定患者患的是什么疾病，这些病变可能是解剖学上的改变，可能是化学上的改变（如高血糖），也可能是物理上的改变（如血压升高）。与 18 世纪相比，一个人生病与否不再取决于是否已经感到不舒服。诊断不再取决于患者的感觉，而是取决于医生的发现（见第十章）。

解剖学阐述及识别疾病的方法与有机论相关。对于病因来说，它可以是外来的（本体论病因），也可以是内在的（生理学病因）。本体论观点更适用于物理损伤——一个等同于疾病本身的三维实体。相反，从生理学角度来看，病变似乎是从患者体内产生的，而且可能与患者的身份有关。在 19 世纪后期，微生物理论对这一观点提出了质疑，并将病理学引上了一个新的航向。

疾病 = 器官受损

病症实际上只是痛苦的器官的哭泣。

——I.M. 夏科，《老年病与慢性病的临床讲座》（*Clinical Lectures on the Senile and Chronic Diseases*），1868 年；英语版，伦敦：西德纳姆协会，1881 年，第 4 页

外科手术做的是最理想的事情——它把患者和他的疾病分开。它把患者放回床上，把疾病装在瓶子里。

——洛根·克伦德宁，《现代治疗方法》，圣路易斯：莫斯比出版社，1925 年，第 17 页

疾病 = 生物入侵

19 世纪 80 年代，微生物理论的胜利巩固了本体论的观点。微生物理论是一位法国化学家、一位英国外科医生和一位德国内科医生的工作成果——他们同时从不同的角度研究了这个问题。尽管他们有无数的前辈，医学却一直迟迟未能接受疾病是由细菌引起的这一观点（见第七章）。

化学家路易斯·巴斯德对发酵展开研究，以探索（并反驳）生物体患病的自然发生论概念。他证明了细菌与疾病之间的联系，并在一些令人印象深刻的公开演示中证明了接种疫苗可以使家畜产生免疫力。基于诸多原因，当时的医生们对他的工作持怀疑态度。比如，细菌无处不在，甚至健康的人身上也有。而且，巴斯德还不是医生。

外科医生约瑟夫·李斯特将巴斯德的微生物理论应用到了伤口敷料的实践中——使用石炭酸蓄意"杀死细菌"并封闭伤口。1865 年，他成功治疗了一名小男孩的腿部开放性骨折，并于 1867 年发表在了《柳叶刀》杂志上。虽然对这种杀菌技术的接受程度各不相同，但这一消息传播迅速，宣传了微生物理论的实践结果（见第十章）。

1882 年，罗伯特·科赫依靠染色与培养技术的发展，确定了肺结核的病因为结核分枝杆菌（mycobacterium tuberculosis）。结核病是 19 世纪最严重的死因。科赫的发现对科学家及公众都产生了巨大的影响。他还制定了规则，已确定某种细菌是某些特定疾病的起因。他说，在每个病例中都找到这种病菌是确定病因必要的先决条件，但这不足以证明这种病菌导致了这种疾病。这只是"科赫法则"四项标准中的第一项。要被证实为一种疾病的病因，该病菌必须满足以下条件：1. 在每个病例中都存在；2. 能从宿主体内分离出来并在培养基中培养繁殖（pure culture）；3. 注入动物体内后能产生相同的疾病；4. 所有实验中，从发病的病例身上可以重新提取到该病菌。现在，满足"科赫法则"仍然是病因学调查的标准之一。科赫在 1905 年获得了诺贝尔奖，尽管他最著名的成果早在二十多年前就完成了。

微生物理论在阐述疾病方面胜利后，对有效疫苗及药物的研究方案立即就通过了，或是研究疫苗使机体产生免疫力，或是研究药物以杀死入侵的细胞。最开始的研究方向主要集中在疫苗上。

巴斯德最著名的实验是创造狂犬病疫苗。自古以来，狂犬病就被认为是一种致命的疾病，并由被感染动物咬伤而传播。巴斯德发现，受感染的神经组织的毒性在长时间暴露于空气后减弱。抱着开发一种减毒活疫苗的希望，巴斯德从感染了狂犬病的兔子神经组织中提取出毒性物质，并在几天中以毒性递增的方式注射给狗。1885 年 7 月 4 日晚上，他的门口出现了三个人：九岁的约瑟夫·迈斯特，他被一只患有狂犬病的狗恶意攻击；男孩的母亲，她没有受到攻击，看起来安然无恙；狗的主人，他在解救孩子并杀死疯狗时，自己也被咬到了。狗胃里的棍子、石头和稻草为狂犬病的诊断提供了依据。巴斯德咨询的医生认为狗的主人已经脱离了危险（他的皮肤没有被咬破），但是这个男孩必死无疑。虽然疫苗能提供的康复机会很渺茫，但是巴斯德及医生都认为应该进行接种。巴斯德为孩子注射了一系列溶液，使人想起詹纳的实验（见第七章）。这些溶液来自感染了狂犬病的兔子的神经组织，且培养的时间越来越短，直到最后一针含有新鲜感染病毒的组织。这个孩子最终得以长大成人，后在巴黎巴斯德研究所做看门人，直至去世。根据巴斯德的笔记，历史学家杰拉尔德·盖森表示，至少还有另外两名不为人知的患者在小迈斯特之前被注射了狂犬疫苗——其中一人死亡。

微生物理论将病因由体内器官转移到了外部侵入者——长期受挫的社会卫生运动终于有了一个活生生的"敌人"（见第五章），于是它们联合科学理论来加入这场联合战役。更重要的是，微生物理论催生了细菌学，这门新科学比其他任何形式的探究更有效地促使病理学成为医学关注的焦点。细菌学确认了显微镜这种工具不仅适用于医学研究，也同样适用于科学研究。用于观察细菌的染色技术也可以应用于组织，促进了解剖学在临床中的应用。

检验医学至关重要，它将医院从避之不及的场所转变为科学及治疗的场所（见第九章）。很快地，每家医院都需要一个实验室，这些实验由专人管理——通常是一位专攻病理学的医生。这一转变不仅促使了病理学作为一门独立专业而兴起，也促进了医学各个分支开始广泛地专业化。20 世纪初，大多数病理学家在欧洲和美洲的医院及医学院工作。由于病理学为临床医学带来了新的科学，病理学家们也相应地获得了荣誉——他们是医学界的新星，与其他医生有着异常相似的职业生涯。

威廉·亨利·韦尔奇从 1878 年开始在纽约教授病理学。到 1885 年，也就是科赫发现结核分枝杆菌的三年后，他被吸引至巴尔的摩市计划建设中的约翰斯·霍普金斯医院（1889 年开业）并领导其病理学。1893 年，作为一名杰出的病理学家，他被选为这所羽翼未丰的医学院的首任院长，这点反映了医学中各科学之间的新排序。八年后，韦尔奇成为洛克菲勒医学研究所（Rockefeller Institute for Medical Research）首任董事会主席，这一职位"将这位发福的五十一岁病理学家推向了一个更高的领域——慈善、托管及基金会机构所服务的精英世界"。自那之后的半个多世纪以来，约翰斯·霍普金斯医学院将科学与临床医学相结合的做法被医学教育工作者广泛效仿。病理学成为其中的关键。

在英国，内科医生阿尔姆罗斯·赖特于 1892 年被任命为陆军医学院（Army Medical School）病理学教授后，成为一名细菌学家。十年后，他在伦敦圣玛丽医学院（St Mary's Hospital Medical School）成立了一个研究部门，以研究疫苗接种。四年后，他获封爵士称号。

在德国，埃米尔·冯·贝林以军医身份开始医学研究，并从 1888 年起与科赫在其柏林的研究所一起工作，在那里他研制出了对抗破伤风及白喉的抗毒素。后来，他搬到马尔堡，担任医学院的卫生学教授。1901 年，冯·贝林因对白喉的研究而成为第一位诺贝尔医学奖得主。同样在德国，年轻的犹太医生保罗·埃利希于 1878 年的医学博士论文中做了组织染色实验。他和冯·贝林一样，与科赫共事，并发明了一种将结核杆菌染色的方法。1882 年，他在柏林医学院获得了一个学术职位。1908 年，他也获得了诺贝尔奖。

在法国，埃米尔·鲁克斯用他在巴斯德狂犬病疫苗方面的研究作为其 1881 年医学博士论文的基础。两年后，他协助建立了巴斯德研究所。在那里，他的大部分职业生涯花在了流行病的管理和研究上。1901 年到 1932 年之间，鲁克斯在二十四届不同的诺贝尔奖评选中获得了超过一百次提名，这也使他成为与诺贝尔奖擦肩而过的科学家中最受尊敬的一位。比他更年轻的同事查尔斯·尼科耳回到了鲁昂医学院当教授，并仅仅于获得医学博士学位的三年后（1896 年）成为该学院细菌学研究室的主管。后来，他搬去了突尼斯，领导巴斯德研究所的一个分支机构。1909 年，他在那里发现了虱子在传播斑疹伤寒中所起的作用。因为这一成就，他于二十年后成为诺贝尔奖得主。

出生于加拿大的内科医生威廉·奥斯勒曾被实验室科学在诊断方面的潜力深深吸引。1874 年，他被任命为麦吉尔大学的病理学家，开始了他的职业生涯。在费城旅居了一段时间后，奥斯勒如韦尔奇一样来到了巴尔的摩，加入了颇具影响力的约翰斯·霍普金斯医学院，并担任临床医学的创始教授。他的《医学原理与实践》（1892 年）将病理学与清晰的病例描述结合在一起，使之成为最有影响力的教科书。他职业生涯中的最后一站是牛津大学的钦定医学教授。他在许多圈子里仍然颇受尊敬，包括美国奥斯勒协会（Osler Society），该协会每年都举行例会，向他致敬。奥斯勒的门生莫德·阿博特成立了麦吉尔大学一流的病理学标本博物馆。她研究出的对先天性心脏畸形的分类法是开胸手术的必修知识。按照同样的传统，苏格兰裔加拿大病理学家威廉·博伊德在1925年发表了他第一部病理学著作。他的作品因对科学的运用而受到赞赏，也因引人入胜的散文形式而受到赞扬。

威廉·博伊德1925年著教科书

支气管扩张：

"恶臭的脓液"积聚在肺内，这导致"极其难闻的口气，使不幸的受害者成为社会的弃儿，以至于他往往过着孤独、隔绝、无助无望的生活"。

膀胱镜下的绒毛型膀胱乳头状瘤：

"纤巧的多指型赘生物……当膀胱充满水时，就会精妙且美丽地展开，直到它看起来像一片漂浮在一池海水中的海藻。"

——《病理学教科书》（*A Textbook of Pathology*），1925年；第8版，费城：利亚菲比格出版社，1970年，第698、945页

费利克斯·德赫雷尔的职业生涯就是这些科学成果在全球范围内影响的典型代表。他来自蒙特利尔，研究噬菌体，这种病毒的核酸后来成为分子遗传学的雏形。对噬菌体的兴趣促使他游历了五大洲。和鲁克斯相似，德赫雷尔在1926年至1937年间被提名二十八次，却从未获得过诺贝尔奖。

大多数在医院研究室和教育部门工作的人并不能享有这样的声誉。有时，尽管他们工作劳累辛苦，但仍得不到重视。病理学对临床医学的重要性被充分接受后，人们就建立了培训与实践的标准，并认可了病理学作为一门独立的专业的地位。尽管稍晚了一点，但病理学专业化的过程和生理学一样（见第三章）

涉及协会、期刊、部门和会议。因为病理学是一门医学专业，所以需要最终进行单独的认证考试（见表4.1）。

表 4.1 病理学家成立的组织

年份	国家	组织
1906	英国	大不列颠及爱尔兰病理学协会
1916	德国	德国病理学协会
1922	美国	美国临床病理学家协会
1927	英国	临床病理学家协会
1936	美国	美国病理学委员会
1942	法国	法国生物医学协会
1947	美国	美国病理学家学会
1947	全球	国际临床病理学协会（1972年成为世界协会）
1949	加拿大	加拿大病理学家协会
1952	日本	日本临床病理学协会

检验医学在挽救生命和侦破犯罪方面的辉煌前景激发了公众的想象力。细菌学家保罗·德·克鲁伊夫在他1926年出版的《微生物猎人传》（*Microbe Hunters*）一书中对研究人员戏剧化的故事进行了歌颂。这本书激励了未来几代的医学科学家，其本身也成为历史研究的对象。

德·克鲁伊夫也曾在洛克菲勒研究所工作。历史学家伯特·汉森用流行的讽刺漫画展示了医生是如何由一个穿着双排扣长礼服的纨绔子弟变成一个穿着实验服的科学家的。他用这幅漫画讲述了人们对一起特别事件的感受——1885年12月，也就是小迈斯特案发生后不到一年的时候，美国报纸报道了纽瓦克的四个小男孩被狗咬伤，并被送到巴黎接种巴斯德疫苗的事件，美国人完全被这则报道震惊了。

出现在小说中的病理学和细菌学颇受公众欢迎。1887年，医生兼作家阿瑟·柯南·道尔笔下的夏洛克·福尔摩斯，是以外科医生约瑟夫·贝尔为原型创造的。他的所有案件中都包含着最新的科学发现。广受欢迎的《阿罗史密斯》（1925年）讲述了一位内科医生兼科学家的艰辛与成功，它的作者辛克莱·刘易斯将此书献给了他的朋友德·克鲁伊夫。刘易斯获得了普利策奖（谢绝接受）和诺贝尔奖。苏格兰医生兼作家A.J.克罗宁也在其小说《堡垒》（*The Citadel*，1937年）中塑造了类似的英雄形象。病理学家依然在犯罪小说、电影和电视剧中扮演配角及主角。近期的一些含有女性角色的例子包括：由派翠西亚·康薇尔创作的凯·斯卡佩塔、英国广播公司（BBC）的《沉默的证人》（*Silent Witness*）中的萨曼莎·瑞恩，以及坦普瑞·布雷恩娜。布雷恩娜和她的创作者凯西·莱克斯一样，是一名法医人类学家，也是电视剧《识骨寻踪》的灵感来源。其他许多成功的犯罪小说作家也曾在医疗保健或法医学领域工作过，包括阿加莎·克里斯蒂和 P.D.詹姆斯。

即使在 20 世纪早期病理学获得了令人兴奋的成功，也并非没有反对者。到 1906 年，人们对微生物理论狂热追捧，以至于受到了萧伯纳的嘲笑。评论家们认为病菌不能解释一切：有些人比其他人更容易感染，因此，病菌感染除了与侵入种有关，也必定与宿主有某些关联，而这些关联尚未以解剖学的方法证明。

因劳累过度而感染劳累过度细菌

里奇恩：没什么。我刚才有点头晕。我想是工作过度了……

细菌学学士（拉尔夫·布卢姆菲尔德·伯宁顿爵士）：工作过度！没有这样的事。我做十个人的工作。我头晕了吗？不，不！如果你不舒服，你就是生病了。可能不是什么大病，但是一种疾病。那么什么是疾病呢？是致病菌在身体系统中的滞留和繁殖。解决方法是什么呢？非常简单。找到病菌并杀死它。

帕特里克爵士：假设没有病菌。

细菌学学士：不可能……一定有病菌，不然患者怎么会生病呢？……（严厉地）没有什么是科学解释不了的。

——萧伯纳《医生的两难选择》，1906 年；再版，Harmondsworth：企鹅出版社，1957 年，第 102、112 页。

遗传的反击

疾病 = 分子

　　遗传是一个古老的概念。不同的人拥有明显不同的生理和心理特征，诸如"性情"这样的词语对这点便有所体现。长期以来，某些疾病也被认为是"在家族中传承"。但是，在微生物理论出现之后，关于遗传论的解释就开始显得过时了。当细菌学把病理学硬拉入医院和医学院时，其他领域的科学家还在继续着有关遗传的研究，包括植物学、昆虫学和农学。

　　1900 年的一场关于国际优先权的争论导致遗传规律被重新发现，这时距奥地利植物学家兼牧师格雷戈尔·孟德尔发表这一规律已过去三十多年。孟德尔对豌豆的研究是如此完美，以至现在一些历史学家认为他捏造了研究结果。然而，显性和隐性性状的分类和遗传又是说得通的。两年后（1902 年），英国的阿奇博尔德·爱德华·加罗德发现了黑尿症（alcaptonuria）展示遗传性疾病，使之成为第一个被证明符合孟德尔定律的人类疾病。突然间，已经被本体论和微生物理论所掩盖的疾病生理学，因为这一全面的观察研究而取得了新进展。你是谁与你得了什么病是有关系的。

　　细菌学的成功促进了显微镜的进一步改进，这意味着组织和细胞也能更清晰地被观察到。19 世纪后期，科学家们观察到了染色体——1989 年报道的秋水仙碱（colchicine）对有丝分裂的影响，为实验成功带来了可能性。遗传学的早期历史集中在美国，起源于系统解剖学和细胞生物学的边缘地带。胚胎学家托马斯·亨特·摩根不是医生——他于 1890 年获得比较动物学博士学位并被任命为哥伦比亚大学实验动物学教授。1904 年，他开始研究果蝇（黑腹果蝇 Drosophilia melanogaster）——借助秋水仙碱对有丝分裂的抑制作用便可以在光学显微镜下观察染色体形态。不久，摩根假设染色体上存在遗传单位，这种遗传单位于 1909 年被命名为"基因"。1910 年，摩根发现了伴性染色体的转运原理，并继续分析了细胞分裂中的染色体互换。伴 X 染色体遗传的概念被应用于某些已知只发生在男孩身上的情况，如肌肉萎缩症和血友病。然而，由于当时还没有人知道基因到底是什么，以及它是如何工作的，所以即使是显而易见的东西，也很难用这种新的方式来解释。摩根的许多成就在 1933 年获得的诺贝尔奖中得到了认可。也许是由于当时的人们过于迷恋细菌学，使这份奖项来得有些迟。

自从染色体变得可见、可测，并且可以被用来进行实验，遗传学似乎就迎头赶上并成为一个特殊的科学领域。尽管如此，它的研究仍然是在医疗中心之外组织并进行的，而且通常依赖于物理及化学方法。遗传相关的发现越来越接近临床相关性，不过仍然只在美国比较活跃。比如，1927 年，赫尔曼·J. 穆勒证明了果蝇的染色体会被 X 射线破坏——这一发现模糊了内在病因与外来病因之间的针锋相对。大约在同一时期，从事玉米遗传学研究的芭芭拉·麦克林托克研究了染色体在繁殖过程中的变化。在 20 世纪 40 年代，她发现一些基因行为异常，在转录过程中从染色体上的一个位置跳到另一个位置。很长一段时间以来，她的结论都被认为是异端邪说。同样在 20 世纪 40 年代，乔治·比德尔和爱德华·塔特姆提出了"一个基因一个酶"假说，使遗传学更接近临床相关性。与细菌学家不同，这些研究人员都不是医生。他们最终都获得了诺贝尔医学奖，只不过有些人等待了很多年才获奖。

与此同时，当时流行的优生学运动拉拢了遗传学（见第十三章）。然而，优生学领域致力于证明基于种族、阶级及政治观的歧视性措施是正当的，最终大多数遗传学家（以摩根为首）都对这种百害而无一利的做法提出了质疑。

1952 年 DNA 结构的发现将遗传学推到了聚光灯下，并使其获得了细菌学已享有半世纪的头版关注。研究者们原以为基因可能是蛋白质，但出生于加拿大的奥斯瓦德·艾弗里在 1944 年把人们的注意力引向了脱氧核糖核酸（DNA）。但是这种分子是如何传递构建有机体所需的复杂信息的呢？1950 年，一位从奥地利移民到纽约的犹太生物化学家埃尔文·查戈夫进行了对解开此谜团至关重要的观察：在 DNA 内的四个氨基酸中，鸟嘌呤单位的数量等于胞嘧啶单位的数量；类似的，腺嘌呤也等于胸腺嘧啶。在剑桥大学工作的詹姆斯·沃森和弗朗西斯·克里克借助这些信息及其他人拍摄的 X 射线晶体学照片发现了双螺旋结构。这一发现奠定了他们的声誉，并将遗传学引入临床医学。

某些拥有多种病状的患者所患的疾病现在已经可以简化为染色体异常，甚至是简化为 DNA 中的某个单分子结构被置换，这种置换可以通过某些缺失或被改变的酶来检测。到了 1959 年，先天性异常的人群得到了更密切的关注，他们被按照临床类型归类，并很快就被与染色体或酶的变异联系起来。有些问题在几十年前就已被知晓，其他更不常见的形式也在被积极寻找。事实上，对染色体的描述有时能揭开某些临床疾病的面纱。杰罗姆·勒琼在 1959 年发现了

21 三体综合征，并指出他的前辈，J. 朗顿·唐所选用的"蒙古症"一词中所蕴含的种族歧视——很多时候，人名命名法并没有选用此病的最初发现者，而是使用了在某些人眼里无须被尊重的人的名字。上述提到的综合征都曾以临床发现者的名字命名（见表 4.2）。到了 20 世纪 60 年代，城市和染色体类型取代了人名命名法。比如，勒琼还发现了脆性 X 染色体综合征，然而这种疾病也不是以他的名字命名的。

表 4.2 一些与染色体异常相关的临床问题

病名	染色体异常情况	临床描述	染色体或酶的描述
21 三体综合征	多了一条 21 号染色体	1866	1959
先天性睾丸发育不全	XXY（男性）	1942	1956
先天性卵巢发育不全	0X（女性）	1930–1938	1959
黏多糖病	隐性基因	1919	1959
慢性粒细胞白血病[①]	费城染色体	1845	1960
脆性 X 染色体综合征			1968

许多先天及后天性疾病中表现出的变异都已被从表型、染色体及核酸层面明确描述——比如，黑蒙性家族性痴愚（对己糖胺酶 A 进行测定，1970 年）、镰状细胞贫血（11 号染色体短臂上影响 β 球蛋白链合成的基因位，1980 年）、肌营养不良（基因定位，1987 年）和囊性纤维化（基因定位，1989 年）。20 世纪 50 年代中期，人类组织相容性复合体（human histocompatibility complex）（人类白细胞抗原，HLA antigens）被发现，为某些疾病的遗传易感性探索提供了帮助，并有助于亲属及非亲属之间器官捐献的组织配对。其实，人类白细胞抗原分型可以看作是古代所谓个人"性情"概念的一种现代演绎。

有时，遗传学也被用来解释某些有争议的临床事实：日本人福山洋子发现的先天性肌营养不良症就是其中一个例子[②]。正如细菌学在早期诺贝尔奖评选中占了上风，遗传学也于一个世纪后迎头赶上了。

随着分子识别的日渐精确，病理学已经不再局限于医学和法律，而是成为一种备受尊敬的研究过往的工具。重新检查埃及木乃伊已成为一个新的专业，而遗骸和冰冻尸体的发现也引起了公众及科学界的极大兴趣。近期受到广

[①] 从 9 号染色体到 22 号染色体的易位是在 1973 年被发现的。

[②] 见福山洋子的文摘《大脑与神经 60》，第一部，2008 年，第 43–51 页。

泛关注的发现包括：富兰克林探险队的尸体（相关研究始于1981年）、有5000年历史的阿尔卑斯山奥兹冰人（发现于1991年），以及位于斯匹茨卑尔根岛（Spitzbergen）永冻层中的1918年西班牙大流感的坟墓的开启（1998年）。古病理学不仅可以解释很久以前个体的特征、疾病与死亡，而且可以证明当今人类的关联和起源。

当今的医学模式及其问题

回头再看疾病的因果观点，我们现在可以发现，当前的医学模式中既有外因（本体论），也有内因（生理学论）。本体论病因见于由病毒或细菌引起的疾病，但却因宿主的免疫状态而引起了相应的生理学调节。生理学病因见于遗传性或自身免疫性疾病，但却呈现出相应的本体论调节——如由病毒感染引起的自身免疫性疾病：糖尿病和多发性硬化症。不过，医学教科书中对疾病的描述绝大多数都符合疾病的有机论观点——个体被某些不好的、（但愿是）不连续的东西所影响。

对这些理论观点的外推可能是有风险的。比如，过于坚持本体论观点并认为疾病是妖魔化的外部入侵者的产物，有时会导致社会对可能正处于危险中的人望而却步。在19世纪的加拿大，被认为是霍乱易感人群的移民者们被强行关进不卫生的棚子里，在那里，有些并未感染过霍乱的人也很快就患病死亡了。出于同样的原因，在近代，同性恋者和海地人曾被与艾滋病画上等号。2003年重症急性呼吸综合征（SARS）的出现引发了人们对东南亚人的排斥情绪。有提议主张对处于危险中的群体进行控制，就好像这些群体中的人们本身就是疾病或其病因（见第七章）。

类似的，对疾病的生理学观点进行外推，会让观察者将疾病归咎于患者自身。例如，一些疾病描述中包含了对种族、性别和阶级的偏见："犹太"病、"黑人"病、妇女疾病和贫穷疾病。历史学家罗伯特·阿罗诺维茨认为20世纪60年代起开始形成的风险因素的概念有助于缓解这两种因果观点之间的针锋相对，弥补它们各自的缺陷——对诱发某些疾病的风险因素进行相互关联并以统计学形式表达，而不是作为某些存在的实际特质的固有结果。

作为一种观点，疾病由语言描述及隐喻象征构建而成。科学本身不带有个人情感，但在表述科学的过程中，隐喻象征会有意无意地传达出一些社会态度。

因此，疾病就像身体一样，可以被"社会构建"（参见第二章和第七章）。正如文学评论家苏珊·桑塔格所指出的那样，某个特定群体所患的疾病，可能会引发社会对该群体的刻板印象。

会改变的不只是社会态度，科学也可能被证明是"错误的"。病理学极易受到曲解、滥用和误差的影响。比如，颅相学通过解读头部的形状来研究性格、智力和疾病（见图4.3）。虽然如今颅相学已经名誉扫地，但它曾一度被认为是细致严谨的。那时临床解剖学正在兴起，医生们正致力于寻找体内器官发生病变时的外部线索。许多著名的医生都曾学习颅相学并自愿使用它。

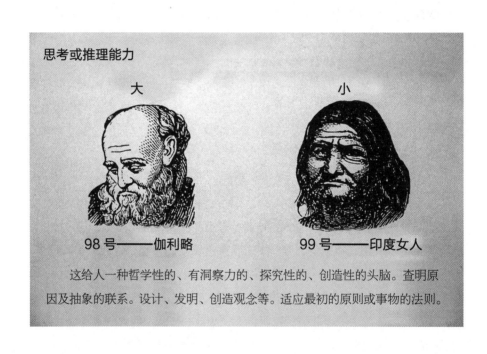

图 4.3 颅相学比较说明了伽利略和一个印度女人的相对推理能力（和头部形状）。来自 O.S. 福勒和 L.N. 福勒，《颅相学与生理学自学指引》（*Self-Instructor in Phrenology and Physiology*），1859 年，第 159 页。

不仅是颅相学，医学权威曾针对许多其他观点发表过言之凿凿的评论，但后来又被证明是错误的。过去那些现在看来臭名昭著的错误之所以能在当代继续存在，是因为它们似乎符合观察到的数据，并提供了与当代科学相符的解释。

现代医学的批评者们指出，过去的错误同样预示着现代医学中的风险。这个观点无可厚非——虽然不知道是哪个部分，但某些我们现在认为正确的东西可能在未来最终会被证明是错误的。

批评者还抱怨说，在（现今的）医疗模式中，患者所感受到的痛苦没有医生所证明的客观病变重要：医生在诊断中的权力太大。这些抱怨颇具哲学意味。比如，"慢性疲劳综合征"患者会表现出许多症状，但与原位癌、高血压或艾滋病毒阳性等无症状感染者的情况相比，这些症状对疾病确诊的可靠度较低。有时，这种情况会导致极具讽刺甚至荒谬的鲜明对比：随着输血性肝炎在临床工作中逐渐消失，丙型肝炎的报告病例正在不断地增加（达芬，2005 年）。随着可治疗的风险因素越来越多，一些高额的药物支出是用于完全没有症状的"疾病"的，比如高血压、高脂血症和轻度糖尿病（见第五章）。

那些转而投奔替代或补充医学的人，渴望身体与本心合二为一并回归主观性。但整体论越来越超出了以最小物质变化为基础的医学手段。广受欢迎的神经病学家兼作家奥利佛·萨克斯也呼吁重新评估医学知识。他引证了将疾病定义局限于物理学或化学的不足之处，描述了疾病中形而上学的方面以及人类在组织和设计方面的适应能力。"几乎我的所有患者，"他说，"不管他们有什么样的问题，都会回归到生活中去——不仅仅是因为他们的病情不再困扰他们，相反，往往正是因为他们病情——甚至可以说是他们的病情帮助他们更好地回归了生活。"[1]换句话说，疾病应该包括主观，就好像生病这件事本身就包含主观部分一样，一如往昔。如果我们能找到一种方法，将主观因素纳入疾病的概念中，或许我们也将发现生病的目的和意义。

叙事性医学——或者也可以称其为讲故事——是对这种把个人痛苦重新纳入病理学中的需求的一种回应。它为以医生为中心的诊断及护理中的短板提供了一种匡正，尽管大多数医生几乎不会认为它是病理学的一种。故事由患者或他们的看护者讲给陌生人、其他患者及他们的家人听。这种流派早期的一个例子是诺曼·卡森斯的"自传式病史"——《笑是治病的良药》（*Anatomy of an Illness*，1979 年），书中描述了卡森斯如何放任自己并通过大笑治愈了自己的疾病。这种方法还延伸至诗歌、艺术、电影及文学名著等形式，以至如今的艺术家和文学学者也会为医学生授课并对患者进行研究。将主观性纳入病理学中究竟有什么作用呢？如果一个男人坚信他得癌症是因为他对他的母亲太残忍了，

---

① 奥利佛·萨克斯，《火星上的人类学家》，克诺夫出版社，1995 年，第 17 页。

那么他的医生就应该认识到这一点，即使他的母亲自己并不这么觉得。如果一个患有关节炎的妇女把她的疼痛视为一种心灵成长的机会，她可能不太会愿意接受药物治疗。

20世纪80年代末，伦理学家们发表的一些零星的文章从2000年开始迅速增多。关于医学叙事的研究（甚至循证式研究）在会议和期刊上被讨论。为了满足人们的这些兴趣，自1993年以来，在纽约大学生理学家菲利斯·奥尔的编辑指导下，在线文学、艺术和医学数据库一直在稳步成长，并被世界各地的患者、护理人员及学生使用。1996年，哥伦比亚大学在丽塔·卡伦的指导下启动了一个项目，并于2002年使"叙事"（narration）成为医学主题词（MeSH）。这场运动的历史还有待撰写。

最后，在医学模式中被全盘接受的疾病有机论观点，可能与我们这个时代的政治价值观有所冲突——因为它不太适用于慢性疾病及公众健康（见第十五章）。如果只作讨论之用，我们不妨设想一种相反的观点：疾病是建立在人群之上的。这时我们就会发现这样一个假想世界，在这个世界中，疾病仿佛变成了一种恒定不变且无法根除的东西。甚至很可能它在这个世界中根本不应该被根除——某些疾病在这个世界中可能是有益的。这种非有机论或以人口为基础的理论，也被称为疾病的生态学理论。过去曾出现过它的些许踪迹，但它鲜少在医学文献中被提及。圣希尔德加德·冯·宾根等作家在中世纪有关病的记述中强调了从一段时间的苦难中获得精神力量。而距我们更近的时代中，社会达尔文主义或马尔萨斯主义中的"适者生存"概念也与这种设想相符。比如，镰状血红蛋白经常被提及的可能具有的预防疟疾的功能，使得镰状等位基因一直存在于不同人群之中。

但我们不需要从过去的历史中寻找非有机论观点的例子。当前医疗保健资金方面的问题，使得医疗设想和个人寻求治疗的权利都与艰难的财政现实相冲突。政府可能会决定，超过一定年龄的老年人无权接受诸如透析和冠状动脉搭桥术等昂贵的治疗，或者低于一定妊娠年龄的早产儿不需要重症监护。政府也可以决定医生在哪里以及如何进行医疗实践，或者决定哪些群体可以享受住院服务。这种人口观点会持续下去，就像奥利弗·萨克斯的观点：疾病可能并非真的"有益"。但为了将大多数人的利益最大化，至少有些疾病是"可以容忍的"（见第六章）。

病理学是一门复杂的科学，它以可靠的方式定义物质变化。不过，它已经从对痛苦的整体研究，简化为基于实验室的对问题所在的探究。尽管我们努力将特质、文化和身份融入我们对疾病的理解中，但"究竟哪出错了"这个问题的答案（也就是诊断）几乎总是存在于体内可识别的最小病变中——那是最细小的物质变迁。

拓展阅读建议

参考书目网站：http://histmed.ca.

第五章
无损于患者为先：治疗史、药理学史与制药史①

---

① 本章学习目标见第 413 页。

如果把所有药物沉入大海，对人类百利而无一害，而对鱼类则是百害而无一利。

——奥利弗·温德尔·霍姆斯（1883 年）

1991 年 6 月，美国总统扎卡里·泰勒的遗体被挖出进行法医检查。他死于 1850 年，官方的说法是死于痢疾，但有人提出了中毒的怀疑。报纸称，总统可能不是被谋杀的，但他一定是被他的医生杀死的。

这种故事令我气愤——作者妄自揣测患者在接受治疗之前病情并不严重，而他的死亡也不是这种疾病导致的。我不否认过去的治疗可能存在风险，但这些故事着实令人不安，因为它们触及了血液学的痛点：化疗使人呕吐、脱发，它还会降低患者们的免疫力——顺带一提，它还能使肿瘤缩小。我的一位老师曾称化疗为"有抗癌副作用的毒药"。我们希望将来能找到更安全、更有效的治疗方法。然而，与此同时，我们提供这些有潜在致命风险的药物，并不是为了杀死我们的患者，而是为了帮助他们活得更久更好。我们这是自欺欺人吗？

最新前沿

治疗学的历史是医学史的最新前沿，一部分原因是它太令人尴尬了。到最近为止，有关过往药物史的文章寥寥无几，并且充满讽刺和揶揄。在这些文章的观点里，我们当前的做法理性且科学，而前人的做法则并非如此；我们现在所做的都是完美无缺的，而前人当时所做的是注定要失败的。最近这种类型的文献有很多，但本章的参考书目中并未列举——戴着这种有色眼镜（历史学家称之为"现代主义"，见第十六章）分析得到的历史，即使写得再生动再好，也将带有局限性和不敏感性。直到最近，历史学家才开始研究为什么某些现在被认为危险的药物曾经被正统医学认可。另一些人则研究与正统医学对应的民间自救医学——这一任务缺乏易于识别的信息来源，所以困难得多。

　　大多数治疗方法是通过观察、意外、实验和错误等经验法发现的。比如，吃了某些东西或做了某些事之后病情会有所好转。但是，经验法并不妨碍通过"推论"将观察转化为医学治疗准则。推理至少需要两个先决条件：1. 确定某种疾病的构成因素（即需求）；2. 一个观察的机会。对于药理学来说，这些条件中也包括治疗方法被最终发现前的"心理准备"（见第三章）。对所有疗法都需要提供为何该疗法被认为有效的原理阐述（多数情况下，原理阐述发生在药效被注意到之后），而且该原理阐述会受到当时科学主流观点的影响。

　　某种疾病概念的改变可以改变其基本原理，但不一定改变其治疗方法。同样地，一种药物的作用机制改变，并不代表其药效会被否认。比如，在 20 世纪 70 年代，氢氯噻嗪被认为是通过其利尿排钠的作用来降低血压，现在，人们认为它还对血管平滑肌有一些额外的作用。我们将在下面看到，洋地黄也经历了类似的机制变更。

　　某些药物的不良副作用也会产生新的应用。比如，米诺地尔在 20 世纪 70 年代中期被作为一种强效降压药引入，其令人失望的副作用是导致多毛症。现在它已是治疗秃顶的指定外用药。类似的，肾上腺素药物哌甲酯（利他林）最初被用作兴奋剂，但它自相矛盾的镇静副作用却使治疗儿童多动症[1]成为其主要用途。

　　那些已经不复存在的医疗实践在其全盛时期既不是非理性的，也不是不科学的，因为其原理阐述与当时的主流科学及疾病概念相符。比如，当医学试图通过药物判断尿液的酸碱度时，同样也会这样通过药物改变尿液的酸碱度，使之有利于健康；当发烧与血液过多联系在一起时，放血疗法就显得合情合理。当梅毒作为新大陆的"进口货"首次出现时，人们认为愈创树脂是有效的，原因有两个：第一，它和梅毒一样来自美国；第二，梅毒的自发缓解过程被归因于之前发生的任何干预措施。同样，至少从 10 世纪开始，日本和欧洲就以红色作为天花的治疗方法：红色的衣服、红色的房间、红色的食物，以及红色的光。这种观点一直延续到 20 世纪，随着 1903 年诺贝尔奖得主尼尔斯·R. 芬森的研究，才逐渐绝迹。

　　治疗的原理阐述取决于时间和地点。推论对所有的医学体系都有吸引力，包括过去的正统医学和现在的"非正统"或"替代"医学。18 世纪后期，塞缪

---

① 现在被称为"注意缺陷多动障碍"。

尔·哈内曼发明了顺势疗法，它的主要假设是"以毒攻毒"——拉丁语中常用"similia similibus curantur"来表示。治疗某种疾病最好的药，是那些如果大量服用便能产生与该疾病相似症状的药。接下来，只要在治疗时给予微小剂量（顺势疗法剂量）的该药物即可。

治疗的原理阐述也会随着疾病定义的改变而改变。比如，当消化性溃疡与个性、压力、胃酸过多和运动障碍联系在一起时，能解决这些问题的疗法就是正确疗法。但在 20 世纪 70 年代末，组胺 H_2 受体拮抗剂极大地改变了溃疡的治疗方式。到了 20 世纪 90 年代初，一种微生物的解释出现了，由于微生物具有传染性，对此病的管控方法也随之改变了。

治疗的原理阐述可能因患者而异，而人们对治疗的定义也可能随着时间而改变。在 20 世纪 50 年代及 60 年代，医学杂志上常提到镇静剂可以帮助女性应对家务带来的压力。其实，增加外部就业机会可能更能解决问题，但这并没有被当作一种治疗方法。从那时起，镇静剂疗法一直都存在，但是随着当代文化对健康及行为的"正常"定义的变化，它的目标人群也在随之改变。

基于以上种种，一些曾被医学认可的仿如神迹的治疗方法，最后往往被证明是无效或有害的。20 世纪，人们对这种可能性的认识逐渐加深，从而促成了新立法的落成，旨在保护专业人员免受不合理索赔，并且保护患者免受不可预见的副作用。制药学文献也有相应的改动，"附属细则"也越来越多。一个世纪前的广告中几乎没有这样针对成分、副作用、药物相克和禁忌证的警告。过去的治疗虽然并不完美，但是它们本身已经成为药理学史的重要推动者。然而，一些已经被认可的治疗方法仍然可能会出现重大的变动。从这本书的第一版算起，已经有几个重要疗法消失了，它们被证明对心脏和其他器官有不可接受的副作用。我们将在下文中看到这些疗法。

神秘主义、宗教和魔法：它们有用吗？

从史前时代起，医生就一直建议进行治疗干预。古代的治疗方法是"有效"的，有些在现在仍然有效，包括魔法、祷告以及向神明祈愿。患者和朝圣者一起涌向圣地，如法国的卢尔德、葡萄牙的法蒂玛、西班牙的圣地亚哥，以及魁北克的圣约瑟夫教堂、卡普德拉马德莱娜市和圣安妮大教堂。像梅奥医学中心这种医学圣地一样，神疗场所也有一种魅力。只不过，在我们这个时代，医生将开朝圣处方的工作留给了其他专业人士。

治疗措施里的唯心论或生机论的一面在"安慰剂（placebo）"① 的概念中被具体化了。"安慰剂"一词很长一段时间以来指的是施用无害但也无效的化合物。然而，20 世纪中期的发现表明，安慰剂在几乎所有形式的干预和所有类型的疾病中都是有效的。在过去的十年里，人们对它的性质、用途和历史产生了浓厚的兴趣。

一个实验：转变治疗主张

去图书馆（而不是网上）查看过去医学期刊上的药品广告（网上的归档中经常遗漏广告），你会发现：

某些药物由于现在被认为危险而不再使用；

由于我们对疾病的认识发生了变化而被其他效用完全不同的药物所取代的药（例如，开给溃疡的镇静剂和止痉挛药）；

用来治疗不再被认为是疾病的药物（例如，促进体重增加的药物）；

帮助女性应对家务和学校会议的药物；

因为审美标准改变了，所以看起来乏味、无趣或显得陈词滥调的广告。

期刊越老，能碰到的趣闻就越多；不过，即使是最近的出版物中包含的产品广告，有些现在也被认为是无效或有害的了。

最后，想象一下，今天的广告在五十年或一百年后的研究者眼中会是什么样子。

古希腊罗马疗法及药用植物学

古希腊罗马认为疾病源自体液的不平衡（见第三章）。因此，疗法的内容是尝试重新建立平衡，为了改变元素物质的相对比例而调整饮食和生活方式。古希腊罗马疗法可能是精神疗法之后最古老的医学形式了。

---

① 源自拉丁语"我该高兴"（I shall please）。

公元前 5 世纪希波克拉底的一些著作中提到了许多非药物疗法,如放血、特殊饮食、药浴、锻炼或休息,以及冷和热的应用。此外,这些著作中引用了三百多种药物,大部分来自植物。这些药物可以外用,也可以通过嘴、直肠、阴道及其他窍孔内用。希波克拉底派的医生在治疗理念上趋于保守。他们相信自然的治愈之力(vis medicatrix naturae),认为这种力量控制着人体对疾病的反应。药物是用来帮助身体自我痊愈的——它本不应该造成伤害,但希波克拉底学派爽快地承认:有时它会造成伤害。"如果帮不上忙,也至少不要造成伤害。"这句话经常以拉丁语形式出现:以无损于患者为先(primum non nocere)。

"静盼"疗法,即耐心地等待自然的治愈,自公元前 5 世纪以来就时不时兴起。一些历史学家急于颂扬希波克拉底,以至于在记述这位希腊前辈时,可能对他的严谨性有些言过其实。在本书撰写之时,静盼疗法已经不再流行,但是有一些积极的团体仍在争取重新探索它的机会。现在,民间药物、草药和天然产品都在和一度辉煌的胶囊供应商们争夺市场份额。因为医疗实践往往趋向于迎合市场需求,正统医学也可能最终偏向温和用药(la medecine douce);一些医生也对他们的实践领域进行了扩展,囊括了这些"非正统"医药学。不过,大多数医学院并不要求在这些领域授课。当然,自 2000 年以来,药店已经顺应了所谓的天然趋势,迅速扩展并囊括了那些医生不会推荐的非处方类药物。而医生不推荐非处方类药物的原因,主要是医生对这些药物知之甚少,甚至一无所知。

药理学一词是由希腊单词"pharmakon"(药物)衍生而来的。"pharmakon"除了"药物",还有治疗和毒药等意思。在最早期的分类学中,"药物"一词既指毒药,也指解毒剂,其中解毒剂是作医学之用的。公元前 1 世纪,小亚细亚本都王国的国王米特拉达梯六世,因经常与罗马人打仗而害怕被罗马人谋杀。据说,他因此试着饮用以有毒物质为食的鸭子的血液,企图使自己对毒药产生免疫性。甚至有一种通用的解毒剂以他的名字命名。但讽刺的是,这位国王后来无法服毒自杀,不得不请一名仆人用剑诛杀自己。

另有一种曾被用来对抗动物毒素的古老解毒剂——底野迦(theriac)。"theriac"一词源于希腊单词"therion(野兽)",这一词源不仅反映出了这种药物的成分,也体现了其用途。在之后诸多层出不穷的配方中,底野迦最多可含七十种配料,其中包括毒蛇肉。底野迦和米特拉达梯[①](mithridates)都曾被用

---

① 米特拉达梯:上段中提到的以米特拉达梯六世命名的万用解毒剂。

来治疗被认为是"有害之物"或毒物的传染病。这两种药物在 19 世纪的地位神乎其神，一些用来保存它们的彩陶罐在医学博物馆均有展示，十分壮观。19 世纪的生理学家克劳德·伯纳德年轻时曾在一家药房工作，在那里，他曾亲眼见过药房将其他各种制剂的药渣在一个大缸中混合制成底野迦。

盖伦是公元 2 世纪一位成功的治疗师。他使用的众多药物中来自植物的那部分，后被称为盖仑制剂，或天然制剂。他的治疗手段有时很激进，但同时，他也了解安慰剂的功用，并且知道他的患者们对他所抱持的信心有助于他的疗法生效。所以，虽然有些患者的病情是随着时间逐渐自愈的，但是功劳却落在了盖伦的头上。

盖伦式治疗策略：赢得信心

我对哲学家格劳孔的一位朋友所做的诊断，完全赢得了他的钦佩。我注意到窗台上有一个盛着牛膝草和蜂蜜混合物的容器，便断定这位患者——他本身也是名医生——认为自己所患的病是胸膜炎……我将手放在患者的右侧……我一口认定道："这里就是疾病所在。"他……带着一种既钦佩又震惊的表情承认了。

——盖伦，De locis affectis，引用于 L. 克伦德宁的《医学史工作手册》，纽约：多佛出版社，1960 年，第 45—47 页

盖伦药典中充分沿用了他的前辈狄奥斯科里迪斯的治疗手段。狄奥斯科里迪斯是公元 1 世纪的一名希腊外科医生，曾为罗马皇帝尼禄的军队服务。狄奥斯科里迪斯的药用植物学中描述了超过六百种植物、动物及其衍生物。他将记录的药物按其物理属性进行了分类：油、动物、谷物、草药、根茎和药酒。由毒参茄（曼德拉草根）制成的药酒有春药及麻药的功效（见图 5.1）。毒参茄素有一些传说中的力量，这可能与它类人的外形有关。比如，如果人类胆敢把它从地里拔出来，就会死于它的尖叫声。所以，应该将一只狗拴在毒参茄的根部附近，并在周围放一盘肉引诱，狗奔向肉，从而"收获"毒参茄。

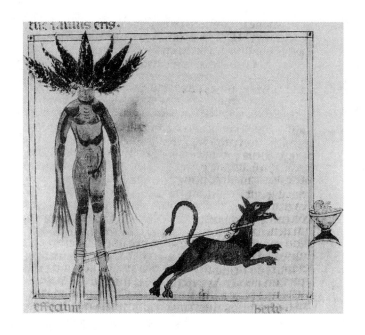

图 5.1　毒参茄（曼德拉草根），摘自 13 世纪阿普利乌斯植物志抄本。威尔科姆研究所图书馆（Wellcome Institute Library），伦敦，WMS 573。

　　在一千四百年的时间里，狄奥斯科里迪斯的《植物学》一直是"药物学"（Materia medica）方面最有影响力的书。大多数其他的药用植物学只是在批注他的著作。德国发明家约翰·古腾堡[①]印刷的第一本医学书籍是 1457 年出版的《泻药》（Laxierkalender），是一本关于轻泻药的合集。一些植物志最初是用希腊语写的，然后被翻译成阿拉伯语，接着又被翻译成拉丁语，最终翻译成我们现在使用的语言。书中不免经常出现断章取义的地方，以及段落的缺失。希腊图解的原稿无一幸存。后期抄本中的或书籍中的图解带有很强的艺术性，并时有不匹配的情况发生。而且，有时这些著作中图解所描述的植物已经很难识别出来，或者已经不复存在，例如 1554 年版彼得罗·安德烈亚·马蒂奥利所作的图解评论集。关于狄奥斯科里迪斯和其他植物学家的古老著作的研究仍在继续，要想成功地解读这些著作，需要准确的翻译、熟知手稿来源以及丰富的植物知识。

---

① 约翰·古腾堡（1398—1468）：西方活字印刷术发明者。

金属的出现

虽然在希波克拉底的著作中就有关于铜的记述，但直到 15 世纪晚期，金属才被广泛应用于医学治疗。并且，人们认为，到 15 世纪晚期时，希腊罗马元素中的"土"已经得到扩展，囊括了三种新元素：汞、盐和硫。医用金属的支持者之一是德奥弗拉斯特·博姆巴斯茨·冯·霍恩海姆，他自称为帕拉塞尔苏斯。帕拉塞尔苏斯于 1493 年出生在一个讲德语的瑞士矿业小镇艾因塞登，他对于矿物没有被用于制药这件事深感遗憾。受炼金术士的影响，他认为植物和矿物中含有一种被称为"阿尔卡纳"的特殊治愈属性。他坚持认为，每一种疾病都存在其专属的特定治疗方法[①]。他还提出，根据治愈疾病的药物来对疾病进行分类，这种观念在如今的治疗试验的概念中仍有使用。帕拉塞尔苏斯煞费苦心地论证阐述自己的观点，甚至公开焚烧盖伦和阿维森纳的著作。这样的行为无助于他找到工作并保住饭碗，以至于他在大部分职业生涯中都在欧洲漫游。

对于如今的学生和许多早期的观察者来说，帕拉塞尔苏斯的作品可能显得混乱且不连贯。由于他浮夸的风格，他被描绘成一个荒谬的恶棍，导致他流传于世的作品很容易不受重视。然而，最近历史、医学甚至公共管理领域的学者们都开始重新审视他的作品，并发现他在当时的影响可能比之前以为的更大，因为他敢于挑战古代作者的权威性。

文艺复兴后期，汞、硫、锑等新物质成为治愈疾病的灵丹妙药。16 世纪早期，吉罗拉摩·法兰卡斯特罗建议用水银来治疗"新型"欧洲流行性梅毒。尽管汞会引起肠胃不适、牙龈肿胀和唾液分泌，并有神经毒性，但它似乎对治疗梅毒有所成效。

类似的，锑化合物会产生恶心、呕吐、腹泻和心血管性虚脱。这种毒性导致了海德堡及巴黎等地的数个医疗机构禁止了锑的使用。但是，据说锑的化合物酒石酸锑钾（tartar emetic）几乎可以治愈所有疾病。1657 年，法国国王路易十四患伤寒症时，人们认为是酒石酸锑钾挽救了他的生命，于是群起推翻了对它的禁用。19 世纪，大剂量的酒石酸锑钾开始被用于肺炎的治疗，临床数据证明了其确有疗效，但其毒性再次导致它退出舞台。笔者与蒙特利尔皇家维多利

---

① 帕拉塞尔苏斯主张疾病具有高度特殊性，因此认为每一种疾病都存在其专属的特定化学治疗方法。

亚医院（Montreal's Royal Victoria）的皮埃尔·勒内博士合作的一个研究项目表明，尽管酒石酸锑钾有毒性，但它具有杀菌功效。

药剂师和历史悠久的植物

在公元 1900 年以前，植物学一直是医学教育的标准学科。那时，医学院和医院配有植物园——不仅是为了教学，而且是为了提供可信赖的药物补给。在这些植物园中，有些留存了下来，比如伦敦的切尔西药用植物园，但其他多数都被推倒重建了。但是医生并不是植物学方面的专家，欧洲另外设了一个协会，由传统药剂师逐步发展而来。药剂师的培训是按学徒制进行的，并逐渐囊括了各种各样不同标准、不同形式的实践——这种情况被称为"多元化"。同时，药剂师行当还是女性最早的就业机会之一。英国药剂师的角色逐渐转变为全科医疗的基础（见第十四章）。备受尊敬的伦敦药剂师协会可以追溯到 12 世纪，如今，它不仅还在，还运营着一个优秀的网站，并开设了许多引人入胜的课程，包括一门著名的医学史课程和一项名为冲突与灾难医学的培训课程。

据说，第一批在新法兰西耕种土地的欧洲人是 1617 年移居至此的巴黎药剂师——路易·赫伯特的一家，这反映了医学和种植植物之间的密切关系。大约八十年后，来自魁北克的法国内科及外科医生米歇尔·萨拉兹募集建成了第一个北美植物标本馆，据说，他与法国科学家们取得联系，并收集了八百多种包括瓶子草（紫瓶子草，Sarracenia purpurea）在内的北美本土植物的标本。美国殖民时期的第一批药剂师身份尚不明确，但其中包括聪明的女性、自学成才者、政治家和传教士，以及早期的许多医生——尤其是乡村地区的医生，因为他们不得不自己准备需要的药物。药房最早的形式是医疗工作点的附属配药处——马萨诸塞州塞勒姆市的巴塞洛缪·布朗 1698 年的账簿为这一观点提供了佐证。据说，到 1721 年，波士顿已有十四家药房，而爱尔兰移民者克里斯托弗·马歇尔也于 1729 年在费城开设了自己的药店。独立战争期间，二十一岁的苏格兰人安德鲁·克雷吉在叛军中担任药剂师一职。美国第一所医药学院于 1821 年在费城成立。

许多沿用至今的药物最初都是从植物中提取的，不过，如今商业销售的药品大多是在实验室中合成的。这些药物中不乏历史悠久者。比如，早在公元前 1550 年就被作为轻泻药使用的番泻叶；埃及时代就为人们熟知的来自庭院植物蓖麻的蓖麻油；至少从 18 世纪开始就被用作洋地黄来源的狐狸手套（毛地黄）[①]；以及在柳树和加拿大黄桦树的树皮中发现的类似阿司匹林的物质。一些植物源疗法的益处被再度发现并大肆宣扬，就像 1973 年丹尼斯·P.伯基特宣扬麸对肠胃的功效那样。20 世纪 80 年代时，燕麦麸的降胆固醇功效同样也被广泛推广。源自植物的现代疗法包括：发现于长春花（Madagascar periwinkle）中的抗白血病药物长春新碱（vincristine）、从盾叶鬼臼（mayapple）的根中提取的鬼臼毒素（podophyllotoxins）VP–16 或依托泊苷（etopiside），以及最初提取自日本和太平洋北部的古老紫杉木中的乳腺癌药物紫杉醇（taxol）。

从复杂多样的植物中提取出的有效药物使得科学家们不禁开始想象这些灌木丛中还隐藏着什么灵丹妙药。20 世纪初期，为探求新型疗法，帕克·戴维斯成为首批赞助丛林系统性研究的制药公司之一。20 世纪 60 年代，土著居民对一些致幻类植物的迷恋也引起了科学家对于民族植物学的注意。最近，随着热带雨林被日渐破坏，世界上可能有四分之三的植物物种濒临灭绝，这引起了人们的恐慌，因为这预示着人们可能会损失数千种潜在药物，其中就包括一些土著居民所熟知的药品。成立于 1979 年的《民族药理学杂志》（*Journal of Ethnopharmacology*）为研究者们提供了一个交流的途径。一些正在进行的旨在调查、鉴定并分析植物的潜在药用价值的植物学及人类学项目，已经在亚马孙流域中得到初步应用。

渥太华大学的植物学家约翰·托尔·阿纳森发现并研究了北美土著居民所熟知的植物产品的药理特性。同研究古物的古典学者一样，民族植物学家需要语言技能来解释无数的方言和口头传统，并应对众多已经失传的信息。例如，早期关于欧洲移民的记载显示，1535 年至 1536 年冬季，雅克·卡蒂亚[②]在的斯塔塔科纳[③]（Stadacona）的营地患了疑似坏血病的"重病"，随后，当地人用一种他们称为"白杉木"（white cedar）（或云杉）制作的茶治愈了他。然而在 1605 年至 1606 年冬天，知晓卡蒂亚经历的萨缪尔·德·尚普兰在罗亚尔港[④]（新斯科舍省安那波利斯罗亚尔）住下时，这种药物已无从考证。常绿针叶中确实

① 狐狸手套：洋地黄植株的俗名，传说坏妖精将洋地黄的花朵送给狐狸，让狐狸把花套在脚上，这样狐狸在外出觅食时脚步声就会轻很多，不易惊跑猎物。

② 雅克·卡蒂亚（1491—1557）：法国探险家。

③ 斯塔塔科纳：16 世纪圣劳伦斯河流域易洛魁族的一个村庄，位于今天的魁北克市附近。

④ 罗亚尔港：和斯塔塔科纳同属圣劳伦斯河流域。

含有维生素 C，但由于不同方言中植物的名称亦有差异，导致科学家无法准确考证当时卡蒂亚服用的具体是何种药物。

药物分类和治疗学的变迁

最早的分类将药物分为毒药和解毒剂。其他的分类方法按照药物的物理特性进行分类（狄奥斯科里迪斯），后期也有基于药物的生理效应进行分类的。例如，罂粟汁（含鸦片）和茄属植物（含阿托品）都被归类为催眠性麻醉剂，但后者现在已经不属于此分类。柳树皮中所含的水杨酸，是一种能使分泌物变干的"收敛剂"，所以柳树皮对痛风有疗效。会导致呕吐的物质被归类为催吐剂。会引起腹泻的物质按其强度被归类为轻泻药、导泻剂或清肠剂。使患者发汗的物质被归类为发汗剂。使患者保持清醒的物质被归类为兴奋剂。促进患者小便的物质被归类为利尿剂。这些分类都是基于药物的生理效应描述，但这种分类方法并不考虑药物是因何原因而被派发。在某种程度上，我们依然用这种分类法看待药物，但现在我们已经开始注意用化学原理来阐述药物的副作用。

例如，洋地黄可以消肿利尿，所以最初被认为是一种利尿剂，但现在，它是一种有消肿利尿效用的强心剂。换句话说，药物的基本原理改变了，但它的益处仍然受用。威廉·威瑟灵 1785 年的专著将洋地黄纳入正统医学，描述了它的有害影响，并将他对贫困患者的实验写成报告。根据他的说法，他对狐狸手套叶子的了解来自"什罗普郡①一位老妇人的秘方——这位老妇人有时为正规的医生治不好的病患调配药物"。不幸的是，尽管有传言说这位妇人的名字叫赫顿，但她的具体身份尚不明确。医学史上还有许多未知的先驱者，而在未经同意的情况下对弱势群体进行实验的情况，也一直持续到了 20 世纪（见第六、七、十一和十三章）。

19 世纪欧洲和北美的药典中的一些药物在如今已被认为是有毒物质，比如，以氯化亚汞形式存在的水银、以酒石酸锑钾形式存在的锑、一种名叫加拉藤②（jalap）的强力泻药、能刺激食欲及肠道蠕动的士的宁、用于镇痛及助眠的鸦片和鸦片酊（laudanum）、作兴奋剂之用的酒精。还有一些干涉主义疗法被认为

---

① 什罗普郡：位于英格兰西米德兰兹。

② 加拉藤：一种墨西哥植物。

是极端且"英雄式"（heroic①）的，比如，严格的饮食控制、残忍的灌肠法（enema 或 clyster），以及各种放血疗法——如静脉切开术（phlebotomy）、水蛭活体疗法（leeches）、拔罐法（cupping）。并不是所有人都能接受这些极端的疗法——因此，才有了莫里哀、托马斯·罗兰森、詹姆斯·吉尔雷、奥诺雷·杜米埃和萧伯纳等讽刺艺术家及文学家的相关作品。"heroic"这个词通常用来表达钦佩之意，但在医学上变成了一个贬义词。它最初用于形容为拯救生命而努力到最后一刻，现在却被用来形容滥用药物、过量用药和反应过激。

神奇的药物，1665 年

　　斯加纳列尔：怎么，先生，您也对医学不以为然是吗？……您是说您不相信什么番泻叶、决明子还有催吐酒？……您的灵魂一定十分多疑。但看看催吐酒这几年挣得的名声吧。它神乎其神的功效甚至赢得了怀疑态度最强烈的人的支持。啊，就在三个星期以前，我亲眼看到了一个绝妙的证明。……有一个人，处于濒死状态整整六天了。人们不知道能为他做什么。没有东西有任何效果。然后，他们突然决定给他给他一剂催吐酒。

　　唐璜：然后他就康复了？

　　斯加纳列尔：没有。他死了。……还能有比这更有效的方法吗？

　　——莫里哀，《唐璜》，第 3 幕，1665 年；摘自《〈唐璜〉及莫里哀的其他戏剧》，伊恩·麦克莱恩及乔治·格雷夫利译；牛津：牛津大学出版社，1998 年，第 60 页

　　医学治疗在过去两百年中的变迁比之前两千年中的都要大。为什么？原因有很多。但毫无疑问，特定的时代与地域影响是原因之一。例如，在革命后的法国，和旧制度有关的东西都会遭到抵制，因为这些东西是迂腐的。生理学家弗朗索瓦·马让迪的行为便反映了这一现象。他希望医生们放弃过去复杂的植

---

① Heroic：原意为"英勇的""英雄的"，这里的意思偏向于"逞能的""逞英雄的"。

物衍生物，转而使用经化学手段提纯的药品。在 1821 年至 1834 年间，马让迪为巴黎的主宫医院（l'Hôtel Dieu）撰写的八版处方中，都建议使用提纯的化学药品代替以前的"天然药物"（盖伦式植物源前体），比如，用吗啡替代鸦片，用奎宁替代金鸡纳树皮（cinchona bark）。他还针对可待因（codeine）和溴化物（bromide）等新生物碱进行了动物实验。一些科学家倾向于治疗虚无主义①，但其实际推行程度很难确定。

还有另外三个原因可能导致了极端治疗手段的逐渐没落。第一，是随着麻醉和消毒的出现而逐渐兴起的外科手术。如果手术能在瞬间解决问题，为什么要不停地吃那讨厌的药丸呢？第二，19 世纪 80 年代已被广泛接受的微生物理论（见第四章）以及随后被发现的激素，使医生们不再局限于改善疾病症状，而是转而寻找一副可以根除疾病的"灵丹妙药"。第三，来自顺势疗法和其他医疗领域的竞争压力可能推动了医学逐渐减少极端治疗手段的使用。通过对两家城市医院的处方记录进行计算机辅助分析，约翰·哈利·华纳②阐明了 1820 年至 1885 年间医生处方中的一处变化：充斥着副作用的"英雄式疗法"被更温和的疗法所取代。华纳将这一变化归因于正统医生（使用对抗疗法的医生）与非正统执业医师在职业认同感方面的差异，非正统执业医师选择的疗法对患者的伤害更小、更具吸引力。一些反对顺势疗法的历史学家促成了美国医师专业组织的成立（见第六章）。

灵丹妙药：抗生素、激素以及 20 世纪的乐观主义

当微生物理论被接受时，最初的研究都集中于研制疫苗以提高自体免疫力（见第四章），随后人们才开始寻求可以攻击病菌的药剂。远在疟原虫被观察到之前的 17 世纪，金鸡纳树皮（cinchona 或 jesuit bark）就被用于预防和治疗疟疾。而那时金鸡纳树皮作用的"基本原理"是：作为一种"补药"提高了人们对于引起疟疾的有毒气体的抵抗力。1880 年，查尔斯·拉韦朗发现了疟原虫这种寄生虫，这也使他后来获得了诺贝尔奖。查尔斯为沿用至今的疟疾药物——奎宁，提供了全新的理论基础。这种有意识地寻找杀死病菌但不损害患者本体的药剂

---

① 虚无主义：大多数医学治疗方法效果不佳，许多弊大于利。因此，我们应该"对医疗干预措施缺乏信心"，并且更加谨慎地对待它们。

② 《治疗学的思维方式》（*Therapeutic Perspective*），1997 年版。

的行为，被称为"寻找灵丹妙药"。

最早的两种灵丹妙药是由保罗·埃利希研制的：一种是用于实验性锥虫病[①]的锥虫红（trypan red）（1903 年）；另一种是含砷的撒尔佛散[②]（Salvarsan），用于人类梅毒（1910 年）。埃利希研究了对细菌有特殊亲和力的染料，希望借由这些染料将毒素选择性地带入侵入人体的细菌中。1908 年，埃利希因其对免疫力的相关理论研究被授予诺贝尔奖，不过，他在药物方面的研究更广为人知。

磺胺类药也是当时人们探寻的灵丹妙药中的一种。德国埃尔伯费尔德拜耳实验室的研究人员格哈德·多马克研制出了首例磺胺类药物——百浪多息（Prontosil）。多马克证明了百浪多息对老鼠的链球菌感染有效之后，便进行了第一例人体实验，实验对象是他于 1933 年 12 月突然罹患了败血症的女儿。她被治愈了。多马克在 1939 年被授予诺贝尔奖，但他因为受到太多来自别国的认可[③]而被盖世太保[④]逮捕并监禁。于是，多马克一直到 1947 年才正式接受了诺贝尔奖，并且由于超时领取而未能得到奖金。如今的医生们很少有人听说过多马克的名字，这可能是因为战时与德国的敌对状态，也可能是因为他受雇于拜耳这样的大型制药公司。

说到灵丹妙药，最具盛名的当数青霉素。亚历山大·弗莱明的故事连小学生都学过。他在培养细菌的过程中，将一盘感染了霉菌的培养基丢在一边——直到他震惊地发觉其中蕴含的重大意义。但有历史学家已经证明，弗莱明 1928 年的"发现"——青霉菌能杀死细菌，之前已被其他学者发表过，尤其是罗马的巴托罗密欧·高西欧于 1896 年、里昂的 E. 杜切斯内斯于 1897 年发表的作品。蒙特利尔真菌学家儒勒·布鲁内尔的报告也曾指出，老一代魁北克人长期使用果酱上的霉菌来治疗呼吸道疾病。弗莱明虽然意识到了他的发现所具有的潜力，但没有进一步探寻其应用，也没有提及他的前辈们。牛津小组的研究人员霍华德·W. 弗洛里和恩斯特·钱恩对青霉素进行了提取、提纯和生产，并于 1939 年正式制出了青霉素，这时距离弗莱明的发现已过去了十年。1945 年，弗莱明、弗洛里和钱恩共同获得了诺贝尔奖。

---

① 实验性锥虫病：后期研究发现，埃利希所发现的锥虫红仅对他实验中用到的老鼠有效，对其他染病的多种动物及人体中的锥体虫都没有任何疗效。所以称其为"对实验性锥虫病有效的锥虫红"。

② 撒尔佛散：即砷凡纳明。

③ 纳粹时期的德国政府制定了不允许接受诺贝尔奖的法律。

④ 盖世太保：德语"国家秘密警察"（Geheime Staats Polizei）的缩写 Gestapo 的音译。

干扰素是一种细胞因子，是身体在对抗外来蛋白质的过程中自发生成的。虽然干扰素能促进身体摧毁或控制病毒、恶性肿瘤细胞和攻击自体的异常抗体。但它算不上什么灵丹妙药，干扰素不会直接杀死细菌，而是通过激励自身免疫系统来帮助人体杀死细菌。干扰素于 20 世纪 50 年代由日本科学家发现，所以直到 1980 年，才依靠基因工程获得大规模生产，这也使其成为首批由基因工程生产的药物之一。如今，干扰素有许多不同的类型，可用于感染性及非感染性疾病，比如丙型肝炎及多发性硬化症。

激素和维生素无法杀死入侵的生物体，但它们是专门针对解决缺乏症的灵丹妙药（关于维生素，见第十三章）。在 20 世纪早期，几种激素的分离和完善促进了人们对医学的乐观态度（见第三章）。弗雷德里克·G. 班廷是安大略省伦敦市的一位执业医师，他通过阅读资料确信糖尿病的症结所在是胰腺。1921 年夏天，他从多伦多大学的 J. J. R. 麦克劳德那里借用了实验室，与医学院学生查尔斯·贝斯特一起研究实验室诱发的糖尿病，实验对象是狗。而胰岛素如此快速地被分离并提纯则要归功于生物化学家科利普的杰出工作。很快，胰岛素就成为首例激素替代疗法，成功治愈了糖尿病这种普遍且一度致命的疾病。1923 年的诺贝尔奖委员会并未考虑贝斯特和科利普，而是把奖项直接颁给了班廷和麦克劳德，但二人分别与贝斯特和科利普分享了该奖项。

激素很快被应用到肿瘤的治疗中，这进一步激励了人们对不仅能治疗缺陷症，更能治愈所有疾病的物质的寻找。随后，又陆续发现了一些激素及激素疗法。1949 年，梅奥医学中心（Mayo Clinic）的 P. S. 亨奇和 E.C. 肯德尔发现了肾上腺皮质激素，为了呼应当时社会充满信心的局势，他们在发现该激素的第二年就被授予了诺贝尔奖。他们的成就公布不久后，一位无比震惊的临床医生冲到历史学家 E.H. 阿克奈特面前，称阿克奈特真是个幸运的人：所有的疾病都会很快消失，医学院唯一能保住饭碗的教授只有阿克奈特这个历史学家了[①]。这股狂热的其中一个副产品就是对历史本身造成的影响——对过去更激烈地嘲笑。

临床试验

长期以来，为了引入新的治疗方法，人们一直将接受新疗法的群体与未接

---

① 阿克奈特，《治疗学》，1973 年版，第 2 页。

受治疗的群体进行历史比较。19 世纪初，随着统计学方法逐渐发展，临床试验也小心翼翼地展开了（参见第四章）。例如，P.C.A. 路易斯用他的数字医学对放血疗法的意义提出了质疑。长期进行动物试验的马让迪和伯纳德，也转而将试验对象转向了人类。

因为 20 世纪早期有诸多药理学发现，于是出现了各种委员会来制定标准，以确保发现的结果完全是药物所致，不受其他无关因素的影响。例如，英国医学研究理事会（British MRC）1931 年成立的治疗试验委员会（Therapeutics Trial Committee）。20 世纪，人们开始积极地在实验中加入同期、未被治疗的"对照组"。从大约 1900 年的自身对照或条件对照试验，发展到后来 1940 年左右的随机对照试验。1940 年后，为了应对强烈的安慰剂效应，观察者和试验对象还要遵循"盲测法"。但那时的试验标准化指的是药物要在"七十公斤的男人"身上仔细试验，而对妇女、孕妇和少数种族的影响往往会被忽视。有关患者权利被践踏的调查如火如荼，忽视这些权利曾造成了灾难性的后果[①]。战后制定的《纽伦堡法典》旨在解决这些弊端，并阐明了知情同意这一步骤的流程（见第十五章）。医学研究委员会（MRC）对结核链霉素的研究通常被认为是首例随机对照试验（RCT）[②]，不过，该项荣誉花落谁家尚未确定——1944 年医学研究理事会资助的关于开展青霉素治疗普通感冒的试验就是该项荣誉的竞争者之一。随后，在 20 世纪 50 年代，许多临床试验被用于癌症医学。

说到随机对照试验和循证医学运动，就不得不提到苏格兰流行病学家阿尔奇·L. 科克伦。科克伦声称，他的第一次，也是最糟糕的一次试验，是 1941 年对酵母和维生素的营养价值进行的研究，但这次试验恰恰也是他最为成功的试验。这次试验的对象是科克伦本人及二十名饱受饥饿的战俘。战后，他为医学研究理事会在威尔士进行实地研究。1972 年，科克伦出版了其颇具影响力的著作《效能与效率》，他在书中不满地指出，虽然随机对照试验已进行了多年，但大多数治疗方法并没有充分的疗效依据。1993 年，以他的名字命名的科克伦协作组织（The Cochrane Collaboration）成立了，这是一个国际性项目，旨在通过系统性审查，核对各个实践领域中所有可用的随机对照试验的信息。

循证医学是加拿大麦克马斯特大学（McMaster University）的戈登·盖亚

---

① 此处的"后果"主要指二战中德国纳粹分子进行人体实验一事。战后，此事中为首的战犯被交给纽伦堡国际军事法庭审判，且法庭同时制定了规范人体实验基本原则的《纽伦堡法典》。

② 《英国医学杂志》（*British Medical Journal*）第二期，1948 年，第 769–788 页。

特于 1991 年创造的术语。他和同事大卫·萨克特是循证医学运动的倡导者，他们对方法论的改进进行了研究。随后，萨克特在牛津大学下属的循证医学中心担任指导工作。循证医学领域还有另外一位先驱者，伊恩·查尔姆斯。他从 1978 年开始在英国围产期流行病学单位担任指导工作（见第十一章），后来成为科克伦协作组织的创始理事，并于 2000 年被授予爵士头衔。

　　循证医学支持者们富有说服力的论点使得循证医学的理论被广泛接受，以求推进并改善治疗实践和医学教育。2007 年，基廷和安布罗休认为循证医学创造了一种新的实践形式。它的历史还有待书写。但大多数医学史学家对循证医学这个词并不友好：他们声称循证医学过于依赖对疾病的静态诊断，忽略了其动态的发展过程，并倾向于暗示（尽管是无意的）我们的医学前辈们根本没有细想过证据这回事。如今，Medline① 上到处都是表明这种观点的文章：在很久以前，伟大但被遗忘的"某某人"才是第一个使用循证医学理论的人。P.K. 兰加查里则将循证医学形容为"换汤不换药"②。但循证医学的支持者则抗议说，这些批评言论过分强调了循证医学所带来的意外后果或循证医学很难实现应用。

近来的怀疑主义：是否根本不存在灵丹妙药？

　　虽然可以理解，但 20 世纪中期的乐观主义发生得为时过早。当时的灵丹妙药不仅有很多副作用，还创造出了各种神奇的微生物。比如，现在已出现了耐药性疟疾和淋病。而多重耐药性金黄色葡萄球菌（MRSA）不仅在文献中时有提及，在病房中也不断蔓延，曾经的非易感人群也会被其感染，在一些长期护理机构中的感染率尤其高。同时，我们也担心出现对青霉素有耐药性的梅毒。医院充斥着抗生素的情况使得极少数耐药性菌株得以存活，从而引发可怕的院内感染。伊凡·伊里奇在其 1975 年版的《医学的报应》中指出，医疗机构已经成为健康的严重威胁。最近，艾伦·勃兰特有关性病史的著作《没有灵丹妙药》（*No Magic Bullet*）直截了当地表达了后现代人们对包治百病的灵丹妙药这一理想的幻灭。

---

① 美国国家医学图书馆制作的医学文献库，收录世界范围内涉及生物医学各个领域的文献。

② 《英国皇家医学会杂志》（*J Royal Soc Med*）第 90 期，1997 年，第 280-284 页。

抗生素确实挽救了个体的性命，这点毋庸置疑，但它们真的延长了预期寿命吗？很少有历史学家愿意去评估这样的可能性：某种新药在个体案例中可能非常有效，但对群体来说却弊大于利。人们现在的寿命比 200 年前长了，但这种寿命的延长有多少是由药物导致的呢？举个例子，我们现在已经知道，在相关疫苗及抗结核病药物出现之前，结核病的死亡率就开始下降。换句话说，卫生及饮食条件、富裕程度和生活方式在结核病死亡率下降中所起的作用并不亚于药物，甚至可能比药物的作用还要大。20 世纪 90 年代北美部分地区结核病的发病率有所上升，而与此同时，富裕程度、生活条件和营养摄入正处于下降趋势中。20 世纪 90 年代末开始的一连串新型流行病更是进一步增强了这种对于药物的怀疑主义（见第七章）。

沙利度胺

说到因创新误入歧途，沙利度胺的故事就是一记强有力的警钟。它在世界范围内动摇了人们对医学的信心。沙利度胺是 20 世纪 50 年代末开发出的一种高效镇静剂，常用于妊娠晨吐。它于 1957 年和 1958 年分别在德国和英国启用。澳大利亚人威廉·麦克布莱德和德国遗传学家维杜金德·楞次经过近一年的研究，于 1961 年底，将这种药与如流行病般增长的婴儿严重肢体畸形（海豹肢症，phocomelia）与 1961 年底的出生缺陷联系了起来。五个月后，也就是 1962 年 4 月，沙利度胺在加拿大被停用。第一批受影响的加拿大人于 1962 年 2 月和 6 月在萨斯卡通出生 ①。由于该药在怀孕的最初几周会导致胎儿畸形，所以直到九个月后才知道悲剧影响的全部范围。至少有二十五个国家的一万名儿童受到影响：德国五千名，英国五百四十名，日本三百名，加拿大一百二十五名，瑞典一百零七名。也许还有更多以流产告终的妊娠。由于美国食品和药物管理局（Food and Drug Administration，简称 FDA）的医生兼科学家弗朗西斯·奥尔德姆·凯尔西对沙利度胺抱有疑虑，该药在事发时还没有完全获得生产许可，从而使美国得以幸免于难。1962 年，肯尼迪总统授予弗朗西斯杰出联邦文职服务奖（Award for Distinguished Federal Civilian Service）。2005 年，九十岁的弗朗西斯作为一位备受赞誉的民族英雄，从 FDA 退休。

①《加拿大医学协会杂志》第 87 期，1962 年，第 412、670 页。

受到海豹肢症影响的人们智力正常，虽然四肢残缺且伴有其他残疾，但他们仍渴望工作。德国制药公司格兰泰（Grünenthal）被起诉，该起诉最终以庭外和解告终，并由格兰泰公司支付一亿德国马克给一个养老金信托基金，此力度与政府对养老金的贡献相当。1973 年，英国也成立了一个类似的信托机构。而在加拿大，受害者们直到 1992 年 9 月才得到补偿，那时他们已经三十岁了。由于该药已获得正当许可，所以责任不在制药业，也不在开出该药处方的医生，而在于政府。讽刺的是，沙利度胺如今已被重新启用，被用来针对各种各样的皮肤疾病，包括一种医源性疾病——移植物抗宿主病。由于人们对沙利度胺的悲剧记忆犹新，所以它的新用途遭遇了强烈的反对。

沙利度胺是治疗灾难的一个极端例子，甚至它的受害者们也明白，他们的畸形并非人祸。但这场悲剧不应被遗忘。沙利度胺提醒我们，良好的意愿并不意味着药物就是百分百安全的。同时，沙利度胺的例子还很好地诠释了为什么药物要走这样复杂的许可程序，而这些程序往往遭人们批判，认为它们拖慢了药物创新的进程。动物权利保护者指出，这场悲剧发生后，动物实验的数量大大增加了。当然他们反对动物实验的理由也不无道理——用动物实验作为研究人类的工具往往是徒劳的。比如，当初沙利度胺在怀孕的动物身上的测试结果为阴性。沙利度胺的故事重申并解释了公众对医疗机构由来已久的不信任。这种负面形象为对某些药物持有异议的文献和基本上不受监管的民间医药及保健食品行业的产品提供了市场。这一行业的净值很难确定，但据说仅在美国，每年的市场规模就超过六百亿美元。

合理的衍生品

灵丹妙药是从动物、植物和霉菌的活体组织中提取出来的，但也可以在实验室里合成。它们的用途是修复生物面临的感染或先天不足等病痛。但在 20 世纪早期，许多疾病的定义早已深入化学或分子层面。若是想"设计"出合理的药品，就需要充分理解这种疾病的生化机制。例如，医生给帕金森综合征使用的药物，正是这种病患大脑中相较正常人所缺乏的化学物质。这样的例子还有很多：减少胃酸分泌的抗组胺类药物、阻止某些神经冲动传导的 β 受体阻滞剂、用于缺血性心肌病的钙通道阻滞剂。在这些案例中，大多数情况下，"设计出的药物"都是实验室针对化学性病因合成的一系列相关化合物中最有效且毒性最小的。

1988 年，詹姆斯·布莱克、格特鲁德·B. 埃利恩和乔治·H. 希青斯被授予了诺贝尔奖，以表彰他们提出的"合理的药物设计方法"。他们"发现"或开发的大多数药物仍在被广泛使用：西咪替丁（cimetidine）、普萘洛尔（propanolol）、巯嘌呤（6−mercapto−purine）、硫鸟嘌呤（6−thioguanine）、别嘌醇（allopurinol）和甲氧苄啶（trimethoprim）。这些药物中的每一种都是为了解决特定化学病因而发明的化学制剂。

到了 2000 年，人类基因组计划证明了众多疾病都可以由分子定义，因此，几乎所有基因层面的疾病所对应的药物，都需要在分子层面对应该疾病的病理机制。得益于针对杂交瘤这一获得诺贝尔奖的技术的研究，20 世纪的热门话题基因工程终于实现了。"成药性"（drugable）一词于 1977 年首次被使用，它反映了分子的发现带给制药业的潜力（参见图 5.2）。成药性药品的最佳示例之一是各种单克隆抗体（monoclonal antibodies，简称 −mAb）类药物，它们直接作用于各种酶类及肿瘤抗原：用于慢性白血病治疗的伊马替尼（imatinib）、用于淋巴瘤治疗的利妥昔单抗（rituximab）、用于乳腺癌治疗的曲妥珠单抗（trastuzumab）以及数十个正在筹备中的项目。这些神奇的药物为数百万人带来了希望，但它们的制造和使用代价都非常昂贵（关于生物技术，见第九章）。

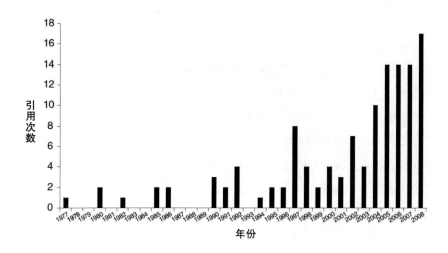

图 5.2 医学文献中"drugable"（也作 drug−able）一词，1977 年至 2008 年（N=126）。Medline 关键词搜索结果，2009 年 5 月。

制药业

自 19 世纪后期起，随着特定的化学药剂被分离出来并加以鉴定，对药剂标准化的需求以及对合成该药剂的原材料的需求，促进了医药行业的发展。一个多世纪以来，制药公司一直忙于相关研究，并为这些研究提供资金和实验室支持。制药业不仅掌控着药品的销售和分销，而且控制着用于药物研究的 70% 以上的资金——即便药物研究是在大学进行的。私有资助的研究往往卓有成效。比如 1988 年的诺贝尔奖得主们①就和以磺胺类药物闻名的多马克一样，都是大型制药公司的雇员。

医学界及公众对制药公司的态度充满着矛盾心理。制药公司对于各类新药的成功研发令人高兴，而且他们投入的资金对于昂贵的新型疗法来说也是必不可少的，但他们的巨额利润以及研究经费却让人感到不安。评论家们担心，由制药公司资助的研究容易在伦理道德上产生妥协，且接受赞助某种意义上相当于替公司打个广告。有学者表明，制药公司能扭曲出版社的意见，他们在药品销售中获得了大量利润。同时，制药公司研制药物并不是为了治愈疾病，因为慢性病更有利于药物销售。诸如多伦多的南希·奥利维瑞博士这样的案例更加剧了这种担忧：奥利威瑞博士在 1996 年对一种试验药物的副作用表示担忧，结果导致了资助该试验的制药业撤销了投资，而她的同事们也因此对她的工作和生活造成了严重的骚扰。

药物专利有着悠久的历史，可以追溯到近代早期，当时的专利是受到皇家认可的一种体现。18 世纪晚期之后，专利保护指的是药物的成分可以保密一段时间——通常是十七年。从历史角度看，专利一词通常用于指代民间秘方和"庸医"所谓的灵药，但是所有的药物都有申请专利的资格，而且所有新开发的药物仍然在探寻申请专利的可能性。专利的复杂历史在众多国家的判例和立法中均有记载，并由于保护私有投资的必要性和公众对垄断的不信任这两种冲突的碰撞而不断改善和调整。此外，不同的发达国家对服药是否合适这一点存在着广泛的文化差异：日本和法国在吃药这方面的接受度居世界之首。

20 世纪 70 年代，加拿大实施了各种规程，以便让药剂师用最便宜的替代品代替昂贵的品牌药物，这些替代品通常是由没有投资开发该品牌药物的"非

---

① 指上文中提到的詹姆斯·布莱克等人。

专利"制药公司生产的与其成分相同的仿制药。这些政策不受研究行业的欢迎，因为它们忽视了研发产品的大量投资。这种情况也给国际贸易关系带来了问题。例如，1987 年和 1993 年的加拿大专利法的修订就是为了满足关税及贸易总协定（General Agreement on Tariffs and Trade，简称关贸总协定，GATT）的要求。其他国家也发生了类似的情况。新的专利法向专利拥有者承诺二十年的产品独家销售权（在美国是十七年）。作为回报，制药业必须增加用于研究与开发（R&D）的投入。制药业照办了，学术研究的私有资助增加了，但制药业依然反对将药物替代政策作为成本控制的手段。

无论如何，总之药品价格逐渐上涨。在实行全民医保的国家，由于医保范围涵盖老年人和接受福利救济者的药物支出，那么，药品价格越高，税收就被瓜分得就越多。于是，一些政府就萌生了控制成本的动机。因此，大约在 20 世纪 90 年代中期，随着专利法的修改，专利保护期限得以延长，同时，包括加拿大、法国、德国、意大利、瑞典、英国在内的一些国家建立了控制专利药品价格的国家监管机构。他们所用的方法各不相同。比如，在加拿大，该机构可以进行直接干预，以确保价格涨幅不高于消费者物价指数，而美国倒是没有控制药品价格。大约在 1993 年，一些国家在英国的领导下设立了一些机构，以建立并监管药物在宣传和销售过程中关于道德与安全的"行为准则"。在发展中国家，专利药物非常昂贵，导致平民百姓难以获得，国际方面便把努力的重点放在了制定新法规、提高非专利替代品或慈善捐赠的可行性上。

由于缺乏监管，美国的物价涨幅远远高于其他国家。有评论家指出，直接面向消费者进行药品广告宣传使患者被动承担了更高昂的广告成本，而这种操作在其他地方是非法的。此外，患者还必须承担营利性医疗保险行业带来的更重的财务负担，以及诉讼文化带来的昂贵诉讼。2003 年，美国人发起了一场有组织的草根运动：这些人大多是居住在缅因州和密歇根州等边境州的老年人，他们乘公共汽车大批大批地前往加拿大，或通过邮件订购药物。网络供应商开始崭露头角，而加拿大医生们则顶着"朋友的朋友"的压力，被迫给素未谋面的人开处方。美国 FDA 对此事的合法性和加拿大药品的质量提出了质疑，不过，结果显示派发的绝大多数药品与在美国销售（并获得批准）的药品并无二致。2007 年，美国立法允许了其制药业进口药品，事态稍显明朗，然而，对于此事的解读仍然众说纷纭，且美国参议院还在 2009 年底否决了该立法的一项议案。

在财政紧缩时期赚钱——制药公司们对这样的批评很敏感，并且认为自己因创新的高成本而遭到了有失公允的指责。于是，他们从 20 世纪 90 年代初开始通过自己的专业协会为自己辩护。在一场场声势浩大的宣传运动中，他们为自己据理力争，指出研发更新、更好的疾病管控药物有助于通过让人们远离医院而控制医疗成本，这样的研发也支持着学术调查并提供着就业机会。根据美国医学协会杂志（JAMA）[①] 报道，由于制药业与学术界的关系日益密切，等到 2003 年，北美至少有四分之一的医学科学家与制药业有金融联系，三分之二的大学持有制药公司的股权——利益冲突问题日益加剧。2005 年，加拿大制药组织（Canadian pharmaceutical organization）的大约五十个成员公司向慈善机构捐赠了八千六百万美元，并在研发上投资了近十二亿加元。2006 年，英国和美国的同类组织在研发上分别投入了三十九亿英镑和四百三十亿美元。随着 2003 年知识产权协定《与贸易有关的知识产权协定》（TRIPS[②]）的修订，世界贸易组织试图向贫困国家提供低成本的药物，同时继续为富裕国家提供专利保护。2008 年 9 月，加拿大第一批非专利抗艾滋病药物运往卢旺达。

行业观点及一些问题

英国医生仍不愿开新药——而其他国家的临床医生更有可能将近五年进入市场的新药加入处方中。

——英国制药工业协会（Association of the British Pharmaceutical Industry，简称 ABPI），http：//www.abpi.org.uk/，信息取自 2008 年 11 月 3 日。

以下信息同样来自该网站：英国畅销榜前十种药物中有八种是在过去的十年内上市的（上市后的平均时间为 7.9 年）。英国畅销榜前五十种药物中，只有两种药物——左甲状腺素（L-thyroxine）和诺雷德[③]（Zoladex）上市已达二十年或超过二十年。

---

① 美国医学协会杂志（JAMA）第 289 期，第 454—465 页。

② TRIPS：全称 Agreement on Trade-Related Aspects of Intellectual Property Rights。

③ 诺雷德：醋酸戈舍瑞林缓释植入剂。

> 在你看来，英国医生相对不愿开新药是一件坏事吗？在 ABPI 看来
> 这会是一件坏事吗？为什么？
>
> 为什么最畅销的药品上市还不到二十年？
>
> ABPI 的宗旨是什么？

制药业对药品信息的控制虽然算不上一手遮天，但也相当可观。医生通常无法或没有足够的资源对研究文献进行调查。因此，他们往往从流动的销售代表、医学杂志上的广告及座谈会上了解新药，而这些信息来源都容易受到行业影响。医学院和专业机构正在通过在职医学教育计划，将传播有关药物创新及危险的新闻的责任交给一般来说比较中立的执业医师，从而改善医药信息容易受行业影响的状况。还有极少数一些学者——比如乔尔·列克星和杰里米·格林——尝试理清医生和制药业现在及过去的关系。

治疗创新的生命周期

1954 年，欧内斯特·贾韦茨指出，药物支持率遵循一种特定模式。起初，在乐观期内，新药的使用迅速增加。然后，人们注意到一些不好的副作用。由于不信任和恐惧，支持率迅速下降到很低的水平。最后，使用量稳定在一个中等水平。这样的波动模式被称为"从灵丹妙药到毒药，再到平平无奇的普通药物"。贾韦茨模型完全符合氯霉素的生命周期：1948 年，氯霉素作为一种有效的抗生素面世。1967 年，人们发现每 3 万名氯霉素接受者中就有一人患再生障碍性贫血。于是，氯霉素的销量急剧下降，其制造商帕克 – 戴维斯被迫与华纳 –兰伯特合并。合并之后，氯霉素的使用量缓慢上升至稳定，但比前一个稳定期低。

贾韦茨的曲线也与其他一些药物的自然发展历史契合，比如沙利度胺和洋地黄，后者在很长一段时间里不受欢迎。对洋地黄来说，是药是毒仅一线之隔，因为足以产生疗效的含量已经接近会产生副作用的含量。只有剂量得到稳定，药物支持率才会稳定（埃斯蒂斯，1979 年）。

立法和谨慎的药物测试是为了消除波峰和波谷，使贾韦茨曲线更为平稳，

但是这条曲线基本不可能变成一条直线。日渐谨慎的药物测试也许能消除由意想不到的副作用引起的使用量急剧下降的问题，但逐步递减的趋势是不会改变的，其原因可能是该药物被更加安全有效的新药所取代，或该药物针对的疾病的病因发生了改变（见第四章）。造成曲线下降的原因不仅是已知的副作用，还有流行疾病本身及该病的易感人群。

　　在过去的两个世纪中，使用最多或最畅销的药物都发生了显著变化（见表5.1）。但近年来的信息很难收集，更难以在时间和空间上进行有意义的对比。表5.1的信息，有些来自零售销售额，有些来自使用频率（比较表5.1中1997列和2004列的差异）。最畅销的药物指的是赚钱最多的药物，而不是在处方中出现最频繁的药物。一旦专利到期，非专利制药公司就可以开始销售该专利药品的廉价版。因此，药物研发不断寻找同一种药物的"新版本"。一些评论家认为，新版本的药品与它们所取代的老版药品之间可能只存在细微的差别，甚至不如老版药品更好用。

表 5.1 1795—2007 年间，各种医疗实践中使用最多或最畅销的药物或疗法

1795 年 a	19 世纪 50 年代 b	19 世纪 80 年代 sb	1931 年 c	1995 年 d	2007 年 e
鸦片	奎宁	拔罐法	可待因	地尔硫卓（恬尔心）	阿托伐他汀（立普妥）
opium	quinine	cupping	codeine	diltiazem（Cardizem）	atorvastatin（Lipitor）
糜烂性毒剂	鸦片	鸦片	乙酰水杨酸	奥美拉唑镁（洛赛克）	氟替卡松（舒利迭）
blisters	opium	opium	acetylsalicylic acid	omeprazole Mg（Losec）	fluticasone（Seretide）
番泻叶	放血疗法	酒石酸锑钾	碳酸氢钠	硝苯地平（拜新同）	氯吡格雷（波立维）
senna	venesection	tartar emetic	sod. bicarbonate	nifedipine（Adalat）	clopidogrel（Plavix）
芦荟	酒石酸锑钾	三氯甲烷	acetphenetidin	氟西汀（百忧解）	奥氮平（再普乐）

续表

1795 年 a	19 世纪 50 年代 b	19 世纪 80 年代 sb	1931 年 c	1995 年 d	2007 年 e
aloes	tartar emetic	chloroform	acetphenetidin	fluoxetine HCl （Prozac）	olanzapine （Zyprexa）
酒石	氯化亚汞 （水银）	订单终止	胃蛋白酶	洛伐他汀 （美降脂）	依那西普 （恩利）
tartar	calomel （mercury）	discontinue order	elix. pepsin comp.	lovastatin （Mevacor）	etanercept （Enbrel）
金鸡纳 树皮	糜烂性 毒剂	溴化/麦 角生物碱	溴化钠	倍氯米松 （倍可稳）	布地奈德/ 福莫特罗 （信必可）
cinchona	blisters	bromide/ ergot	sodium bromide	beclomethasone （Beclovent）	budesonide / formoterol （Symbicort）
甘草	吐根	乌头	甘油	依那普利	噻托溴铵 （思力华）
licorice	ipecac	aconite	glycerin	enalapril （Vasotec）	tiotropium （Spiriva）
灌肠剂	拔罐法	水合氯醛	水杨酸钠	辛伐他汀 （舒降之）	曲妥珠单抗 （赫赛汀）
enemata	cupping	chloral hydrate	sodium salicylate	simvastatin （Zocor）	trastuzumab （Herceptin）
水银剂	铁	灌肠剂	马钱子	环丙沙星 （适普灵）	文拉法辛 （郁复伸）
mercurials	iron	enemata	nux vomica	ciprofloxacin （Cipro）	venlafaxine （Effexor）
加拉藤	加拉藤	牛奶	氯化铵	盐酸舍曲林片 （左洛复）	辛伐他汀 （舒降之）
jalap	jalap	milk	ammonium cl.	sertraline （Zoloft）	simvastatin （Zocor）

来源：

基于执业医师处方：J·W.埃斯蒂斯，"医院药物使用，老安德鲁·邓肯医生的例子"，引用于在格恩特·B.里斯的《苏格兰启蒙运动时期的医院生活：爱丁堡皇家医药室的护理和教学》，剑桥：剑桥大学出版社，1986 年版，第 351—384 页。

基于执业医师处方：J. 达芬，兰斯塔夫，《19 世纪医疗生活》，多伦多：多伦多大学出版社，1993 年版，第 75 页。

基于对 4 个州的超过 12 万份药品处方的调查。E.N. 凯瑟科，《处方成分调查》，美国制药协会，1933 年，第 22 页。

基于国家处方药销售额：加拿大制药协会，《年度回顾》，渥太华：加拿大采购管理协会，1996—1997 年，第 23 页。

英国制药业协会，《事实与统计》，2007 年 http：//www.abpi.org/uk/statistics/intro.asp，信息取自 2009 年 12 月。

在笔者撰写此书之时，加拿大、英国和美国的药物畅销榜上几乎都是些有关慢性病的风险因素（而非病症）的药物，比如心脏病、高血压、高胆固醇、哮喘、胃灼热、精神障碍和关节炎。这些药物很多都是针对饮食和生活方式，或一些需要终生调养的问题。这份药物畅销榜单是社会老龄化的又一迹象，在这样的社会中，无论是患者还是医生都不是特别看中疾病预防的概念。不同的地区用药也不同，比如，在英国最畅销的药物中，哮喘类药品居多，而美国则是治疗胃灼热的药品居多。这是因为发病率的差异，还是因为地理差异引起的诊断率和服药意愿的差异？

用户调查显示，非处方类药物可能是最常用的药物，但它们有时并不包括在这些报告中。同样的道理，因为非处方类药物产生的收入较少，所以，其较老版本的非专利替代药在畅销榜上的排名较低。但这个榜单无法反映使用频率，也无法反映药品的有效性。

制药业也会参与创造疾病，从而为其产品创造更大的市场。伟哥的面世曾伴随一场广告宣传，这场广告宣传被包装成所谓的"增强民众意识"。但它也拔高了这种病情的地位，将其名称从原本只是显得有些虚弱的"阳痿"改为事关男子气概的"勃起功能障碍"（Erectile dysfunction，简称 ED）。广告中还暗示这种药丸即使没病的人吃了也是有益的。"ED 比你想象的更常见。"类似的，1986 年百忧解（Prozac）上市（1977 年获得专利）时，也有一场大张旗鼓的宣传，同样被包装成"增强民众意识"。以至于在其巅峰时期，人们连害羞和紧张时也要吃百忧解，这在 2000 年为公司带来了三十亿美元的收入。那时，简直是个活人就有百忧解缺乏症。礼来制药公司在其官方网站宣称，百忧解是"史上使用最广泛的抗抑郁类药物"，且全世界有"超过五千四百万人"被开过百忧解的处方。但是，这份声明掩盖了该公司在 2002 年初因争取延长专利失败所遭遇的严重问题。（更多关于百忧解这类 SSRI^① 药物的信息，见第十二章。）

专利申请一旦完成，倒计时就开始了，而在正式售卖前，药物开发可能还会持续十年之久。非专利的氟西汀^②售价约为百忧解的十分之一。百忧解的专利期已过，礼来公司就在一年内失去了百忧解 90% 的市场份额，其净值在一天之内暴跌三百五十亿美元。虽然氟西汀并非市场上最畅销的药品，但要知道，每天都有数百万人服用它的仿制药。这个例子展示了成功的公司应该如何利用贾韦茨曲线和专利期限。新药一经推出，制药公司就必须开始计划其更新迭代。也就是说，在探索创新的同时，也在精益求精——这种对于同一药物的不同版本的探寻不仅耗费财力，也需要人才资源支持，但换来的是治疗罕见疾病的药物或者让贫困人民及贫穷国家得以用上有效的药物。

随后，药物普及度发生了更惊人的转变。2002 年 7 月，《美国医学协会杂志》发表的一项临床试验表明，使用激素替代疗法更有可能患心脏病和癌症。一夜之间，本来广泛应用于所有绝经期妇女的预防性雌激素一下就消失了，随之而来的是预料之中的经济亏损。2004 年 9 月，另一项临床试验发现，一种用于治疗关节炎的"选择性 COX-2 抑制剂（coxib）"药物会导致心脏病。生产相关药物（但不是前述临床试验中被研究的选择性 COX-2 抑制剂）的默克公司（Merck）立刻从市场上撤回了其产品（万络，Vioxx）。一夜之间，默克公司的股价暴跌，对其提出的人身伤害诉讼接连不断，有些至今仍在审理中。尽管许多早期试验都证明了这些药物的好处，但副作用的问题在之后的使用中仍然层出不穷。

药物的命运折点也并非都如上述一般。曲妥珠单抗（赫赛汀）是用分子医学精心研究设计出的药物，用来治疗某种特殊抗原型乳腺癌（见第八章）。2005年，一项临床试验显示，在该乳腺癌早期阶段，曲妥珠单抗确有疗效。尽管每个患者使用此药的花费为五万美元，女性们依然走上街头，自发请愿对政府进行游说，要求将药物用于所有适用者。在撰写此书之时，将赫赛汀（注射用曲妥珠单抗）作为辅助治疗药剂是否"合适"，这取决于患者的国籍、商业保险或个人财富。

---

① SSRI：Selective Serotonin Reuptake Inhibitor，选择性血清素再吸收抑制剂。

② 氟西汀为百忧解有效成分。

　　虽然药理学变得越来越精确，但药物的命运和应用依然极其曲折。进行谨慎的临床试验必须是重中之重，毕竟新药皆无旧例可循。

拓展阅读建议

　　参考书目网站：http://histmed.ca.

第六章

成为医生并当好医生：教育、行医执照、薪资待遇与生命伦理学[①]

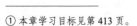

---

① 本章学习目标见第 413 页。

在任何一个理性的国度，如果有人看到你给面包师一些做面包的原料以及金钱上的利益，就能让面包师为你烤面包，那么他就会觉得，只要给医生金钱上的利益，就能让医生切掉你的腿，这种联想足以使人对政治上的人性感到绝望。

——萧伯纳:《医生的困境》，1911 年，第 1 页

医患契约

医生只有在别人认可的情况下才能成为医生。医生和患者之间一直存在着一份契约，尽管它并不总是以书面形式记录下来。这份契约要求医生的专业知识能够满足患者的期望。而当患者的期望得到满足时，患者就应认同医生的权威以及他专业的管控特权，比如，例行检查、获取许可及制定规则的自主权。只要契约双方都满意，这样的特权就一直有效。当医生不能达到预期时，问题就出现了，这时就需要通过契约条款解决问题了。

医生这一职业的历史就是这份契约的历史，包括它是如何确立及变迁的。仅仅满足契约条款并不能确保医生受到欢迎，甚至可能还不足以赢得尊重。医生这个行业已经几经沉浮。这样的变迁和如何成为并当好一名医生密切相关，而其核心则是社会对患者的宽容。

菲尔德斯笔下的医生：一种象征

1891 年卢克·菲尔德斯爵士的画作《医生》(见图 6.1) 极为出色地展示了 19 世纪的力量与痛苦。医生充满关爱地坐在一个患病的孩子身边，而悲痛欲绝的父母则处在画作的远景处。医生的存在本身就是一种慰藉，虽然他似乎并未提供什么药物。

几乎没人会质疑菲尔德斯所展现的医生的品质：耐心、温柔、智慧，甚至勇气，因为医生将自己暴露在疾病面前。这位大胡子医生杰出而睿智，他没有带任何特殊的防护设备就来到了患者家中，只要这个家庭需要，他就一直留在那里。医生的权威使他站在了孩子父母本应该在的位置。事实上，是这对双亲心甘情愿地让出了自己的位置。这是一种藏于医患之间特有的默契。这名医生今天很可能（尽管在这幅画中并不明显）已经用水银、锑、放血疗法或其他危险的手段治疗过这个孩子。无论她是死是活，她的父母都会付钱给医生。医生是否接受他们付的钱另讲，但医生家一定有个收款账户。如果未能挽救孩子的生命，这个家庭必将蒙受痛苦，但医生不太可能因治疗不当而收到法院传票。

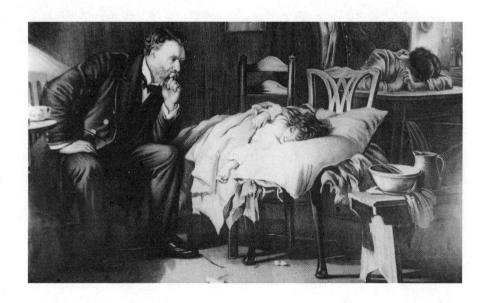

图 6.1 《医生》，卢克·菲尔德斯作品，1891 年。伦敦泰特美术馆原版彩色雕版画。女王大学健康科学学院 J.W. 克尔博士赠送。

转瞬即逝的医学教育史

契约的第一步是获得专家的身份，也就是成为一名医生。医生的教育起源于聚集在知识渊博的医生们周围的成群的学徒，现代的观察者们把这种教育形式勉强称作"学校"。公元前 3000 年的埃及莎草纸卷轴和公元前 7 世纪的美索不达米亚石碑均为这种知识的交流形式提供了佐证。爱琴海的科斯岛据说是希波克拉底传说中的故乡。古代地中海地区的"医学院"位于克尼多斯和亚历山大城。至少从公元 5 世纪开始，波斯的医学院就开始散布于医院四周，比如今天伊朗西南部的根迪沙普尔或称琼迪沙普尔学院。这些学院将自己的传统与希腊罗马的智慧相结合——这一过程在阿拉伯人入侵和伊斯兰统治之后仍在进行。大多数古希腊及拉丁医学文献都被中东、北非和西班牙的学者保存了下来。

在中世纪大学时期，这些文献资料被重新找回。最早的欧洲医学院成立于公元 10 世纪，位于意大利南部城市萨莱诺。据说，这个地区具有四种传统：希腊、罗马、伊斯兰和犹太。尽管几经沉浮，萨莱诺医学院还是存活了下来，直到 1800 年左右，它才被攻无不克的拿破仑·波拿巴关闭。到 2006 年，萨莱诺医学院作为全新的萨莱诺大学，已经完全复兴。法国南部的蒙彼利埃自夸是西方世界现今仍在运营的最古老的医学院，它可能是由 12 世纪从西班牙移民过来的犹太医生创立的。蒙彼利埃大学的植物园可以追溯到 16 世纪晚期。

18 世纪之前，大学里的正规医学教育与外科医生的教育是分开的，外科医生有自己的行会（guild），在行会中，学徒期和实习训练比本知识更重要（见第十章）。虽然如今看来，医学生在医院是件很合理的事，但旧时所谓的医院其实是由宗教看护人员经营的济贫院。教育工作者的闯入不仅不受欢迎，甚至无法想象（见第九章）。在英国，声称历史最悠久的医学院有四所：牛津（Oxford，13 世纪）、阿伯丁（Aberdeen，1495 年）、剑桥（Cambridge，540 年）和格拉斯哥（Glasgow，1637 年）。

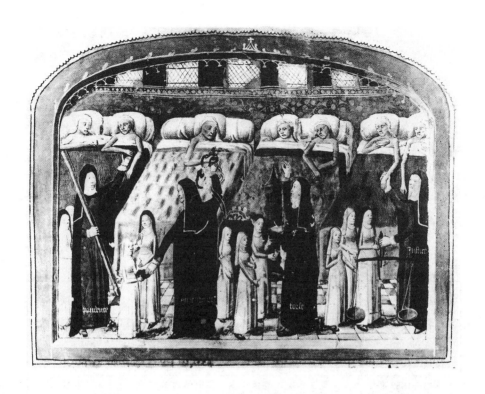

图 6.2　中世纪医院的场景。给予关爱才是宗教场所所谓的治疗方法，而痊愈则是上帝的礼物。来自 15 世纪法国作家耶罕·亨利的手稿《生灵之书》（Livre de vie active）。公共援助博物馆（Musée de l'Assistance Publique），巴黎。

18 世纪后期，政治和社会的相关变化导致市政当局对医院的掌控渐渐高于宗教团体。人们对解剖学和体检越来越重视，这也意味着医生 ① 和外科医生 ② 都需要重视学习中的"亲身实践"，而他们双方的传统也可以进行颇有益处的融合（见第二章）。这样的变化席卷了整个欧洲。老旧的医学院开始进行翻修，比如，为了寻求更多的空间，蒙彼利埃接管了一个本笃会修道院，并且一直沿用至今。莱顿（Leiden）、耶拿（Jena）、维也纳（Vienna）、爱丁堡（Edinburgh）、伦敦（London）、柏林（Berlin）、罗马（Rome）和许多其他城市的诊所和医院周围都出现了新的学校。这些学校中，有些是独立院校，有些与医学院和大学有联

① 此处的医生指通过医学的正式教育，以医学生身份成为医生的人。
② 此处的外科医生指通过学徒制学习，多以解剖学入门并成为医生的人。

系。它们都想从医院的实际工作中获得教学机会。特别是英国的医学院，其与医院的联系一直延续至今。不过，自 1990 年以来，这些医学院有些相互合并，有些并入了大学。

在北美，最早期的欧洲医生是在其他地方接受培训的。在殖民地建立学校的想法直到第一次欧洲人移民后近两个世纪才实现。第一所美洲殖民地的医学院于 1765 年在费城建立，随后，另一所于 1822 年在加拿大蒙特利尔建立。在 19 世纪初的繁荣时期里，还有很多其他的学校成立了，它们之中有些是私立的，有些与学院有联系（见表 6.1）。这些学校的水准参差不齐，并且有相当一部分没能存活下来。图 6.3 展示了不同时代对新晋医生的不同要求。

表 6.1 加拿大医学院创立信息及其前身

1822—1829 年	蒙特利尔医疗机构 （后成为麦吉尔大学）	蒙特利尔
1824—1826 年	罗尔夫和邓库姆	圣托马斯
1829 年	麦吉尔大学	蒙特利尔
1843—1891 年	多伦多学校（与多伦多大学合并）	多伦多
1843—1853 年	国王学院（现位于多伦多大学内）	多伦多
1843 年	蒙特利尔学校（与拉瓦尔大学合并）	蒙特利尔
1850—? 年	上加拿大 / 三一学院	多伦多
1852 年	拉瓦尔大学	魁北克市
1854 年	女王大学	金斯敦
1854—1874 年	维多利亚大学，科堡	多伦多
1866—1990 年	维多利亚大学，科堡（与 École 合并）	蒙特利尔
1868 年	达尔豪斯大学	哈利法克斯
1870—1903 年	三一学院（与多伦多大学合并）	多伦多
1871—1905 年	毕索（与麦吉尔合并）	蒙特利尔 / 伦诺 克斯维尔
1878—1920 年	拉瓦尔分院（后成为蒙特利尔大学）	蒙特利尔
1882 年	西安大略大学 （后于 2004 年更名为舒立克医学院）	加拿大伦敦市
1883 年	曼尼托巴大学	温尼伯
1885—1895 年	女子医学院	金斯顿
1893—1906 年	女子医学院	多伦多
1891 年	多伦多大学	多伦多
1913 年	阿尔伯塔大学	埃德蒙顿
1920 年	蒙特利尔大学	蒙特利尔

续表

1926—1944 年	萨斯喀彻温大学（仅含医学预科）	萨斯卡通
1944 年	萨斯喀彻温大学（科目齐备）	萨斯卡通
1945 年	渥太华大学	渥太华
1950 年	不列颠哥伦比亚大学	温哥华
1966 年	舍布鲁克大学	舍布鲁克
1967 年	卡尔加里大学	卡尔加里
1969 年	麦克马斯特大学	汉密尔顿
1969 年	纽芬兰纪念大学	圣约翰
2005 年	北安大略医学院	桑德贝区
	湖首大学劳伦森大学	萨德伯里

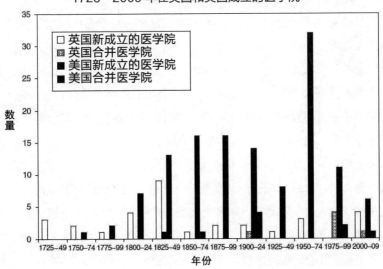

图 6.3 每隔二十五年英国和美国医学院的成立数量。表中不包括四所历史较早的英国学校（牛津、阿伯丁、剑桥和格拉斯哥），以及一些未能存活下来且无人接手的学校。表中保留了后期遭到合并的学校的成立日期。合并会产生一所新的学校，但会导致学校总数减少。资料来源：现存英国二十七所学校和美国一百三十所学校网站的历史资料，2008—2009 年。

随着 19 世纪晚期微生物理论和细菌学的出现（见第四章），实验室科学对准医生们来说变得至关重要。位于巴尔的摩的约翰斯·霍普金斯大学医学院就是为此而成立的。从 1893 年开始，约翰斯·霍普金斯大学将其医学培训分为两年的基础科学和两年的临床医学。这样的教育模式成为一种理想模式。由于 1910 年亚伯拉罕·弗勒斯纳进行的一项极具影响力的调查，这种教育模式在北美得以传播并保持了长达七十多年，这期间还做了一些改善。亚伯拉罕在其研究结论中表明，学校的教育模式越像约翰斯·霍普金斯大学，其发展就会越好。而一些不沿用这种教育模式的学校，则被迫完全关闭了。

从 1920—1960 年，英语国家很少出现新的医学院。结果，人均毕业率缓慢下降。调查也表明社会需要更多的医生。于是，从 20 世纪 60 年代末开始，英国、加拿大、美国和许多其他欧洲国家掀起了一股新的创办医学院的热潮。在加拿大麦克马斯特大学的带领下，问题导向学习法和小组学习法取代了讲课，成为标准的教学方法。此外，临床培训的开始时间更早了，规模也更大了。花在基础科学上的时间减少了，培训的总时长就缩短了，但大多数医学院开始要求学生在入学前获得专科文凭，所以基础科学仍然是先决条件。在过去的十年中，新的趋势是通过卫星与高水平医院甚至其他国家的医疗中心建立联系，以获得远程医疗支援，甚至回归为一种学徒制的放学方式。

20 世纪中期之前，少数族裔和女性接受医学教育的机会一直很有限。医学是保守的，成功院校的校长们信奉他们自己的文化传统，也就是说，不同于他们文化传统的人会受到排斥。很多书籍都记述了有关限制入学资格的历史。比如，托德·L. 萨维特写了大量关于非裔美国人的事迹的文章。黑人解放以后，他们在传教士开办的隔离学校 ① 接受教育，这些学校中包括霍华德大学、梅哈里医学院和萧尔大学。到了 19 世纪 80 年代末，这些隔离学校中的部分毕业生创办了自己的私立学校，因为黑人仍然被许多北方学校拒之门外。男性隔离学校有了一些成功案例之后，女性隔离学校也看到了可行性（见第十一章）。但是，即使社会接纳度初见攀升，歧视却仍然存在：妇女，以及包括犹太人在内的种族和宗教的少数群体，只能享受到迫于社会压力而产生的有限配额，而且这些配额数量还会随社会压力而波动。这样的限制至少持续到了 20 世纪 70 年代。提高入学机会的平权行动对医学院来说作用有限。由于不乏入学申请者，保守

---

① 按性别、种族、阶级等隔离的学校。

势力更愿意从一流大学的成绩优异者中挑选学生，就好像本科分数和能不能成为好医生应该挂钩似的。在本书撰写之时，资金问题是有天赋、有积极性的学生们追求医学教育最大的障碍。

医患契约中有数个社会因素，成为一名医生只是其中一个。只有医学文凭并不能获授行医执照。

控制措施：行会、专业机构和行医执照

仅仅自称为医生是不够的。当医生辜负了人们的期望时，他们总是会受到惩罚。在古代，国家法律对医疗失败的惩罚可能会极其严苛：比如《汉谟拉比法典》（约公元前 1700 年）中建议的砍断双手，或者亚历山大大帝①建议的钉死在十字架上。我们这个时代相对不那么严厉的惩罚包括：罚款、吊销行医执照、公开羞辱和坐牢。基本权利仍然是一种特殊的权限，而不是一种基本权利。

文凭

过去，内科医生和理发师外科医生常常与各种各样其他的治疗师竞争，包括女巫、庸医、江湖骗子和专精于替代疗法的人。医疗专业化的历史就是从多元化的医疗保健到强大正统医学的垄断的转变。

垄断的形成是由人们对医学知识力量的诉求所推动的。在基督教盛行的时代，能将疾病知识与遵从上帝意志结合起来的人，就是最好的医生。然而，到了 14 世纪中叶，大多数欧洲辖区都要求医生持有某种形式的执照，这种执照可以在行会、政府当局或大学通过考试获得（见表 6.2）。

---

① 普鲁塔克（Plutarch），《亚历山大传》（*Life of Alexander*），第 72 章；阿利安（Arrian），《亚历山大远征记》（*Anabasis*），第 7、14 页。

表 6.2 欧洲医疗专业化的一些早期里程碑

日期	权威机构 / 人物 / 地点	有关行医执照的要求或约束
12 世纪中期	西西里王国罗杰二世	从业医师需公开考试
1215 年	第四届拉特兰会议	神职人员禁止进行灼烧治疗或切割手术
1219 年	博洛尼亚	由领班神父负责考核
1231 年	西西里王国腓特烈二世	萨莱诺大师有权考核
13 世纪	蒙彼利埃	理发师外科医生行会
1260 年	圣科莫学院	巴黎外科医生行会
1418 年	蒙彼利埃	理发师外科医生行会考试
1423 年	伦敦	由外科医生和内科医生组成的小团队
1505 年	爱丁堡	理发师外科医生行会负责审核
1518 年	伦敦	由皇家内科医生学院审核
1540 年	英格兰	理发师外科医生团队负责审核
1599 年	格拉斯哥	皇家内外科医生学院负责审核
1617 年	伦敦	药剂师和内科医生需分开
1654 年	都柏林	由皇家内科医生学院审核
1681 年	爱丁堡	由内科医生学会审核
1699 年	法国路易十四世	牙医需接受外科医生审核

从 16 世纪开始，随着所谓的科学革命，宗教和医学正式分离，医生的独立权力开始增长。欧洲医生以新的方式将疾病科学化，并吹捧自己作为治疗师的卓越能力。他们意识到有些同行可能带有风险[1]，并可能会影响他们的收入，于是，为了尽量减少不称职的医生对患者以及他们的名誉造成的损害，他们要求被赋予决定从业者是否合格的权利。自 16 世纪中期开始，意大利的"Protomedicato"协会就开始颁发行医执照了。经过多番请愿，内科医生和理发师外科医生行会终于获得了自治权宪章，宪章先是城市级别的，然后上升到国家级别。是否是一名专业人士不仅仅意味着接受教育并获得大学文凭，更取决于是否能成为某个执业医师团体的成员，这个团体独立于政府，拥有自主进行审核、授权并制定规则的特权。

加拿大的医疗实践自 17 世纪以来就一直由地区授权机构管理。在加拿大还

---

[1] 有些庸医的技术不过关，所以一旦从业风险很高。

没有医学院成立之前，只要从欧洲优秀院校毕业就可以自动获得行医执照。美国和其他国家的毕业生则要接受考试。19 世纪早期，随着第一所加拿大医学院的建立，考试最终成为所有人的必经之路。行医执照由各州各省颁发。不过，20 世纪的一些修改使行医执照得以在全国范围内通用。比如，自 1911 年以来，加拿大医学委员会（1906 年成立）颁发的执照已可在所有省份通用。来美国或加拿大的外国医学毕业生需要参加特殊的考试（称为 ECFMG[①] 认证，于 1958 年首次举行）。

19 世纪后期，随着医学专业分类的出现，医学的影响力和声望进一步提高。英国的皇家外科医学院已经有几百年的历史了，而在此基础上，每个新专业都成立了独立的"专科学院"。这样的模式最终在 1974 年形成了一种松散的合并——皇家医学院学会，不过其中的每个专科学院都有独立的办公室和教职员工。澳大利亚的体系与此类似。1924 年，美国出现了第一个自治专业委员会。1933 年，一些专业开始共享设施，并在全国范围内推行相关标准。美国医学专业委员会中包括二十四个委员会，每个委员会都代表更多的子专业。同样，加拿大于 1929 年成立了皇家内外科医师学会，旨在为医学、外科和实验室科学等方面的专家进行培训、审核及授权。有二十八个专业和六十一个学科在此学会获得认证，但这些专业的办公室都集中在渥太华。这两个北美组织在建立初期，都试图向欧洲的相关组织看齐，特别是英国、法国和丹麦。

加拿大皇家内外科医师学会的权杖

这根权杖是 1964 年英国皇家外科医生学会赠送的礼物，象征着学院的"法人权利"，在学术游行中由学术委员总代表持有。初版权杖在 1992 年被盗，但替代品很快就被委托制作并于 1993 年完成。加拿大专家们十分重视他们的权力及权利象征。

---

① 外国医学毕业生教育委员会。

专业协会

除了拥有颁发行医执照及进行认证的权力外，专业协会的会员还可以参与针对他们自身的规管条例的谈判。从古至今，专业协会的目标就是通过会议、刊物和执照授权来保护和提高医学知识的标准，并为医生争取利益。所以，它们成立的同时，欧洲和北美也开始建立新的医学院，也就并非偶然了。

英国医学协会成立于 1832 年 7 月伍斯特一个有五十名医生出席的会议上。一直以来，它推广着医学科学，为医生这一职业的利益和荣誉鞠躬尽瘁。在 19 世纪的美国，医生们十分厌恶他们的"非正统"派同行（就像他们不信任这些非正统人士的知识一样），比如顺势疗法者、折中主义者、汤姆森主义者和助产士，因为这些非正统派人士取得了些许成功并瓜分走了医生们的"羹"。美国医学协会（American Medical Association，简称 AMA）成立于 1847 年，其成立的部分原因就是为了保护医生的市场占有率免受顺势疗法者的影响。加拿大医学协会是由各种省级市级协会合并而来的，其中一些省市级协会一直存留至今。加拿大医学协会的目的是传播知识并保护医生的权益，于 1907 年被宪法批准。这三个协会都在成立后不久就发表了颇具影响力的期刊：《英国医学杂志》（*British Medical Journal*）[1]、《美国医学会杂志》（*Journal of the American Medical Association*）[2]、和加拿大医学协会期刊（*Canadian Medical Association Journal*）[3]。这些出版物不仅为医生提供了相关的科学和新闻，还是历史学家专业意见的绝佳来源。

患者期望值：上升、下降、两难处境

从医患契约中患者的一方来看，自从有医学的历史记述以来的三千五百年间，病患所期望的东西已经发生了巨大的变化，而且大多数变化都是最近才发生的。在古代，只要能够预测疾病的结果，就能成为一个成功的医生。虽然帮助病患减轻痛苦也很重要，但了解病情并预判该疾病会导致死亡还是会被治愈才是医学胜利的重要组成部分。大多数患者能够接受治疗手段的潜在局限性，并且认为医生只是众多病痛顾问中的一员，其他人还包括占卜师、神谕师和牧师。

---

① 简称 BMJ，1840 年。

② 简称 JAMA，1883 年；替代了 1848 年至 1882 年发行的《议事录》（*Transactions*）。

③ 简称 CMAJ，1911 年。

近代早期，虽然社会可能已经认识到了新的科学的好处，但是人们对医生的能力期望却几乎没有改变。有些人觉得期望与现实之间的差距很可笑。包括莎士比亚和莫里哀在内的剧作家，以及诸如罗兰森、克鲁克山克和多米埃这样的漫画家，都曾取笑过华而不实的医生——诊费昂贵却不见成效，而且那些难以理解的极端治疗手法可以在治疗的同时轻易地伤害患者（图 6.4 和 6.5）。

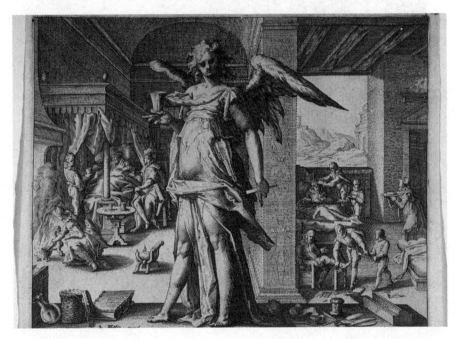

图 6.4 医生的天使形象。

来源：费城艺术博物馆。来自穆里尔和菲利普·伯曼的捐赠，由约翰·S. 菲利普斯1876年的遗产辗转至宾西法尼亚美术学院，资金由穆里尔和菲利普·伯曼提供，并由丽莎·诺里斯·埃尔金斯、布赖恩特·W. 兰斯顿、塞缪尔·S. 怀特三世及薇拉·怀特提供捐赠，后续资金由约翰·霍华德·麦克法登二世、托马斯·斯凯尔顿·哈里森以及菲利普·H 和 A.S.W 罗森巴赫基金会提供，1985 年，1985-52-1521。

由亨德里克·霍尔奇尼斯之后的匿名荷兰画家于 1587 年所作。这是一套以病患视角绘制的关于医生一职寓言图，此书中展示的是第二和第四幅。在寓言图中，这位医生从一个聆听求助的上帝，变成了一个派发药物的天使，然后变成了一个试图帮助别人却受到伤害的普通人，最后变成了一个索要报酬的魔鬼。费城艺术博物馆。

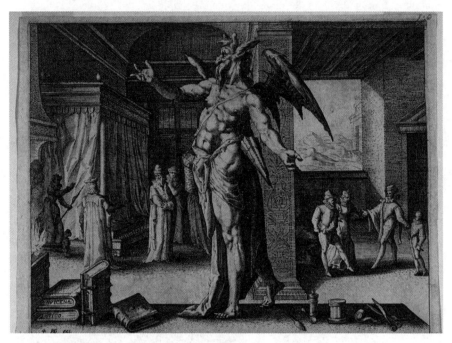

图 6.5 魔鬼形象。

来源：费城艺术博物馆。来自穆里尔和菲利普·伯曼的捐赠，由约翰·S.菲利普斯1876年的遗产辗转至宾西法尼亚美术学院，资金由穆里尔和菲利普·伯曼提供，并由丽莎·诺里斯·埃尔金斯、布赖恩特·W.兰斯顿、塞缪尔·S.怀特三世及薇拉·怀特提供捐赠，后续资金由约翰·霍华德·麦克法登二世、托马斯·斯凯尔顿·哈里森以及菲利普·H和A.S.W罗森巴赫基金会提供，1985年，1985-52-1518。

随着麻醉和消毒这两大发现，患者对医学的期望在 19 世纪中期开始上升。麻醉被认为是塑造现代医患契约的最重要的技术：曾经被认为是致命的或慢性的疾病都可以被无痛地治好了（见第十章）。如今，患者们"希望每一种病痛都能拥有相应的'技术治疗方案'"，但由于默认了医疗专家的权威性，他们失去了对自身健康的自主权[1]。20 世纪 30 年代和 40 年代出现的抗生素，以及医学上的每一个重大发现，都产生过类似的效果（见第五章）——只要偶尔发现一种可能的治愈方法，那么它很快就会被大量使用。每个人都会死去这个事实，在

———————

[1] 珀尼克（Pernick）1985 年，第 233 页。

医学文化观念中似乎略显模糊。

在 1850 年到 1950 年之间，医学界出现一系列的外科及内科巨头，这些人在他们的故乡被誉为国家级权威。这些伟人的伟大著作将菲尔德斯画笔下在床边看护的乡村医生的伟大形象年复一年地延续了下去。这个时期的医学知识没有显著的发展，但胜在安全。在 20 世纪早期，只要是一名医生，就会自然而然地获得钦佩与尊重。

病患期望值的显著提高把对健康的希望变成了要求。人们现在想要并期待被治愈。他们坚持要用"最好的方法"，即使那意味着立即进行心脏手术或胎儿畸形宫内矫正。报纸对那些在等待手术过程中失去亲人的家庭进行报道，就好像以前从没有人死在手术台上一样，仿佛手术是万无一失的。

但在 20 世纪后期，病患的期望再次改变。虽然没有放弃治愈的期望，但大部分人开始怀疑医学是否具备治愈疾病的能力。诚然，有些人仍然敬仰医学界，但这种敬仰已不再是理所应当的事。执业医师不一定值得被信任，他们对医疗实践的掌控力也不比从前。尽管人们仍在期待奇迹般的疗法，但与此同时，人们对医学专业人士的期望值已降至"极低"的水平：医生有时被认为是危险、无情和残忍的。这样的情况导致医患契约陷入两难境地、难上加难。

对医生的尊重度下降的原因有很多。第一，大家现在都明白医学知识有时是"错误"的。虽然 20 世纪的错误可能并不比早些时候的错误更频繁、更有害，但是，现如今的错误更加引人注目。很多曾被吹捧为万灵药的治疗方法已经没落或被放弃，比如扁桃体切除术和内脏下垂手术（见第十章）。还有一些医疗方案被列为庸医之流：始于 19 世纪 90 年代，一度备受尊崇的布林克利（Brinkley）手术，据说可以通过移植猴子或山羊的性腺来达到返老还童的目的。1930 年，《美国医学协会杂志》（JAMA）的编辑对堪萨斯州的约翰·R. 布林克利提出指控，尽管布林克利煞费苦心地为自己辩护。大多数药物都有不良副作用，也有一些药物造成了众所周知的严重伤害，如沙利度胺、氯霉素、非那西丁、关节炎类药物和激素替代疗法（见第五章）。和医学一样，科学也曾经"犯错"。科学带来了原子弹、拉夫运河事件、臭氧损耗、切尔诺贝利事故、空气污染、转基因生物和全球变暖。受环境伦理学的启发，病患们表示不希望药物毒害他们的身体。但实施具有危险性疗法的医生通常不会受到指责。甚至在大多数情况下，承担法律责任的是制药公司、制造商，偶尔也包括政府。医生会继续做出令人遗憾的决定吗？是的。他们会永远享受这种相对来说不受指责的待遇吗？

他们会大方承认自己的错误吗？我们不知道。但是有见地的公众对医生很警惕，因为他们是科学产品的把关人。

一个不太礼貌的观点

对权威的不信任也反映在如今一些历史学家的著作中，他们关于"伟大的医生"的著作中经常提到一些缺点，这些缺点在以前都被当作美德或怪癖而忽略了。我们听说过盖伦曾在一场瘟疫中逃离了罗马。同样，托马斯·西德纳姆在一场流行病暴发期间逃离了伦敦。威廉·威瑟灵在穷人身上测试了洋地黄。爱德华·詹纳和路易斯·巴斯德对疫苗接种的勇敢展示，都不符合当今的道德标准。威廉·奥斯勒爱搞恶作剧。威廉·霍尔斯特德吸食可卡因。亚历山大·弗莱明在发明青霉素中的功劳名不副实。诺尔曼·白求恩酗酒并沉溺于女色。弗雷德里克·班廷家暴他的妻子。

第二，医学知识的性质和内容都在发生变化。有人说"知识在增长"，但增长的其实是信息而非知识。Medline 为医学文献提供参考，它的前身是印刷书籍形式的《医学索引》（*Index Medicus*）。1879 年版的《医学索引》是一册只有五厘米厚的书。与 1992 年版整整十九卷厚书相比，老版本增加了超过三十倍不止。随着信息数字化，迅速增长的信息很难用以前那样的方式"看到"，但其相对数量仍在持续地爆炸性增长。一个医生怎么能自称"熟悉"成千上万的医学期刊上铺天盖地的所谓新知识呢？医学教育之初的正确观点，有时最终会变成错误的。面对错综复杂、相互矛盾的信息，医生们如何得知何时应该摒弃他们所学的东西，转而接受新东西呢？今天的医生真的比菲尔德斯笔下的那个医生知道得更多吗？这样庞大的信息就是更好的知识吗？面对这样庞大的信息我们不需要付出任何代价吗？有见地的公众对于这些问题深感忧虑，因为医生并非全知全能。

第三，医学英雄在一些国家可能仍然具有权威性，但在北美的人们已不再买账。法国 20 世纪 90 年代的一场运动将该国著名肿瘤学家的照片张贴在广告牌上，鼓励市民慷慨解囊。如果没有人们对医生的了解与信任，这个项目不可能如此成功。然而，水能载舟亦能覆舟。而且，对英雄的不信任并不局限于医学领域。我们这个时代已经开始对阶级差别、权威和任何贴着科学标签的东西产生怀疑了。

只要愿意看到医学历史的阴暗面，历史学家、记者和公众很容易就会发现过去对于医学的诸多抱怨。医生也是人类，有时会犯下代价惨痛的错误。为了造福当时的政治及文化意识形态，有的医生还故意利用自己的知识行不义之举。在实验中，弱势群体的权利经常被忽视。如今的不同之处在于，公众对过去的事故和犯罪有了更深刻的认识。例如，塔斯基吉梅毒实验对非洲裔美国人感染未经治疗的梅毒的研究一直持续到 20 世纪 70 年代，而那时有效的治疗手段早已面世。参与实验的当事人还以为他们受到了良好的照顾，并对科学知识做出了贡献。直到 1997 年 5 月，在许多历史学家揭露了这场悲剧之后，比尔·克林顿总统才针对美国政府在那个项目中所扮演角色而正式向幸存者道歉。许多人认为，对这种明目张胆的滥用职权的行为，正是现在的人们不信任医学的一个原因。发人深省的近代历史剖析了纳粹医生的行为，发现他们在某种程度上调和了种族灭绝希波克拉底誓言——"无损患者"之间的冲突（见第十五章）。最近，医生们因接受制药业提供的回扣而受到了严厉批评，而备受瞩目的解聘事件也加剧了这种不信任。比如，查尔斯·内梅罗夫因从制药行业获得了巨额未申报利润，而在 2008 年辞去了埃默里大学（Emory University）的职位。过去和现在对医疗权威和特权的滥用，是公众对当今医学缺乏尊重和期待的重要组成原因。

> 受伤了？需要律师吗？打 1-800-XXX-XXXX
>
> ——2008 年，美国东部多处州际高速路上的广告牌

第四，西方现在的文化本来就赞同批判。由于病患进退两难、相互冲突的期望，专业医学人士随时面临着医疗事故诉讼的威胁。如果每个人都期待被治愈，那么在这样一个既不信任医学也不信任权威的社会，总会有人为各种不足承担骂名。所以医生们因为无法治愈一种不治之症而被起诉，就好像必须有人得为自然衰老负责一样。

美国的医疗事故保险费已经上升到前所未有的水平。而加拿大医疗保险由协同保护机构负责，是一种单向服务，所以历史学家可以迅速掌握全国范围

内的情况。在加拿大，胜诉费是违法的，医疗事故诉讼也不那么频繁，但是，好打官司的社会特性还是造成了显著影响——保费一直在稳步上升，与此同时，诉讼费也在急剧增长。举个例子，1976 年加拿大医疗保护协会（Canadian Medical Protective Association）垫付的赔偿金和诉讼费约为四百五十万美元；到了 1981 年，这一数字翻了一番多，达到一千万美元多一点；1991 年，这些费用超过了六千万美元；到了 1995 年，这一数字又翻了一番，达到了一亿两千万美元；而到 2007 年，这一数字已经达到三亿九千三百万美元，三十年间增长了八十七倍。而在同一时期，加拿大消费者价格指数的增长仅为四倍左右。

对这些问题的认知促进了生命伦理学的兴起（见下文），并导致了医学培训将"以患者为中心"作为重点。比如，在 20 世纪 90 年代，安大略省在一个名为"培养未来医生"（Educating Future Physicians，简称 EFPO）的项目中启用了"需求端"的方法。这一项目为医生定义了十二种互补但偶有冲突的角色。这一项目反过来又影响了国家认证机构，它现在被称为"CanMEDS[①] 角色医生资格认证"，被应用于一些国家的认证流程中。该认证要求年轻的医生要清楚病患的需求。

最后，给富裕的医生们发工资的困难并没有增加公众的同情心，尤其是富有的医生们举行罢工的时候。

表 6.3 卫生保健系统创立信息

年份	国家	立法
1883 年	德国	工资类工人的强制医疗保险
1888 年	奥地利	—
1891 年	匈牙利	—
1893 年	法国	为贫困人口提供免费医疗
1911 年	英国	国家健康保险法
1916 年	萨斯喀彻温省	市政医生方案（薪资）
1947 年	萨斯喀彻温省	医院服务保险
1948 年	英国	国民医疗服务体系
1962 年	萨斯喀彻温省	医疗服务保险
1968 年	加拿大	国家医疗保险计划启动
1984 年	加拿大	加拿大卫生法

---

① CanMEDS：加拿大医学协会。

付钱给医生：医疗保健系统

疾病很容易毁掉患者和他们的家庭。向医生支付费用的问题多年来出现了各种各样的解决办法，每一种都反映了不同地域及时间的政治文化的理想模式。很多国家的医患契约中都介入了第三方，原本契约中的二重唱也变成了三重唱。

从18世纪开始，有名望的医生开始（仍在）开办慈善诊所，不过，富有的患者需根据批准的收费标准付费，并根据该医生的声望进行相应的调整。慈善团体有组织地对患者进行照顾，有时是在类似监狱的济贫院里。但得不到医疗护理的人还有很多。随着科技的发展和对成功的期望，社会对医生工作的"需求"变得更加迫切。慈善家们想方设法为穷人提供帮助，而企业家们则看到了更多的机会。医疗保险计划在19世纪末和20世纪初发展起来，其中许多是由医生经营的。而保险的目的是报销医疗支出并支付医疗保健人员的工资。

疾病对资方和政府也提出了要求。获得医疗服务不公平待遇从私人慈善机构的问题上升到政府的层面，以至于各种各样的国家医疗项目随之而来（见表6.3）。在这些医疗项目中，有些可以涵盖所有费用，而另一些仅涵盖住院或医生保健的费用，但诸如牙科、药物、物理治疗和其他形式的医疗保健的费用是不包括在内的。起初，这些项目的重点关注人群是患有诸如肺结核或癌症等疾病的重症患者。但随后，这些项目的服务对象扩展为全国公民，并且不论是否患病。

这些或私立或公立的项目有三个目标：1. 免除患者或贫困人士的支付负担；2. 确保医疗服务能获得相应的报酬；3. 预防疾病。前两个目标通常是可以实现的，然而，第三个目标却并非如此。"医疗保健系统"是一种委婉说法，其实质其实是为了管理和支付疾病所带来的代价。这一系统囊括了医疗保险项目（公民支付保费，医生收取服务费，政府是中间人）和公费医疗项目（医生领薪水，医疗服务由税收资助，"免费"提供给公民）。

1883年，在政治家奥托·冯·俾斯麦的指导下，德国出现了全球首个强制性国家医疗保险计划。收入在规定范围内的工人必须为包括牙科、住院和医疗服务在内的医疗相关服务支付保险费。那些工资低于规定范围的人不涵盖在该计划中，只得寻求慈善救济。而收入超过规定范围的人则被推荐使用私人保险。

公费医疗计划曾被认为具有共产主义的影子，但俾斯麦的目标其实恰恰相反：他认为，在资本主义制度下为工人提供医疗保险，消除了工人阶层的主要抱怨之一，从而阻止工人运动的发展。德国的这一体系广受关注，其资金充足的实验室也是所有医生的首选目标（见第三章）。

1911 年，在尚未成为首相的大卫·劳合·乔治的领导下，英国通过了《英国国家医疗保险法案》（National Health Insurance Act of Britain）。该法案仅涵盖结核患者的住院费用，并且强制雇主为工人支付保费，而无业人员则不能享受这点。俄国革命开创一种分散制诊所系统，在这个系统中，被称为医生助理（feldsher）的辅助医护人员，扮演了重要的角色，且不收取服务费用。1893 年，法国颁布了为贫困人群提供公费医疗的法案，而其他人群的各种医疗情况由保险公司和雇主提供的相关福利保障，这样的做法一直持续到第二次世界大战后。后来，受英国的影响，法国缓慢而稳步地将公费医疗范围延伸到老年人、孕妇及儿童群体，最终于 1999 年实现了全民覆盖。由于众多国家向医生支付的方式和金额的巨变，加剧了美国民众对政府的质疑。

对医疗保健的恐惧：关于公费医疗的广播辩论，1935 年 11 月 12 日

公共资助的医疗服务"即使不会使美国人的生活出现阶段性的共产主义化，也至少会使其社会主义化。我们将成为一个由机器人组成的国家，按照政治家和政治领袖的意愿运转、呼吸、生活、受苦，最终死亡。"

——莫里斯·菲什拜因，JAMA 编辑，《美国医学协会公报》，1935 年 11 月，再版，第 7 页

1948 年，在著名经济学家威廉·亨利·贝弗里奇 1943 年的报告的推动下，英国实施了进一步的改革。医疗保健只是广阔的"终身"福利计划中的一项。贝弗里奇希望公费医疗服务在社会医疗体系中扮演补充角色，不要对医疗市场化进行扼制。参与该项改革的英国医生可以领取薪水，但必须在特定的地点行医。谈判的结果是相互妥协，很快，一个平行于公费医疗的私人医疗体系就成为精英医生们的避难所，他们为富人们工作，这一私人医疗体系就是："哈利街"。

　　大多数欧洲国家以及澳大利亚、新西兰和其他发达国家目前都拥有由国家管理的医疗保健系统，这些国家的国民也享有更好的医疗服务。而一些富裕的，且不在全国医疗保障覆盖范围内的行政辖区则必须面对一些令人沮丧的统计数据。在 1959 年的革命后，古巴也启用了公共医疗体系。医院资金完全依靠国家税收，医生领取薪水并负责维护国民健康，虽然那里的医生收入不多，但该国的医疗统计数据值得赞赏。

　　美国的公共医疗计划覆盖了最贫困人群及老年人。早些时候，美国曾尝试在全国范围内推行医疗保健立法，但都以失败告终，距今最近的一次是在克林顿执政期间。在此书撰写之时，美国国会两党成员正强烈反对贝拉克·奥巴马总统的医疗保健立法计划。目前，美国至少有四千六百万公民没有医疗保险。在 1990 年得克萨斯州的麻疹流行病中，死亡的大多数是生活贫困的非裔美国籍或西班牙裔儿童。有一些创新解决方案，使中产阶级能够买入带有各种限制的管理式医疗项目：健康维护组织。医疗保险的覆盖范围以及对失去医疗保险的恐惧成为挑选工作的因素。在诸如马萨诸塞州的一些州内，开始要求所有居民购买私人医疗保险，并为生活贫困的人群提供补贴。私立保险行业是反对全民医保制度的游说团体中最壮大的一个，为了创造利润，保险公司招收了大量的中层管理人员，而这些人员的薪水则要靠保费和更高的服务成本来支付。电影制作人迈克尔·摩尔备受赞誉也被妖魔化的纪录片《医疗黑幕》（*Sicko*，2007），就是以美国投保人的悲惨处境为主题的。

　　在这样的社会体系中，公众和医学界在处理诸如贫困、文盲、生活方式、污染和战争等容易产生疾病的社会问题上面临诸多困难。解决这些问题的工作被留给了像联合国和世界卫生组织这样效率较低且远水救不了近火的官僚机构，以及一些积极性很高的独立业余团体（见第十五章）。一群美国历史学家组成了一个名为西格里斯特圈（Sigerist Circle）的游说团体，将历史作为争取全民医保的武器。

　　加拿大的医疗保健系统一直是许多国家关注的对象。在第二次世界大战期间，加拿大采取了经济管制措施，以防重蹈 20 世纪 30 年代大萧条时期的覆辙。那时，所有政党都赞同国家资助医疗保健的观点。加拿大医生们对他们的俄罗斯盟友的分散制系统很感兴趣。1944 年，浸礼会牧师汤米·C. 道格拉斯领导的合作性联邦政府（Co-operative Commonwealth Federation government）举行了省级选举，结果萨斯喀彻温省成为北美第一个实行医疗保险的地区。该计划的覆盖范围始于省内住院保险，并在斯威夫特卡伦特镇进行了一个全面医疗服务试点项目。只有少数医生参与了该项目。大多数医生在意识到改革能增长收入之前，还是对这些变化持反对态度（见第十五章）。

1962年，萨斯喀彻温省将医疗保险的覆盖范围扩大至全省范围，导致医生们罢工了二十三天。1964年，由埃米特·霍尔法官担任主席的一个皇家委员会建议将萨斯喀彻温省计划推广至全国。1966年立法首次通过，1968年项目正式启动，1984年加拿大卫生法（Canada Health Act）正式签署成为法律，各省都表示赞同并承诺了转移支付。

尽管加拿大医疗保健系统受到了许多执业医师和一些美国人的批评，但其在预期寿命、婴儿死亡率和戒烟方面的表现都优于其他西方国家。然而，加拿大的医生、护士以及核磁共振成像仪的数量都少于平均水平，而且其医疗体制费用是第二昂贵的（仅次于美国）。医疗体制改变了医患契约。如今，获得医疗服务也是一种"基本权利"。但是，医生的自主权不如过去了。即使他们满足了大多数的患者期望，紧跟时代且不犯错，控制权依然不再完全属于他们，而是属于支付费用的第三方。费用由政府协商，并由财政压力决定。然而，患者很满意，这套新的体制是加拿大接受度最高的社会项目。它得到所有政党的支持，不久后皇家委员的认可也更巩固了其接受度。

医疗服务通过等待时间定量配给的问题逐渐受到积极的研究关注。加拿大会对医疗业务账单进行审计，然而，2003年，安大略省的内科医生安东尼·徐在接受了一次严格的业务审查后自杀一事，使人们觉得这些审计太过严苛且带有偏见。让事态更为混乱的是，2005年，最高法院裁定，限制私人诊所违反了《权利与自由宪章》，而根据《加拿大卫生法》，私人诊所在加拿大是非法的存在。于是，像其他国家一样，加拿大很快就出现了更多20世纪的特有现象——医生罢工（见表6.4）。

表6.4 部分医生罢工或威胁罢工一览表

国家	
澳大利亚	1984年、1993年、2001年（塔斯马尼亚）、2002年（威胁）、2008年
孟加拉国	2007年
保加利亚	1922—1923年
英国	1911年（威胁）

续表

国家	
刚果	2008 年
捷克	1995 年、2007 年
丹麦	1981 年
多米尼加	2000 年、2009 年
萨尔瓦多	1998 年、2002 年
芬兰	1984 年、2001 年
法国	1995 年、1996 年、2002 年、2005 年、2008 年
德国	1904 年（莱比锡）、1982 年（西部）、1996 年（威胁）、1999 年、2005—2006 年
希腊	2000 年
海地	2005 年
匈牙利	1914 年、1998 年（威胁）
印度	1987 年、1992 年、1995 年、1998 年、1999 年、2001 年、2004 年、2005 年、2006 年、2007 年、2008 年、2009 年
伊拉克	2005 年
爱尔兰	2002 年（住院医师）、2003 年（公共卫生）、2008 年（住院医师）
以色列	1983 年（118 天）、2000 年（127 天）、2005 年
意大利	2004 年
韩国（南）	2000 年
马耳他	2009 年
尼泊尔	2006 年、2008 年
新西兰	1992 年（住院医师）、2006 年（住院医师）
尼日利亚	2004 年、2009 年
巴基斯坦	2002 年、2008 年
秘鲁	2008 年
波兰	2007 年
葡萄牙	1998—1999 年
俄罗斯	1905 年、1917—1918 年、1992 年（威胁）、2005 年
塞尔维亚	2003 年
南非	2009 年
西班牙	1995 年
斯里兰卡	1999 年、2001 年、2009 年
瑞士	2009 年
坦桑尼亚	2005 年
美国	1969 年（查尔斯顿、SC）、1975 年（纽约市）、1990 年（加州医院）、2003 年（西弗吉尼亚和费城）、2004 年（马里兰）

续表

国家	
津巴布韦	1998 年、2001 年、2002 年、2003 年、2007 年、2009 年
加拿大	
阿尔伯塔省	1998 年（威胁）
不列颠哥伦比亚	1983 年（威胁）、1992 年、1998 年（威胁）、1999 年、2000 年（乔治王子）、2002 年（威胁）
马尼托巴省	1932—1944 年（温尼伯）、1990 年
新布伦瑞克	2001 年
纽芬兰	1982 年（威胁）、2002 年
新斯科舍	1984 年 4 月（威胁）
安大略省	1982 年 6 月（1 天）、1986 年 6 月（25 天）、1996 年
魁北克	1991 年（威胁）、1998 年（威胁）
萨斯喀彻温省	1962 年

医生罢工

大多数国家的医生罢工是为了提高工资，这种情况最为常见，是因为医生不必与患者敌对，只需谴责第三方支付方就够了。在美国，这种情况则要少得多，而且通常是由工薪阶层的住院医师或其他反对高额医疗赔偿费的医生发起的。医生罢工是行不通的，而且会给这个职业招致更多的敌意，进一步降低人们的期望值。

发起罢工的医生很少表现出那些为他们的前辈们挣得社会地位的品质。他们似乎不仅和患者对着干，还和医疗体制唱反调，他们推卸社会责任，连一个社会偶尔需要的财政体制改革都拒绝参与。罢工的医生失去了公众的尊重，他们获得的经济优待是以道德为代价的。失业者和低收入者可能可以忍受薪资丰厚的体育"英雄"，但他们不会同情那些收入一直远高于全国平均水平却并不完美的医生——那些"反派"医生——发起的罢工。

1986 年 6 月，安大略省的医生罢工持续了二十五天，罢工的目的是争取向患者收取医疗体系中未涵盖的一点点费用的权利——而这种权利在两年前就被《加拿大卫生法》禁止。医生想要的"全额收费"在立法者和媒体眼中却贴着"额外收费"的标签。政府赢得了这场官司，这导致了全球范围内的医疗费用回调——一笔来自立法规定的慈善捐款。在一份主流的伦理学杂志中，埃里克·梅斯林将此次罢工描述为医生这一职业的双重失败：不仅输掉了官司，而且违背了提供医疗服务的道德责任，从而失去了同情心和信誉。流行病学家发现，在罢工期间，死亡率实际上下降了，政府决策人员将这一统计数据加入了限制医生执业的论据中①。

尽管医疗游说团体言辞激烈，但是只要公众有思考能力，就永远不会相信罢工的医生的动机是为患者着想。相反，他们似乎只看得到自己的收入，这点特别表现在团体中那些资深成员身上，而不是年轻医生或护理、助产和复健方面的其他专业人士。比如，一些医学协会曾在数个场合为难应届毕业生。同样地，加拿大医生长期以来反对六十五岁强制退休的条例——而这一条例曾经被用于大多数公民及其他政府雇员，最终，它在 2006 年至 2009 年的全国人权运动中被废除。

多少钱？多少个医生？

人们针对医生的收入、病人的权利以及昂贵的仪器及手术的经费分配提出了很多问题。20 世纪 90 年代初，经济学家发现，医生越多，他们所需的费用就越高。加拿大和英国限制了医学院和住院医师的名额，并对医生数量和收入增加了新的控制措施。一时间，"数管"齐下。比如，魁北克在 20 世纪 80 年代初限制了全科医生的收入上限。同年晚些时候，不列颠哥伦比亚省试图剥夺新入职医生开单的权利。在阿尔伯塔省，20 世纪 90 年代初的医生人数增加了20%，而人口总数却保持稳定。于是，阿尔伯塔省政府对医疗服务进行了大幅裁员与经费削减，并拒绝起诉使用昂贵技术的非法私人诊所——以图把富人转出公费医疗系统。同年，安大略省减少了医学院的空间和住院医师的名额，使得研究生培训的机会在一段时间内受到了严重的限制。

现在有人开始指出，事态转变得太过分了，许多发达国家都普遍出现了医生短缺的现象，大城市也不例外，其中尤以家庭医生的短缺最为严重（见第十四章）。许多人将这种现象归咎于大量进入医生行业的女性，因为她们拒绝像前辈们那样加班加点——仿佛加班加点是一件好事似的。无论男性还是女性医生都指出，加班加点地工作对任何人都没有好处，包括患者自己。于是，增建学校及扩招学生再次得到了许可。认可国际医学毕业生（简称 IMGs）进入培

---

① 2000 年以色列的罢工也得出了相似的报告——医生数量的减少可能有益于你的健康。

训的热情也达到了前所未有的高度。这一趋势由于挖了对医生需求更大的国家的墙脚——如南非和印度——因而招致了尖锐的批评。

经济学家和政府决策人员还指出，如果我们将精力集中在预防心脏病、中风和肺部疾病上，而不是坐等解决其后果，将会节省大量资金。另一些人则指出了世界上的不平等：在花费数百万美元去为上了年纪、久坐不动的富人延长寿命的同时，每年都有成千上万的儿童死于营养不良和基础流行病（见第十五章）。而这些基于人口方面的争论，对那些患者的照顾者和家人来说根本没有意义。这种矛盾突出了试图在民主环境下改变疾病医学模式的一个根本问题（见第四章）。身处病痛中的人们不能接受有些人能得到手术救治，而有些人则不能享有接受手术的权利。如果要调和传统医患契约中的每一方的义务，就必须以最低费用为大多数人提供最佳服务。

医生抱怨第三方付款方使他们失去了自主权和控制权，不管这些第三方是政府的还是私人的。这些医生中的一些人联合痛失亲人的家属举行新闻发布会，抗议手术的延期。另一些人则从有各种限制的国家搬到美国，期望获得更高的收入及自由度。他们对 19 世纪不那么能干的医学前辈们所享有的尊重表示怀念。但过去并不像看起来那么美好。那时的医务人员工作时间长，工资相对较低，而且他们清楚地知道自己每一个慈善事迹所服务的人的姓名和面孔。菲尔德斯画作背景中哭泣的父母可能余生都会对那位医生感恩戴德。那时医生们的慷慨大方也为其赢得了一些尊重。当然，现在政府对医生收入的立法限制和对医疗场所的管控都是慈善行为，但它们缺乏过去那种一对一的个人魅力。勤勉的医生不会欣然接受匿名且强制的慈善理念，因为这样的慈善病人基本察觉不到。

生命伦理学和姑息治疗的兴起

医患契约自出现以来，医生的良好品行就一直是其中的一大要素。《汉谟拉比法典》和《希波克拉底誓言》中都有保护弱势群体不受任何剥削的规定。礼貌得体地守在床边也是这一传统的一部分。中世纪到 18 世纪的一些专著中详细记述了医生的行为穿着应当如何，以及在没有把握的时候应该如何表现，还有关于付款方面的明确说明。现代医学伦理学的奠基人之一托马斯·帕茨瓦尔于 1794 年撰写的守则，被美国医学协会于 1847 年创立之时用作制定守则的范本。这些守则的目的是提醒医生，医患契约的本质是不断协商妥协。

　　但是我们现在所熟悉的医学伦理学历史并不长。基于二战后于纽伦堡对纳粹医生进行审判所催生出的《纽伦堡准则》（见第十五章）中出现的准则，医学伦理学于 20 世纪 60 年代作为道德哲学的一个特殊分支而被专业化。医学院校的伦理学课程——如果它们曾经存在过的话——面对的学生不仅有哲学博士，还有对此感兴趣的医生（很明显，医学史上也发生过这种医生转而投入人文专业的做法，而且不少是在同一时间）。为了将这一新的哲学分支与其他一些旧形式区分开来，人们在 1972 年左右创造了"生命伦理学"这个词。

　　生命伦理学相应部门及主席的设立以及学术研究期刊的增加，进一步反映了该学科最近的兴起。尽管它有几个不太正式的前身，但赫赫有名的《医学与哲学杂志》（*Journal of Medicine and Philosophy*）还是于 1976 年发售。从那时起，大量的学术活动导致许多期刊消失或出现（见图 6.6）。在 1985 年至 2005 年的密集活动之后，对此学科的热情终于逐渐平稳下来。

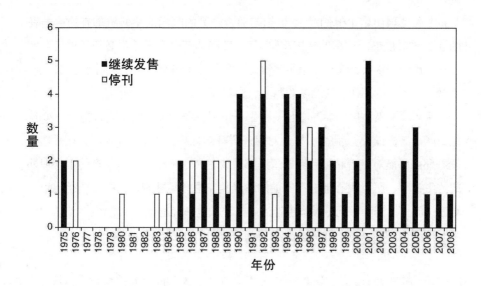

图 6.6　医学伦理杂志，1975 年至 2008 年。来源：国家医学图书馆馆藏，共六十四个刊名中包含"医学"或"临床伦理学"或"生命伦理学"等关键字的杂志。

　　各个方面的力量促成了生物伦理学的兴起，有些与上述医患契约的变化密切相关。比如，考虑到病患的期望由护理上升到治疗，无法满足这一期望的情况将更频繁地（而且不可避免地）发生在所有医生身上。那么，无法满足期望是否就意味着他们是糟糕的医生呢？伦理学已承诺会为应对这种悲伤的现状做出努力。同样，在频繁发生的医疗失误、偶尔的医生罢工带来的厌烦情绪以及由此导致的对医生尊重的减少面前，医生需要认识到围绕着他们行为的怀疑氛围，也需要在这样的氛围中保护好自己。伦理学教育的一部分包括对法律和道德义务的理解。事实上，生命伦理学面临的更大压力来自现代社会爱打官司的本质。

技术的革新也为伦理学家开辟了用武之地。让人们健康地活着、促进或抑制受孕，以及遗传测定等众多新的可能性让医生们想起，有些他们可以做到的事并不见得是应该做的。医院的伦理学家会根据具体情况来帮忙决定正确的行动方案。新生命伦理学运动的首要任务之一是：为了维护器官移植以及受病痛折磨和垂死的人的权利，去定义死亡的时刻和质量。他们讨论了安乐死在不同国家的不同结果。不久之后，生殖技术引发了更多关于生命起源和遗传财产所有权的伦理问题。

生命伦理学自 1990 年开始兴起的另一个原因来自医学研究的本质——在循证医学中被广泛运用的临床试验（见第五章）。每个试验都必须通过伦理审查——每个医学会都需要一个足够懂得医学和哲学的伦理学家来制定合格标准。道德哲学博士的工作机会之多达到了历史新高。

话又说回来，伦理学的崛起使医生不得不更仔细地倾听人们的抱怨。20 世纪 50 年代进行的调查显示，医生对疼痛缓解知之甚少。调查还表明，在医疗护理下死去可能对患者和患者家属来说都很可怕。在新技术和对治愈的不合理期望的影响下，医生耐心地守在床前的古老角色很容易被忽视。医生通常比患者更害怕死亡，当他们无法缓解患者的痛苦时，他们就避免接触患者。

还是去学医吧。是医生们抛弃了垂死之人，而且关于疼痛，还有那么多要学的东西。如果你做得不好，你只会觉得挫败不已，而且他们也不会听你的。（针对护理专业的建议。）

——诺曼·巴雷特，《外科医生》（约 1948 年），引用于 C. 桑德斯，《皇家医学会杂志》，第 94 期（2001 年）：第 430-432 页。

20 世纪 60 年代的临终关怀运动以及作为一个独特专业兴起的姑息医疗，意味着医生、患者和广大公众不得不重新学习如何安慰和照顾临终患者。由于宗教信仰的关系，姑息医疗领域的领导者常常包括一些极不传统的女性：亚利桑那州的伊丽莎白·库伯勒·罗斯、伦敦的西塞莉·桑德斯和加尔各答的特蕾莎修女。姑息医疗领域的期刊出现的时间比生命伦理学领域晚了大约十年。

关于替代医学

替代医学的历史曾被人们描述为一段从多元医疗文化到垄断的故事。但是，这种垄断从来都不完善，而且，从某种程度来说，它已经开始衰退，与此同时，促使生命伦理学运动出现的助力也开始减弱。这本书虽然论述的是当今正统学校所教授的医学史，但没有任何一种体制是凭空出现的——认识到这一点很重要。很多其他的实践方法层出不穷，每一种都有其追随者以及对其疗效满意的患者，其效果在常规医学中也可见一斑。正如罗伯塔·比文斯所认为的那样：一种医学体系之所以为替代医学，是因为有另一种医学体系占据了主导地位。

顺势疗法起源于欧洲，在 19 世纪很流行（见第五章）。它对北美医学的教育及专业化起到了重要作用，并且仍然在欧洲——特别是法国——有着突出表现。美国也出现了其他一些医学体系，反映了美国社会文化的开放性和机遇性。有时，这些医学体系以"天然药物"的形式出现，以直接应对"对抗疗法"类药物的可怕副作用。一般来说，所有替代医学的学校都对少数族裔学生和妇女更开放。

这些医学体系中最成功的那些并没有被正统医学击败，而是被规范管理了。它们通过顺应正统医学教育、考试和授权的规则而得以存活并积累信誉。如今，它们已经传播到世界各地。

1874 年，密苏里州的内科医生安德鲁·泰勒·斯蒂尔创立了整骨疗法（Osteopathy），他的父亲也是一名医生。他有三个孩子死于脑膜炎，这促使他开始寻找新型治疗方法。整骨疗法非常依赖于对身体组织的触诊，治疗的目的是减轻疼痛及恢复平衡。自 20 世纪 30 年代整骨疗法在美国被规范化以来，美国、英国和加拿大分别开办了二十五所、八所和一所整骨疗法学院，且加拿大的这所学院在包括哈利法克斯和温哥华在内的四个城市内都设有分院。

学院整脊疗法（Chiropractic）的创立或"发现"起源于一位加拿大裔的艾奥瓦州人，丹尼尔·大卫·帕尔默，他对磁力在健康中的作用十分着迷。1895

年，帕尔默首次使用脊椎矫正治疗一名患者。他曾因无执照执业而被起诉。帕尔默的医学体系专注于对神经肌肉控制的理解，尤其是对脊椎的控制，而治疗也是通过对相应部位的推拉按摩实现的。美国、英国和加拿大分别有十八所、三所和两所整脊疗法学院。在帕尔默的故乡，安大略省佩里港（Port Perry）的湖滨，装饰着一尊用来纪念他的半身像。

自然疗法（Naturopathy）出现得更晚一些。它是一种混合了顺势疗法、植物医学和亚洲智慧的疗法，并声称自己的历史和治疗的历史一样久远。但直到20世纪50年代中期，自然疗法才开办了为数不多的几所学校，这些学校并没有全部得到认证，而且其实践范围仍然局限于少数几个州和省，但范围正在不断扩大。到目前为止，英国只提供两年制的文凭给自然疗法学院，并且只适用于那些已持有其他正统文凭的人。

各个大洲的其他许多国家都有整骨疗法和整脊疗法的学院。随着人们开始更重视自由选择和以患者为中心的护理，对这些替代疗法的需求正在逐渐扩大。自2000年以来，又出现了几所新学校。简而言之，尽管人们对医学存在敌意，但其多元化依然存在。

回过来再谈谈医生

菲尔德斯感人的画作所传达出的信息还适用于我们这个时代吗？现在医生和患者可能来自不同的文化、宗教或种族背景。而现在的家庭也往往会把生病的孩子带到灯光明亮的急诊室里，那里充斥着晃眼的白大褂、电子设备和奇怪的声音，几乎一半都是女性的医生们连坐下来思考的时间都没有。况且，家属也不会愿意不加问询就默认医生的意见并离开病床。

的确，许多学校教育学生要磨炼沟通技巧，恢复出诊服务，让那些惧怕现代医院的人安心。但是，虽然医患双方可能都希望尽量做到同理心，但如今的病患的期望已经远远超过了一个世纪前菲尔德斯画中悲痛欲绝的家庭的期望。我们不愿意牺牲菲尔德斯画作中所体现出的任何一种宝贵品质，但似乎也无法提供可治愈任何疾病的医疗技术。

思想实验

女王大学的一位校长曾梦想给每个新生发一幅菲尔德斯的画，"因为，"他说，"这才是医学的本质。"如果学生们能够把这幅画放在他们心中最重要的位置，他们就有可能铭记那些为他们的专业前辈们赢得了社会尊重的品性。

另一位来自公共卫生与流行病学部门的同事也同意这一观点，并建议在医生的头上画一个空白的思想泡泡，学生们可以想象一下这名医生可能在想什么。下面是一些明显带有现代倾向的猜测：

"能拍张 X 光片就好了。"

"我为什么把气管造切开术工具包留在家里？"

"这家人会付我钱吗？"

"要是有干净的水就好了。"

美国在战后试图阻止公费医疗保险计划，美国医学协会为此将菲尔德斯的画作分发给每一个医生，并在画上标上了标题："别让这张画带上政治色彩"或"你想要家庭医生还是公务员？"1947 年，这幅画作还出现在美国邮票上。1950 年 10 月 19 日，在《美国人日报》上，"我们的医生"与"美国先生和美国太太"坐在一起，保护他们的孩子免受"社会主义热病"的侵害。反抗运动成功了。但是，无论是成功抵御了所谓的社会主义医学威胁的美国人，还是他们"失败"了的加拿大邻居，都不能理直气壮地说自己留住了菲尔德斯画作中那感人的氛围。

拓展阅读建议

参考书目网站：http://histmed.ca.

第七章
瘟疫与人类：历史上的流行病 [1]

———————————————
① 本章学习目标见第 414 页。

就见有一匹灰色马；骑在马上的，名字叫作死，阴府也随着他；有权柄赐给他们，可以用刀剑、饥荒、瘟疫，杀害地上四分之一的人。

——《启示录》第六章第八节

流行病重创了人口，并对疫区的经济、社会、知识和政治方面造成了极大的改变。本章将对流行病的常见话题进行探讨，尤其是它们对人类生活的影响。在这里，我要向 W.H. 麦克尼尔道歉，我借用了他 1976 年出版的书名。

雅典瘟疫（约公元前 430 年）：它是什么，它重要吗？

人类对流行病的典型反应是恐慌和社会秩序的崩溃。希腊历史学家修昔底德在《伯罗奔尼撒战争史》（*The History of Peloponnesian War*）中讲述了斯巴达人包围雅典城时，利用一种致命的接触性传染病攻击了雅典人。病症包括发烧、疼痛性皮疹和口渴。没有有效的治疗方法。很多内科医生由于接触了过多患者而首先死亡，最后，甚至连鸟兽也绝迹了。死者中包括伯里克利，他是雅典的统治者和帕特农神庙（Parthenon）的建造者。修昔底德也曾患病，但根据他的报告来看，有少数对瘟疫免疫的幸存者。关于这场疾病起因众说纷纭。有谣言说它来自非洲，但有些人认为它是新型疾病，源自饥饿和战争冲突。还有人说斯巴达人在水井里投了毒。有宗教信仰的人相信这是神对未揭露的罪的惩罚，然而，在缓解痛苦方面，神谕和祭司并不比医生强。

修昔底德的记载是关于这场灾难唯一保存下来的记录。但是，其他历史文献的缺失引发了很多质疑，其中一种就是怀疑这位历史学家可能只是虚构了这个故事。然而，医生们一直对雅典瘟疫很感兴趣，他们觉得记录中生动的描述是可信的——甚至是无法反驳的。他们试图找出精确的回顾性诊断，可能的候选者中包括天花、斑疹伤寒和炭疽病。每当一种新的传染病被发现，似乎总有人会把它与雅典瘟疫联系起来。最近的研究中运用现代技术将中毒性休克综合征（toxic shock syndrome）、军团菌病（legionnaires' disease）、艾滋病、麻疹（measles）和埃博拉热（Ebola fever）假定为雅典瘟疫的"真正"病因。但是，大多数医学专家都未能考虑到这样一个生物生态学方面的事——细菌在自知环境下很多会发生变异。因此，在现代生态环境下为雅典瘟疫寻找到一种合适的诊断结果，其可能性微乎其微。这是医学史上的"海森堡不确定性原理"（Heisenberg uncertainty principle）。这个谜无法解决的状态可能会持续下去。

我们也许无法用自己的术语来归纳总结这种古老的疾病，但修昔底德的故事代表了所有流行病亘古不变的"体外"副作用。在瘟疫期间，社会结构衰退，犯罪猖獗，道德准则被弃之脑后。家庭成员会避开生病的亲人并忽视死者。大量死者尸体被丢弃在柴堆上——这是一种亵渎，也是一种犯罪。流行病最终退去，但雅典输掉了那场战争，并且再也没能恢复往日的昌盛。

大灭绝或黑死病：腺鼠疫（起于 1348 年）

西方历史上最著名的流行病是 14 世纪欧洲的腺鼠疫。它在当时被称为"大灭绝"（great dying），而它另一个广为流传的哥特式名字——黑死病则是由德国内科医生兼历史学家 J. F.C. 海克于 1832 年命名的。在此之前，世界上也曾暴发过瘟疫，比如发生在公元 6 世纪拜占庭帝国查士丁尼大帝统治时期的大规模瘟疫。然而，这些早期瘟疫的规模和恐怖程度没有一个可以和 14 世纪那场"天灾"相提并论。据目击者称，欧洲黑死病瘟疫是从亚洲通过船渡传过来的，并且似乎是从 1347 年 10 月热那亚船只抵达墨西拿西西里港开始的。接着，疾病迅速向北蔓延，扩散到整个欧洲，并于 1351 年到达莫斯科。病症为发热、淋巴结肿大甚至化脓溃烂（淋巴结炎）、脱水和死亡。

社会秩序彻底崩溃，就像修昔底德所描述的那样。人们离开了城市家园，在乡间游荡，对生病的亲人弃之不顾，任其自生自灭。人人对尸体避之不及，政府试图控制情况并强迫罪犯把尸体堆入万人坑。在这种氛围下，父亲死于瘟疫的佛罗伦萨作家乔万尼·薄伽丘创作了《十日谈》（Decameron）——它讲述了一群躲避瘟疫的年轻男女互相讲述的一百则荒诞滑稽的故事。薄伽丘的叙述是关于第一波黑死病的著名记录。但是，黑死病并没有从欧洲消失，并且几个世纪以来不断地卷土重来。1630 年和 1656 年的意大利、1665 年的英国和 1720

年的法国南部都发生过大规模的流行感染。

在 14 世纪，人们提出了许多关于瘟疫成因的假说，每一种假说都有相应的控制措施。为了更好地收集整理这些观点，全新的医学文献形式——《瘟疫论集》（*Plague Tractate*）应运而生。据外科医生盖伊·德·肖利亚克说，巴黎医学院将黑死病归因于 1345 年 3 月水瓶座罕见的行星会合造成的大气变化。其他人则认为这是对牧师堕落的惩罚。后来，在大分裂时期（1378 年至 1417 年），教会因教皇争斗而分裂为罗马和阿维尼翁两部分。同时，黑死病接连暴发，使神罚的观点更加深入人心，还有些人把黑死病归因于少数族裔、陌生人和旅行者。在不顾一切寻找治疗方法的过程中，民间治疗师和学院派医生也迎来了正面交锋。

虽然不知道瘟疫起源于何处，但人们都发现它是会传染的。许多医生逃跑了，留下来的医生试遍了各种各样的治疗方法，但没有一样令人信服。医生们有时会穿上"防护套装"，包括长袍、手套和一个面罩，面罩上带有云母制成的护目镜以及一个喙状突出部分，里面盛着有益健康的芳香型草药。由于旅行者可能是这种疾病的携带者，所以各国颁布了隔离法（quarantine）①。最早的隔离法可以追溯至 1377 年的拉古萨（现在的杜布罗夫尼克）和 15 世纪早期的威尼斯。四十这个数字与代表基督自我否定的四十天大斋节有关。船只在卸货或放行乘客前需要等待四十天。还有些城市通过了更严格的条例以限制旅行和自由。如果一处住宅中出现了瘟疫的征兆，那么所有的居住者都可能被"软禁"在里面，直到他们死亡或疾病退去。富人们曾努力试图逃避这些规则。

人们并不仅仅把瘟疫归因于外国旅者，还会怀疑那些少数族裔——尽管他们也是瘟疫的受害者。乡巴佬、流浪者、乞丐、神婆和犹太人被拷打逼供、驱赶或活活烧死（见图 7.1）。半宗教性质的鞭笞苦修者（flagellant）通过对自己（和他人）进行极端的肉体禁欲来赎罪，他们的声望在瘟疫期间激增，甚至堪比那些有组织的宗教。其他尝试赎罪的反应包括"传染性"毒蛛舞蹈症（tarantism），或舞蹈狂热（dancing mania）。这些行为现在被认为是群体性癔症的表现形式，源于对保护、救赎、宽恕和控制的渴望。

---

① 源自意大利语 quaranta，意为"四十"。

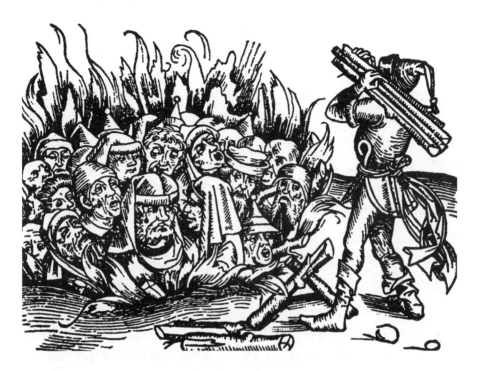

图 7.1 描绘为应对瘟疫而焚烧犹太人的木版画。哈特曼·舍德尔，《纽伦堡编年史》（*The Nuremberg Chronicle*，德语：Buch der Chroniken），1493 年版，摹本。纽约：兰德马克出版社，1979 年。

目前认为，第一波黑死病瘟疫中大约有四分之一到三分之一的欧洲人口死亡，而在接下来几个世纪的进一步暴发中还有更多的人死亡。自从隔离成为标准做法，人们就建立了专门的"隔离病院"，说是用来照顾患者，其实也是为了软禁患者。这场浩劫带来的不只是人类屠杀。谷物腐烂在地里，种子匮乏，连年的饥荒导致了其他疾病的并发。有人认为中世纪欧洲封建制度的崩溃和城市中产阶级的兴起是瘟疫带来的农民劳动力缺乏导致的。神职人员和医护人员因无力应对瘟疫而失去了信誉。教育本来是由教会把持，而由于瘟疫，教育落入了反教权主义者之手——或者至少是偏向反教权主义之人的手中。在医学方面，盖伦的权威受到了挑战，因为他丰富的著作中并没有提到黑死病。瘟疫的影响甚至延伸出了各种对裸体和尸体的艺术描绘。历史学家法耶·盖茨在她的文章《黑死病与一线希望》中指出后来研究瘟疫的学生们是多么强调黑死病的积极结果，就好像那场灾难在某种程度上"导致"了文艺复兴一样。文章中，她也针对为什么这些人在这么多坏影响中寻找好的一面这种行为做出了推测。

现在，我们已知道瘟疫是通过直接接触鼠疫耶尔森菌（Yersinia pestis）而传播的，这种细菌会感染一种叫作印鼠客蚤（Xenopsylla cheopis）的跳蚤，它通常会寄生在黑家鼠（black rat）身上，但当黑家鼠数量稀少时，它就会寄生在人类身上。在一定条件下，鼠疫会累及肺部，然后通过飞沫在人与人之间传播。关于这一点，直到19世纪90年代，这种病原学机制才随着A.J.E.耶尔森对芽孢杆菌（bacillus）的研究以及P.L.席蒙对跳蚤的研究而为人所知。

到了20世纪末，鼠疫耶尔森菌在历史上那些长期被认为是瘟疫的流行病中所扮演的角色开始受到质疑。宗教记录等先前未被充分利用的资料引发了新的问题：那么多死老鼠都去哪里了？为什么有些感染者病状更侧重于皮疹而不是淋巴结炎？历史学家依然相信鼠疫耶尔森菌是根本原因。他们认为，在众多被认为是"瘟疫"的流行病中，有一些其实属于其他疾病，比如斑疹伤寒或炭疽病。自2003年以来，DNA探针技术已应用于古代患病的尸骨残骸，以"彻底"确认鼠疫耶尔森菌的特定菌株在查士丁尼时期和14世纪瘟疫中所起的作用。但目前尚无定论。有些对新技术带有偏见的读者对于从几具不确定年代的骸骨牙髓中提取的DNA证据表示怀疑。最近，瘟疫被认为是某些遗传变异患病率不均的原因——如血色素沉着症——因为这些遗传变异在瘟疫中可能反而对人体提供了保护。当然，当年面临大灭绝的欧洲人并不知道这些。

社会结构：定义与实例

在某种程度上，鼠疫和外国人及少数族裔之间被画上了等号，这是一种"社会结构（social construction）"（见第四章）。疾病的医学概念中混进了患者的社会地位。因此，对带有危险性质的陌生人进行迫害或杀戮，就变成了一种疫病治疗方式。并且，社会结构并不仅仅针对鼠疫。

梅毒

梅毒充分体现了社会结构。这种疾病的起源具有争议。在14世纪90年代中期，法国军队及其西班牙雇佣军在围攻那不勒斯时，遭遇了一场史无前例的瘟疫。因此，较为普遍的观点认为，梅毒是五百多年前由克里斯托弗·哥伦布的船员从美洲带到欧洲的。梅毒在那时被称为"大水痘"（great pox），但它也被意大利人称为"法国病"，被法国人称为"英国病"和"西班牙病"，被西班牙人称为"那不勒斯病"。

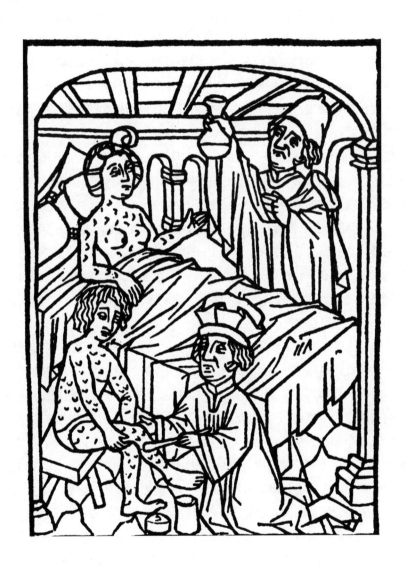

图 7.2　因"法国病"而接受治疗的患者。摘自 B. 斯泰伯，《A malafranzos》，1498 年版，第 263 页，由 K. 萨德霍夫和 C. 辛格临摹于 1925 年。

16 世纪早期，意大利医生吉罗拉摩·法兰卡斯特罗提出，传染性疾病是由在人和物之间传播的"种子"引起的。他认为这些种子一定是活的，是一种传染性活物（contagium vivum），并且能够分裂和繁殖。因为据他推断，如果没有分裂和繁殖的特性，它们的数量将在传播中减少至微乎其微。法兰卡斯特罗还认识到，这种新的法国病是通过性接触传播的：他发现病变会首先在生殖器上出现，并告诫他的读者们不要"屈服于爱情的诱惑"。"梅毒"一词取自他1530 年的一首寓言诗，诗中称这种疾病的来源为"罪"：牧羊人 Syphilus（原文如此）说他崇拜国王，不崇拜神。愤怒的神于是用疾病惩罚了他。也许是为了显得委婉，"大水痘"才转而使用了牧羊人的名字。

肆虐于 15 世纪的梅毒所导致的皮肤病疫令人极度痛苦，并且人一旦感染会迅速死亡。法兰卡斯特罗主张使用汞软膏和熏蒸法，直到出现出汗、流涎和牙龈疼痛等形式的汞中毒症状。水银可能有一定的效果，并且水银疗法一直持续到 20 世纪。由于梅毒在治疗过程中会发生自发缓解，因此任何治疗方法看起来都有些效果。除水银外，当时还有很多其他的方法被推荐，包括一种名叫愈创木（guaiacum）的北美树木的树皮，它增加了人们的信心，因为它与人们推测的梅毒发源地相同。后来，保罗·埃利希发明了含砷化合物撒尔佛散（Salvarsan）（见第五章）。

对梅毒传播方式的认知导致了性行为的改变——公共浴场消失了，爱情也明确地和死亡联系在了一起。此外还衍生出很多针对潜在携带者的措施，尤其是对于妓女和外国人。在 19 世纪的法国，J. A. 奥齐亚 - 杜伦尼试图用感染了梅毒的材料作为"疫苗"，给乳母"接种"，以治疗出生时就患有梅毒的婴儿。但这些乳母全部都感染了梅毒，不是通过"疫苗"，就是通过婴儿。后来，在1898 年的德国，发现了淋病病菌的德国皮肤科医生艾伯特·奈瑟，也曾试图通过接种疫苗来治疗梅毒。他将梅毒感染者的血清当作疫苗注射到二十岁以下的年轻妓女体内，但实验没有成功，一些年轻女性感染了梅毒。由于奈瑟的实验没有征得妓女们的同意，他被起诉、罚款，并受到了谴责。他关于淋病的发现和关于梅毒的研究使他成为"英雄与反派"游戏的理想候选人之一（见第一章）。

现在，青霉素这服"灵丹妙药"依然对梅毒有效，但这种疾病既没有被根除，也没有得到控制。医疗仅能治疗梅毒的体内感染，然而，预防和根除还是依赖于行为干涉，这是一项更困难的任务。

麻风

　　水和废物管理的公共卫生标准是早期流行病导致的产物。隔离检疫仍然在使用，尤其是针对地方性的疫情暴发以及岛屿类辖区，如英国、澳大利亚、夏威夷和纽芬兰。由于各个年代关于疾病传播的观念有所不同，立法相关措施可能会带有社会因素影响。有时，这些历史上的卫生控制措施似乎没有什么生物科学意义，而是更容易用社会、文化、心理和宗教方面的行为来解释。

　　比如，麻风病的传染性并没有人们对它的反应所暗示的那么强。正如我们所知，这种疾病只是轻度传染。所以，当时的监管可能更多的是为了保护健康的富人，使他们不必面对形容可怖、肢体严重残缺的穷人。在《圣经·旧约》中，麻风病代表着身体和道德上的不洁与对罪的惩罚。患者们被迫住在隔离区，穿着特殊的衣服或携带铃铛来表示他们的存在。建立于 12 世纪、以由基督复活的拉撒路命名的圣拉撒路骑士团（The Order of Lazarus），建立了特殊的收容所来隔离和照顾病患。这种名为"传染病院"（lazaretto）的收容所，除了麻风和瘟疫，也为其他疾病患者提供服务，但后来它成为"麻风病院"（leprosarium）和"隔离病院"（pest–house）的同义词。虽然现在麻风的病因已经确定为 1871 年 G.H.A. 汉森发现的杆菌，但是，一些历史学家仍坚持认为，《圣经》中提到的麻风和中世纪的麻风病是由各种不同类型的疾病组成。虽然病因已经确定，但旧时对麻风病的控制措施却依然在使用。不管是富裕国家还是贫困国家都仍有麻风病院，包括美国——其后在夏威夷群岛的莫洛凯岛上有一个仍在使用的隔离病院。自 2000 年起，路易斯安那州的卡维尔市（Carville）开始维修一所博物馆，那里正是一处已使用一百年的麻风病院的所在。19 世纪中期，加拿大在新布伦瑞克省建立了一所隔离病院。蒙特利尔的红衣主教保罗 – 埃米尔·莱杰也曾受命照顾非洲麻风病患者。1991 年，麻风的全球消灭（即每一万人中不足一人患病）目标定在了 2000 年。目前，这种可治愈疾病已经在一百二十多个国家被消灭，但它仍然存在于非洲、亚洲和拉丁美洲的一些国家。彻底将其消灭仍旧遥遥无期。

流行病和数字医学：霍乱和斑疹伤寒

　　19 世纪早期，随着实证主义的出现，数字医学很快对流行病概念产生了影响（见第三、四章）。英国改革家威廉·法尔和埃德温·查德威克将统计学应用于人口健康，发现了贫困、阶级和疾病之间的显著关联。他们的观察在中产阶级改革者中造成了一定的对立：一些中产阶级改革者指责穷人应该对疾病负责，而另一些人则试图帮助穷人。但指责的一派更受支持，尤其是对于那些想要平衡预算的官员和那些专注于控制而非预防疾病的医生来说。比如，德国医生兼政治家鲁道夫·菲尔绍曾主张为饱受霍乱和斑疹伤寒折磨的人群争取教育、就业和开展社会项目等机会，以促进健康，但他最终因 1849 年人们对改革的激烈反对而丢掉了工作。

　　公共卫生措施以科学研究为依据，以帮助患者和守护健康源泉为基础。然而，有时这些措施不仅具有偏见性，还不怎么有效，比起成功预防的疾病，反而带来了更多疾病（见第十五章）。19 世纪霍乱和斑疹伤寒的例子就说明了这一点。

　　19 世纪 30 年代初，霍乱从波罗的海地区开始席卷了整个欧洲，这是霍乱的七次大流行中的第二次。英国的军事行动、殖民地贸易以及俄罗斯战争都是这种疾病从印度这个暴发地向外扩散的助力。霍乱的特征是严重腹泻，且有致死性，有时仅需数小时便可导致死亡（见图 7.3）。1832 年全球死亡人数的准确数字已无从考证，但有可靠数据指出：仅巴黎就有两万人死亡，全法国有十万人死亡，伦敦有六千五百人死亡，加拿大有六千人死亡，美国则有十五万人死亡。

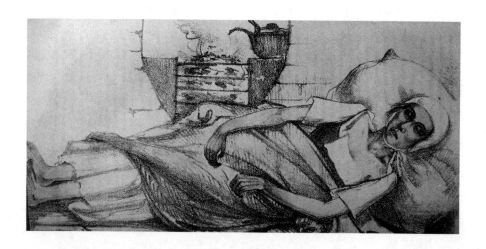

图 7.3　霍乱导致肌肉痉挛、四肢冰凉。这素描描绘了一个刚刚死去的女孩，它被刊登于册以教育医生们如何识别这种新的疾病。她的脸、手和脚都被颜料染成了蓝白色。《柳叶刀》，1832 年 2 月 4 日，第 669 页。

1832 年，霍乱通过渡船来到北美。患病的新登陆者被关在没有淡水和污水处理设施的棚屋里。就连健康的移民者也被集中到同一棚屋中，与那些已经患病的人一起被"隔离"。棚屋是由慈善机构管理的，由富人和中产阶级的公民资助，他们这么做的动机是出于同情，同时也希望将疾病控制住。庞大的死亡率证明了不卫生的穷人最易受到感染。在之后一波接一波的霍乱中，处理方法与麻风所用的方法一样。

直到霍乱在欧洲的首次大流行结束二十二年后，人们才确认它与饮用水之间的关系。1854 年，英国医生约翰·斯诺对受害者的住址进行了仔细的追踪，并确定了伦敦布罗德街（Broad Street）的水泵是疫情暴发的源头。但许多医生没有立即相信斯诺的发现，各种生物学假说各执其词的局面又持续了一段时间。霍乱仿佛是一种专属于移民者、穷人和卫生状况差的人的疾病。对外来人口和死亡之间的联系的描绘随处可见。

最终，罗伯特·科赫于 1884 年发现了霍乱弧菌。这种顽强的细菌能在冷水中生存，被污染的水通过洪水、地震以及战争等方式与饮用水接触，使污染循环下去。霍乱大流行一直延续至今。就在此书撰写之时，世界卫生组织（简称WHO，成立于 1948 年）还在监测几内亚比绍和伊拉克的疫情。

斑疹伤寒的特点是发热和出疹，目前认为是由通过虱子传播的普氏立克次体（Rickettsia prowazeckii）引起的。它自古以来就是欧洲的地方病，受环境影响，时不时会演变为严重的流行病。18 世纪在新斯科舍省的一次疫情暴发重创了当时的法国军队、当地的米克马克土著以及哈利法克斯的居民。从 1816 年到1819 年，生活在爱尔兰的六百万人中有七十万人感染了斑疹伤寒。随着 19 世纪 40 年代末的社会动荡和政治革命，斑疹伤害再度出现，并横扫了大西洋，使得那些拥挤的船舱里的乘客饱受折磨。1847 到 1848 年，九千多名移民者因此病死在了爱尔兰大饥荒的逃亡途中。

魁北克霍乱，1832 年

1832 年 8 月 30 日，可怕的霍乱正在摧残着魁北克和蒙特利尔的人口，我们的船在格罗斯岛（Grosse Île）抛锚，几分钟后，卫生检查员登上了我们的船。

> 魁北克那几乎无休止的钟声宣告着灾难与死亡的噩耗。上船的人几乎没有一个不是浑身黑衣，每个人说话时都压抑着悲伤。他们建议我们，如果我们珍惜自己的生命，就不要上岸，因为陌生人往往是这种疾病的第一受害者。
>
> ——苏珊娜·穆迪《丛林中的艰苦岁月》（*Roughing It in the Bush*），原著于 1852 年，再版，多伦多：麦克莱兰与斯图尔特出版社（McClelland and Stewart），1984 年，第 19、30 页

为了防止斑疹伤寒在健康社区传播，当局在魁北克市附近的圣劳伦斯河的格罗斯岛上设立了隔离检疫站。移民者们住在岛上简陋的房屋里，没有水，也没有干净的衣服，没有感染的人在那样的条件下会毫无疑问地迅速感染。岛上有六千人死亡，而在圣约翰、魁北克、蒙特利尔、金斯敦和多伦多的医院或棚屋中也有至少同样数量的人死亡。这些死亡的人中，有些可能确实无论如何都会死，但有些人会死，是因为他们被隔离进了拥挤的棚屋。而且，这些屏障并没有起到作用：斑疹伤寒和霍乱一样，传染范围远远不限于移民群体。随着艾滋病的出现，加拿大人民回想起这些悲惨的事件都会感到羞愧，并于 1989 年在格罗斯岛竖起了一块纪念碑，该岛也成为国家历史遗迹。

文学小插曲：
1847 年，格罗斯岛隔离检疫站的斑疹伤寒

然后他沿着甲板小跑着往回走，下了舱口，进入船舱……那气味令人难以置信。天花板上只挂着一盏油灯，在昏暗的灯光下，劳克林看到了舱内的隔断以及隔断之间狭窄的通道。隔断里面是一排排的空铺位，铺位上几乎没有任何铺盖，只剩下一个空架子。在一处空地上，床上用品被剥得精光，架子上的东西也所剩无几。在一个空旷的地方，很多胡子拉碴的男人和瘦弱的女人挤在一起，有些人还在哭泣。孩子们一动不动地躺在那里。一位老人坐在地板上，背靠在酒桶上，艰难地喘着粗气。

劳克林后退了一步,他的眼睛适应了昏暗的灯光,看到了其他倒在那光秃秃的木板铺位上的人。他们冻得发抖,肌肉抽搐,有些人还神志不清地嘟囔着。还有一些人陷入了深深的昏迷,仿佛死了一样。从一个衬衫被扯开的男人的胸膛上,劳克林看到了那典型的疹子。还有更远处某个人黝黑肌肤上相同的疹子。

——安德里亚·巴雷特,《船热》(*Ship Fever*),纽约: W.W. 诺顿出版社,1996 年,第 178—179 页

不知病因的预防: 天花

天花的历史表明,是否了解一种疾病的生物学病因对于控制甚至根除这种疾病并不必要。自古以来,天花就是欧洲的地方病,王侯公子和平民百姓都无法幸免。近代早期的记录表明,至少有 20% 的人口被天花病毒弄得伤痕累累或失明。欧洲探险家和商人把这种疾病带到了北美,那里的土著居民与欧洲外来者相比,更缺乏对于天花的自然免疫力,所以天花在土著居民中暴发,并造成了灾难性的影响。天花的传播不仅是两大洲人民之间的一次偶然的接触所致,它有时也以生物战的形式通过沾染了天花病毒的脏毯子蓄意传播。

天花小插曲

路易十五之死,1774 年

【5 月 7 日】……国王的病情恶化了。他因发高烧而十分痛苦,脸也开始发生变化。那天晚上,他又陷入了昏迷……疤和干掉的脓包变成了黑色……喉咙处的炎症使他无法吞咽。几个小时后,他的眼皮上就结痂致盲了……他的脸因结痂而肿胀,呈青铜色……5 月 10 日……他一直清醒到中午……【但是】3 点 15 分,他死了。朝臣们立刻跑出了卧室,而卧室里的尸体已经开始腐烂。

> ——库伊公爵伊曼纽尔的目击证词；引用于奥利维尔·贝尼耶，《宠儿路易：路易十五的一生》（*Louis the Beloved: the Life of Louis XV*），花园城市，纽约：双日出版社，1984 年，第 248—249 页。

北美的天花

难道不能设法把天花传染给这些不服管的印第安部落吗？我们必须利用一切手段来减少他们的人数。

> ——1763 年，英国军官杰弗里·阿默斯特对上校亨利·布克（Henry Bouquet）的说辞

我会试着把天花带到给一些可能会落到他们手里的毯子上，我也会小心不让自己染上这种病。

> ——布克的回应。两者的话都被引用于 J.J. 希格蒂，《加拿大四百年医学史》，第 2 卷，多伦多：麦克米伦出版社，1928 年，1: 43

我们谁也不知道这种可怕的疾病已经造成了多么大的破坏，直到我们上了岸来到营地，向帐篷里看了看——许多帐篷里的人都死了，恶臭熏天。那些留下来的人……处于一种绝望和悲观的状态中，几乎无法与我们交谈……从我们所了解到的情况来看，五分之三的人都死于这种疾病。

> ——戴维·汤普森的日记（18 世纪 80 年代），为希格蒂引用（1928 年），1: 45-6

虽然已经尝试了许多疗法，但至今还没有能够治愈天花的方法。然而，早在我们了解其传播方式前，就已经有了有效的预防措施。民间对于天花的预防方法基于两个公认的原则：1. 天花是不可避免的；2. 幸存者是免疫的。如果某一群体中出现症状轻微的病例，家人会将患者患处的痂皮喂给孩子，希望孩子只

遭受轻微的痛苦即可唤起免疫功能。另一些人则直接将天花囊泡中的脓液通过皮肤注入体内，这种技术被称为人痘接种法（variolization）。但是，即使小心谨慎，刻意获得的后天性天花仍然可能和先天性天花一样残酷、丑陋且危险。

18 世纪早期，两位希腊医生雅各布·皮拉瑞诺和伊曼纽尔·蒂莫尼将不知起源于何处的人痘接种法带到了西欧。蒂莫尼后来在君士坦丁堡发表了相关信息，声称人痘接种法是由当时英国大使的夫人玛丽·沃特利·蒙塔古夫人于1717 年发现的。由于自己被这种疾病毁容，蒙塔古夫人决定给她的孩子接种疫苗。虽然蒙塔古夫人在人痘接种法的传播中所起到的作用富有争议，但从时间线上来看，确实到 1722 年，英国皇室的孩子们都已经完成了人痘接种，而截止到 18 世纪 40 年代，人痘接种在英国已经非常普遍了。

民间关于牛痘（cowpox，学名 vaccinia）的智慧之举启发了内科医生兼自然学家爱德华·詹纳。在学生时代，他就了解到，由于挤破了奶牛身上的小脓包而受到轻微的感染，挤奶女工们却认为自己对天花免疫。这些对于挤奶女工们习以为常的事，在这位年轻的医生听来却很是陌生，并花了好几年思考这件事的重要意义。历史学家认为，詹纳后来的一系列研究与他的前任老师约翰·亨特在二十年前给他的著名建议有不可分割的关系——亨特曾在一封信中回答詹纳有关刺猬解剖的问题，他写道："为什么只是空想呢？为什么不试着做个实验呢？"（But why think, why not try the experiment？）[1]。为了验证牛痘假说，詹纳进行了一项可能不符合目前伦理要求的实验。他给八岁的詹姆斯·菲普斯接种了牛痘，六周后，他又为这个男孩接种了具有活性的天花脓液——也就是人痘接种法。年轻的菲普斯未曾对天花病毒出现反应，于是，詹纳于 1798 年发表了他的研究结果。如果当时那个男孩死了，詹纳还会讲出这个故事吗？

小菲普斯、詹纳乃至全世界人民都是幸运的，因为基于经验主义的观察是正确的：牛痘感染可以预防随后而来的天花感染。疫苗接种很快成为天花的标准预防措施，但随之而来的是极不稳定的痘浆供应，而且，也没有法律、医疗或社会等方面的机制来强制推行牛痘接种法。与此同时，天花已在美洲流行起来。詹纳对牛痘痘浆的供应不足有所了解。1800 年，哈佛大学的本杰明·沃特豪斯医生拿到了牛痘痘浆，并在托马斯·杰斐逊总统的支持下开始为自己的家人和其他人接种牛痘。加拿大国家档案馆（The National Archives of Canada）

---

① 1775 年 8 月 2 日，皇家外科学院。

保存着一本有詹纳亲笔签名的疫苗接种操作指南，这本书是詹纳1807年送给"五国之首"（Chief of the Five Nations）的礼物，礼物中还包括牛痘疫苗。

　　尽管有零星的疫苗接种，但不管是在原住民中还是移民者中，依然时常出现天花疫情。1885年蒙特利尔的天花疫情夺去了三千多人的生命。由于一些人担心接种疫苗反而会传播天花，导致控制措施一度引发骚乱。阶级和语言方面的对立加剧了这场冲突——讲英语的一方手握重权并提倡疫苗接种，讲法语的一方则不是那么富裕，并且由于经济、不重视或恐惧等原因而基本未接受疫苗接种。自1895年瑞典消灭了天花之后，其他几个国家也采用了疫苗接种来实现预防。英国和苏联在20世纪30年代取得了成功。加拿大最后一次天花疫情发生在1924年的安大略省温莎市。而美国最近的天花疫情发生在1947年的纽约市和1949年的得克萨斯州。

　　但是，在当时的亚洲、非洲和拉丁美洲，天花仍然存在。20世纪60年代中期，世界卫生组织启动了一项根除天花的计划，他们试图追踪所有病例，并对感染者进行隔离和诊治，同时对每一个接触过天花的人进行疫苗接种和隔离观察。这在当时被视为不可能完成的任务，但该项目的参与者们从未向疾病、饥荒和战争低头，其中不乏牺牲者。最后一例自然感染病例是1977年12月确诊的一名二十三岁的医院厨师——阿里·马奥·马阿林。次年8月，珍妮特·帕克——一名未接种疫苗的专职摄影师，在她工作的伯明翰大学实验室感染了天花。随后，天花这一重大疾病便随着珍妮特的死亡和不久后实验室主任亨利·贝德森的自杀而画上了句号。

　　1979年12月9日，世界卫生组织正式宣布天花成为第一个被根除的人类疾病。在本书撰写之时，科学家们正在商议是否应该彻底销毁由俄罗斯实验室及佐治亚州亚特兰大市疾病控制中心保存的剩余天花病毒样本。有些人认为生物多样性很重要，主张保留样本，并认为擅自灭绝一种"现存物种"不符合伦理。他们认为，一些由于战争所致的传染病或者某些实验室管理不当导致传染性病菌泄漏时，这些"已被人类控制的"天花病毒可能起到对抗疫情的作用。提倡销毁样本的人则不为这类可能性所困扰，他们提出，一旦发生意外，大量未接种疫苗的人群将产生极高的死亡率。他们还引用了历史上庞大的牛痘供应需求数据，用以支持他们销毁天花病毒的观点。然而，原本计划于1993年12月执行的天花病毒"处决"一直拖到了1995年6月，随后又一再推迟到2007年，而2007年时世界卫生组织决定再推迟四年。

　　根除天花是医学的一大胜利，但接种预防的方法发现于微生物理论或抗生素面世前的两百年。这样的超前得益于人类是天花的唯一宿主这一事实，因为这意味着有关病原体的专门知识并非必要条件。同样，维也纳的伊格纳兹·塞梅尔魏斯创立的产褥热的有效预防措施也不需要微生物理论的支持（见第十一章）。

　　如果了解传染性疾病的微生物病因对其预防并不必要，那么微生物理论、疫苗或抗生素对流行病有什么贡献呢？它们的作用很难被证实。有些人可能认为，它们带来的问题和它们解决的问题一样多，比如1976年流感疫苗的副作用（见下文），或者目前由多重耐药性金黄色葡萄球菌（简称MRSA）所引发的对未来的担忧。尽管出发点是好的，但医源性流行病屡见不鲜是不争的事实。

结核病的减少（和增加）：科学的胜利还是巧合？

　　19世纪后期，肺结核是成年人死亡的首要原因，并且这一状况已经持续了一个多世纪。这种疾病的发病机制曾多次发生改变。曾经，人们只知其症状为乏力、发烧和咳嗽，随后，R.T.H.雷奈克在19世纪早期通过解剖学发现了该病所造成的脏器的病理性改变（见第九章）。后来，另一位法国医生，J.A.维尔曼证明，肺结核可以通过接种传染。最终，罗伯特·科赫发现了肺结核杆菌并创立他的微生物理论（见第四章）。尽管科赫的发现已得到证实，但依然有观点认为肺结核与遗传有关，因为似乎总是有些家庭易患肺结核，而有些家庭则相对更有抵抗力。肺结核遍及所有的社会阶层，并且，正如苏珊·桑塔格在《疾病与隐喻》（*Illness as Metaphor*）中指出的那样，肺结核还塑造了关于美、艺术和天赋的文化观念。

文学小插曲：加拿大文学中浪漫的肺结核

　　鲁比怎么了？她甚至比以前更漂亮了。但是她的蓝眼睛太过明亮，太有光泽了，她的双颊透着肺病专有的红晕。而且，她非常瘦，抱着圣歌集的双手纤细得仿佛透明一般。

> 她躺在吊床上，身边放着那本没动过的诗集，单薄的肩上披着一条白披肩。她长长的金黄色发辫搭在双肩上——以前上学的时候，安妮多么羡慕这两条发辫啊！月亮在银色的天空中升起，为周围的云彩……和教堂边的古老墓地笼上了一层珍珠般的光晕。月光照在白色的墓碑上……"太诡异了！"她打了个寒战。"安妮，用不了多久我就会躺在那儿了。"
>
> ——L.M.蒙哥马利《小岛上的安妮》（*Anne of the Island*），1915年，再版，多伦多：班塔姆出版社，1980年，第79—80、105—106页
>
> 那天晚上，茜茜一躺下就喘不上气来。一轮黯淡的凸月悬挂在林木葱茏的山丘上，茜茜在幽幽的月光下显得娇柔可爱，并且年幼得令人难以置信。她只是个孩子。而让人难以置信的是，她已经经历了如此多的热情、痛苦和遗憾……
>
> 一阵咳嗽使她从睡梦中醒来，她咳得筋疲力尽。当这阵咳嗽过去，她又睡着了，仍然握着华兰茜的手……日出时……她睁开眼睛，看向华兰茜身后的某样东西——那样东西使她突然幸福地微笑起来。然后就在这微笑中，她死了。
>
> ——L.M.蒙哥马利，《蓝色城堡》（*The Blue Castle*），1926年；再版，多伦多：海豹出版社，1988年，第119、121页

为了防止患有结核病或疑似患有结核病的人将病菌传播给那些有权势的健康者，政府陆续出台了各种严格的公共卫生措施，这些措施都带有或多或少的偏见。病患被完全隔绝或在疗养院隔离检疫。20世纪20年代初，巴黎研制出了一种有效的疫苗，使用的是不那么具有侵略性的卡介苗（Bacillus Calmette-Guerin，简称BCG）。至今，法国、英国和其他欧洲国家仍会将BCG推荐给特定人群使用，但其在美国从未被采用。通过R.G.弗格森和阿曼德·弗雷皮尔的努力，卡介苗成为加拿大结核病预防计划的一部分，该计划的覆盖范围从1948年开始扩展，到20世纪60年代中期，已经涵盖了学童、卫生保健工作者、原住民及囚犯。

肺结核的外科治疗方法是通过创造一个对病菌不利的缺氧环境而达到的。1927 年，患有肺结核的加拿大外科医生诺尔曼·白求恩不顾特鲁多疗养院医生的反对，坚持进行人工气胸（肺塌陷）的实验性手术（电影版中他自己为自己做了手术）。抗结核类药物受到了广泛的欢迎。1952 年，俄罗斯裔美国人塞尔曼·瓦克斯曼因发现了链霉素而获得诺贝尔奖。药物的风头很快就盖过了预防措施，但关于疫苗和其他防控措施之间的争议并没有消失。防控措施与各个国家的社会及政治理念密切相关，并且彰显着医疗模式中疾病治疗与疾病预防之间所存在的巨大差距。

肺结核的死亡率在整个 20 世纪中稳步下降，医学科学家为这些看似属于他们的成就欢呼不已。然而，在 20 世纪 70 年代末，汤姆士·H. 麦克翁对这种医学上的自我满足提出了质疑，他指出，早在药物问世之前，肺结核的死亡率就已经在下降中，而下降的速度也并没有随着药物创新而改变。随着富裕程度、卫生条件以及营养状况的提升，病菌的致命性可能相对减弱，人类的抵抗力也可能随之增强（见图 7.4）。

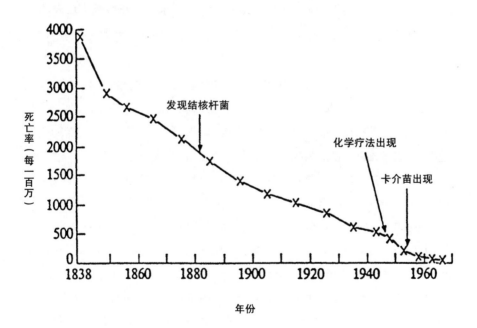

图 7.4 结核死亡率的下降速度并不随某种医疗干预措施的出现而改变。摘自汤姆士·麦克翁，《医学的作用：梦想、幻觉还是报应？》（*The Role of Medicine: Dream, Mirage, or Nemesis?*）第二版，牛津：布莱克威尔出版社，1979 年，第 92 页。

麦克翁发现英国麻疹的死亡率在医学干预前也有过类似的下降，不过他确认白喉的死亡率在医疗干预后下降了。但发人深省的还是他对结核病的发现——抗生素能有效地治疗个体疾病，但它也培养出了具有耐药性的菌株，于是，作为个体症状缓解的代价，抗生素很可能对人类造成了长期并有害的影响。20 世纪 90 年代初，结核病的增长与同时期整个北美的贫困及无家可归人口的增长有关。

医学声称其在治疗和预防领域皆获得了成功，但历史学家对此的怀疑却与日俱增。艾伦·勃兰特和约翰·帕拉斯坎多拉提到，战时为了控制性病的传播，被当作传染源的妓女们遭到了妖魔化及监禁。杰伊·卡塞尔和彼得·尼尔也对加拿大的控制措施做了类似的研究。根深蒂固的医疗措施很难改变。

流行性感冒与脊髓灰质炎：20 世纪早期的大流行

1918 年中期，随着第一次世界大战接近尾声，流行性感冒席卷全球。准确的死亡人数无从考证：世界总死亡人数在两千五百万到一亿之间，粗略估计，印度七百万人，法国四十万人，英国二十五万人，加拿大五万人，美国至少五十万人。相比之下，欧洲四年的战争所造成的平民及士兵死亡人数为两千万。许多死于流感的人是住在军营或寄宿学校的年轻人。这次流感也被称为西班牙流感（有些事情永远不会改变），该病会引起发烧、肺炎及快速死亡。它起源于美国中西部的养猪场，而西班牙之所以受到牵连，只是因为它当时未参加战争，所以在战时各国都保密的情况下，它是第一个报告此疾病的国家。

此后，虽然再没有过类似上述情况的致命性流感病情暴发，但流行性感冒依然时不时卷土重来。不同种类的病毒引起的流感被赋予了相应的标签：亚细亚（1890 年），猪（1931 年，2009 年），亚洲（1957 年），香港（1968 年），禽类（1997 年，2003 年）。禽流感通常会影响鸟类，只是偶尔才会传播给人类。1943 年有一种流感疫苗面世，但效果一般，因为流感病毒变化频繁，容易在空气中传播，且其他控制措施对它难以奏效。1976 年，有传言称出现了一种新型猪流感病毒，这让有关当局想起了 1918 年西班牙大流感的重大悲剧，并促使美国总统杰拉尔德·福特建议开展一场大规模运动，为五千万公民接种疫苗。这一预防措施却导致了一波医源性流行病——接种了疫苗的人中出现了二百例格林–巴利综合征（Guillain–Barré syndrome），症状为上行性麻痹。而这种疫苗企图预防的假想中的流感，从未发生。

从 20 世纪 80 年代中期开始，对不同病毒类型进行分子分型开始渐具可能性。自 1997 年以来，致命性极高的 H5N1 禽流感就一直威胁着人类，亚洲出现了几十例病例，并一直向东传播，随着候鸟迁徙从中国香港传到土耳其，目前，越南已有九十人死亡。H5N1 禽流感现已列入世界卫生组织的电子跟踪系统，媒体对受感染禽类的报道也很迅速。在本书撰写之时（2009 年底），H1N1 猪流感已达到大流行级别，在二百零八个国家均有病例出现。

脊髓灰质炎是一种通过粪口传播的神经组织肠病毒感染，曾在 20 世纪早期盛行于欧洲和北美。在 1900 年以前，几乎没人知道这种病，而到了 1953 年，它每年的感染人群暴涨，英格兰达到十万人之多，在美国是五万八千人，在加拿大最高是八千八百人。对于此疾病的兴起原因仍有争议。脊髓灰质炎也被称为小儿麻痹症，它会对年幼的儿童造成危险的影响。大约 5% 的患者因该病死亡，而更大比例的幸存者都落下了永久性残疾。美国病毒学家乔纳斯·索尔克和 A.B. 萨宾研制的疫苗遏止了该疾病在发达国家的传播。

脊髓灰质炎推动了铁肺以及其他旨在补偿人体受损自主功能技术的发展。它也为儿科专业的兴起以及开创康复医学中心提供了有力的理由。娜奥米·罗杰斯表明，因为脊髓灰质炎的受害者多为无助的儿童，所以激发了慈善活动的积极性。虽然现在很多人都知道富兰克林·D.罗斯福总统患有脊髓灰质炎，但在他的时代，他的残疾并不为大众所知。

1988 年，世界卫生组织开始实施一项全球根除计划：1994 年，美洲宣布根除脊髓灰质炎，欧洲紧随其后，在 2002 年宣布根除此病。虽然从理论上来讲，根除是可能的，但实际上，目前全球每年的病例徘徊在略低于两千例的水平——不到 1988 年的 1%，其中以阿富汗、印度、尼日利亚和巴基斯坦的病例数量最多。

发达国家的脊髓灰质炎得到了控制，抗生素的出现也带来了巨大的希望，导致人们对传染性疾病的态度出现了短暂的乐观自满（见第五章）。看起来，现代科学似乎终于解决了世界上富裕地区的疾病问题。然而，这种天真的态度忽略了一件事：大部分感染不仅能作用于人类，也能作用于其他动物，而大自然总有新的方法让病原体改头换面卷土重来。这种乐观终究是短暂的。

艾滋病

　　艾滋病的到来唤醒了许多对流行病的旧有反应，包括很久以前修昔底德所描述的恐慌。对冷冻血清的回顾性检测表明，该病毒至少从 1959 年开始就一直在为祸人类。1981 年，艾滋病在加利福尼亚和纽约同时出现，成为男性同性恋者之中的流行病。最初，艾滋病被称为"瘟疫"，后来，它被接连冠以"男同性恋""海地""非洲"或"新型"等标签，因为人们认为正是这些标签对应的人群创造了艾滋病，这些人也因此和艾滋病画上了等号。艾滋病最早的医学名称之一是 GRID（同性恋相关免疫缺陷，gay-related immunodeficiency）。该病的影响没有国界且不分年龄，在全世界造成了超过两千五百万个死亡病例。非洲的尤甚：除了死亡和染病之外，艾滋病还造成了一千一百多万孤儿和难以估量的社会及经济负担。不宽容和恐惧的心态滋生出了各种关于控制措施的不合理提议，而想要对外寻求帮助的意愿也会受到政治因素的干扰。

　　与军团菌病相比，艾滋病盛行了更长一段时间（死亡的人数也更多一些）才得到了重视并获得了研究资助。美国前总统罗纳德·里根任职时正值艾滋病流行，但他却只字不提，直到 1985 年才提及该病，罗纳德·里根也因此而备受批评。艾滋病的病原体是由巴斯德研究所的吕克·蒙塔尼带领的研究小组发现的——但关于谁先发现，其与美国国立卫生研究院（简称 NIH）的罗伯特·加洛之间曾产生过争议。后来经调查得知，加洛"发现"的病毒是由蒙塔尼提供给加洛的实验室的。此发现的价值颇丰：各种 HIV[①] 的检测工具都能带来暴利。科学界并未将加洛列入 2008 年诺贝尔奖得主人选——维护了欧洲人，并挫了美国人的锐气。

　　与所有其他流行病一样，早期对于艾滋病的应对相当依赖防控措施。比如，在古巴，HIV 呈阳性的人会被无限期地强制关进一个叫国立疗养院的封闭社区里。虽然此措施一经出台就备受争议，但它还是持续了七年，一直实施到 1993 年。而事实是：1. 健康人群（本）可以通过了解艾滋病毒的相关信息获得保护；2.HIV 感染患者血清检测阳性可能需要数月的时间；3. 血清阴性者也可能具有同等的传染性。观察人士指出，这种严格的应对措施可能与该国相对较低的感染率有关。政府支持的卫生规定中还包括其他很多有益的形式，但是，古巴直到

———————————

① HIV：human immunodeficiency virus，人体免疫缺陷病毒。

2000 年才开始关注男男传播。

在英国、加拿大和美国，虽然最初要求艾滋病患者或艾滋病毒阳性者进行隔离，但最终却并未执行。强制隔离不仅昂贵，还严重损害了疑似病患的权利。它有可能导致格罗斯岛上的惨剧再现，而且，本来可以避免的疾病传播，也因为这种扬汤止沸的做法而变得无法阻止了。全球艾滋病感染率在 20 世纪 90 年代达到顶峰，同时，死亡率开始下降。在美国，艾滋病仍然是五十四岁以下成年人死亡的主要原因之一。世界卫生组织估计，2007 年，全世界有二百万人死于艾滋病，三千三百万人感染艾滋病——这些人中有不少于 70% 生活在非洲。在欧洲、非洲和亚洲的某些地区，新病例数量依然在增长。全球统计数据正在逐渐趋于稳定，这表明关于艾滋病的科普和干预措施发挥了作用。显然，预防更多的感染和帮助患者都是很重要的。花在艾滋病研究上的数百万美元物有所值。

科学在艾滋病的起源中扮演了什么角色呢？也许是因为医学的傲慢，又或许是因为社会对同性恋者以及静脉注射毒品使用者之"罪"的根深蒂固的态度，人们过了十多年才开始关注这个棘手的问题。分子生物学家彼得·迪斯贝格指出，HIV 仍未被证实是艾滋病的病因，因为目前的研究未能满足科赫法则：没有病毒可以在培养基中得到纯培养（见第四章）。医学技术本身也被认为是艾滋病的一个诱因。比如，历史学家米尔科·格尔梅克认为，如果消灭或减少了其他病原体（如天花、白喉、麻疹和脊髓灰质炎），就会在自然界的疾病生态系统（pathocenosis）中为一种新病原体的产生创造一个可乘之机。1989 年，一些独立观察人士开始设想科学在艾滋病的诞生中可能起到了更直接的作用。他们提出，艾滋病是否可能诞生于 1957 年的脊髓灰质炎疫苗？脊髓灰质炎疫苗是由西方科学家在猴子细胞中研发制作并在非洲人身上试验的，如果猴子细胞含有猴免疫缺陷病毒（SIV），疫苗就会被污染。这一猜想分别被自由撰稿人汤姆·柯蒂斯于 1994 年 3 月 19 日刊登在《滚石》杂志上以及被爱德华·霍珀记录在其著作《河流》（The River，1999 年）中。此猜想涉及著名科学家希拉里·科普罗夫斯基的田野调查，引起了媒体的关注。科学界很快就用历史和流行病学的相关论据否定了这一猜想。对旧时疫苗的回顾性血清检测直到 2000 年 9 月才完成——结果是否定的。科普罗夫斯基状告上述两位作家和媒体诽谤，并赢得了庭外和解。然而，争论并未因此停止。

无辜的（和有罪的）受害者

1976 年至 1977 年，由于总统的不当政策，美国暴发了格林·巴利综合征，牵连了一众"无辜的受害者"。军团菌病的第一批患者受到了极致的尊重，并且得到了及时的、慷慨的医疗研究。相比之下，中毒性休克综合征则被认为是对"有罪的"、肮脏的女性的惩罚。然而，市场趋势很快表明，这是由经期用的卫生棉条引起的，与其使用者无关。

医生绝不应该轻易使用"无辜的受害者"这一术语。的确，这个形容语意味着有些人生病不是因为他们自己犯了什么错，但它也暗指了其他人可能是"有罪的"——生病不仅是他们自己的责任，更是他们应得的。拿艾滋病来说，它的无辜受害者是新生儿、血友病患者、医疗保健工作者和双性恋男性的异性恋妻子。但是，患者无辜与否应该根据他们行为的道德评价来定义，而不是通过病菌的生物学影响来定义。

新兴疾病

新的传染性疾病通常不像它们最初看起来那样新。它们很少是由新型病原体或某种病原体的变种导致的。有时候，这些疾病已经潜伏了数十年。通常，它们是由于社会环境变化导致有利于其传播，从而引起医学关注的。而且，我们几乎总是将第一批患者身上的标志性疾病特征——连同我们对这些人的同情（或不同情）——一并纳入我们对这种疾病概念和应对方法的理解中。

自 1970 年以来，一些长期存在的病原体生出了一些"新的"流行病。其中，艾滋病是最严重且最著名的，但它并不是第一个出现的。1976 年，军团菌病首次被发现，患者是费城一家酒店召开的美国军团会议的与会者。美国疾病控制中心（Centers for Disease Control）对此病的追溯指向了一种此前未被发现的细菌——嗜肺军团菌，它目前已有五十多种变种。中毒性休克综合征是某些细菌产生的致病毒素引起，它最初被发现于年轻女性群体中，并且非常狭隘（但已经发生了）地被归因于卫生棉条的使用。后来证实，该病是由某种已知细菌导致的。随后，艾滋病也出现了，这些"新兴"疾病开始动摇人们对流行病信心十足的态度。但随着艾滋病变成了一种慢性病，并且其传播模式已众所周知，公众又开始侥幸地认为危险已经过去。但是，这种自信没有持续太久。

到了 1996 年，英国发现了越来越多由变异型克雅氏病（Creutzfeldt-Jakob disease，简称 vCJD）导致的无法治愈的神经系统异常，该病被认为与引起人类库鲁病和牛海绵状脑病（bovine spongiform encephalopathy，简称 BSE，或疯牛病）的朊病毒有关。受疯牛病影响的牛比例相当惊人。为了节省成本，一些人将感染的肉混入牛饲料，从而感染了牛以及吃了牛肉的人。疯牛病的潜伏期有时很长。英国的疯牛病病例占到了全球感染数量的 90%：十八万头牛，以及大约一百三十人。为了控制该疾病、平息公众的抗议并恢复消费者的信心，四百五十万头牛被杀。国际社会因此提高了对人畜共患病和食品安全的警惕性，并创立了献血的相关禁例。自 2003 年以来，加拿大和美国都出现了朊病毒动物感染病例，导致牛肉进出口临时关闭、消费者恐慌、肉类生产商和包装商的民族主义游说活动、更严格的监管措施以及更强的监控力度。在北美仅发生了两例人类感染疯牛病的病例，并且两人都曾在英国生活过。

1999 年，西尼罗病毒（West Nile virus）首次在北美出现。该病首次发现于 1937 年，通过蚊子在人类和动物间传播——但之前此病并未传出东半球。由于极少数病例中出现了神经功能障碍，所以美国的反应比较紧张，并大力开展了反对积水的政府运动。

2001 年春夏，英国暴发了一场大规模的口蹄疫（foot-andmouth disease）疫情。虽然这种疾病不影响人类，但疫情的规模之大以及人们对人畜共患传染病的高度敏感性促成了媒体的广泛报道。又是七百万只动物被捕杀。继疯牛病那次大捕杀之后，再一次上演的大量尸体被焚烧的景象，进一步加剧了人们的不安。

2001 年 9 月 11 日发生在纽约和华盛顿的恐怖袭击，对脆弱的人们来说更是雪上加霜。接着，美国名人们陆续受到了"炭疽信件"，导致至少五人死亡。这件事最初被归咎于外国恐怖分子，但随后的调查锁定了一名美国生物学家，他于 2008 年 7 月死于药物过量，而那时警察正准备对他提出指控。"9·11"事件之后，警钟长鸣，提醒着我们生物武器的恐怖过去和可怕未来。这种威胁随着发生在巴厘岛（2002 年）、马德里（2004 年）和伦敦（2005 年）的恐怖袭击而进一步加剧。

生物武器历史悠久。一些证据表明，早在公元前 1320 年的赫梯瘟疫中，就有将受感染的动物置于敌人中间以传播疾病的做法。中世纪时期，则通过将传染病患者的尸体弹射到敌人的城墙上来传播疾病。而在第二次世界大战中，双方都致力于用科学知识将各种病原体武器化，包括炭疽病、天花和兔热病。据称，日本在中国释放了感染鼠疫的跳蚤。出于对"另一方"可能拥有生化武器的担忧，促成了禁止使用生物武器公约的签订工作。19世纪70年代初期，大多数大国都签署了该公约，后来俄罗斯于1992年签署。只不过，恐怖分子不受这些协定的约束。

最后，在2003年初，一种新的疾病从中国广东省迅速蔓延开来，在全球三十多个国家引发疾病，导致七百七十四人死亡，其中大部分死亡病例位于中国大陆、中国香港、中国台湾、新加坡和加拿大。重症急性呼吸综合征（Severe Acute Respiratory Syndrome，简称SARS）以其症状命名，该病加重了重症监护设施的负担，并对医护人员尤其危险。它夺走了意大利医生卡洛·乌尔巴尼的生命，他是第一个提醒世界卫生组织需对此病引起重视的人。SARS的病因很快被确认为一种以前未被发现的冠状病毒。全球抗病毒药物供应的恐慌促进了产量和储备的增长。但是，这一新兴疫情却是通过传统的隔离检疫方法控制的，隔离检疫的范围涉及所有受影响地区的医院及数百万人。"新常态"和"大流行病防范规划"这两个词也因此进入了医学及公共词汇表。

并不是所有的疾病都是新兴的：疟疾

作为一种古老的疾病，疟疾每年依然有五亿病例，其死亡病例数稳定在一百万左右，并且大多数是儿童。由于它的周期性发热，疟疾也被称为"沼泽热"（swamp fever）"寒热症"（ague）和"paludism"（源自拉丁语的沼泽）。疟疾（Malaria）一词是在18世纪由意大利语"不好的空气"（bad air）演变为英语的。疟疾是欧洲部分地区的地方病，有时会导致数千人死亡。在19世纪，它重创了印度的英国殖民部队，并从那里蔓延到了加拿大和南方。虽然后来渐渐在北部地区消失，但疟疾一直盘踞在美国东南部，直到在1947年至1951年的卫生运动中被根除。

17世纪早期，一种名为金鸡纳（cinchona）或耶稣会树皮（Jesuit bark）的印加药材被从秘鲁带到欧洲，其活性成分奎宁（quinine）于1820年被分离出来。1880年，在英国帝国主义的鼎盛时期，C.L.A.拉韦朗（C.L.A Laveran）发现了疟原虫。十七年后，罗纳德·罗斯阐明了按蚊在疟疾中的作用。罗斯和拉韦朗分别于 1902 年和 1907 年获得了诺贝尔奖。

1955 年，虽然担心疟疾一旦消失会造成人口过剩，世界卫生组织还是启动了一项根除计划，该计划以排干沼泽和喷洒杀虫剂为基础，其中还包括 1948 年获得诺贝尔奖的毒药 DDT。然而，与天花不同的是，疟疾会影响其他生物。而且，杀虫剂以及对湿地的破坏都带来了相应的危害。因此，1969 年这些方法被重新修订，到了 1980 年，世界卫生组织的目标已经变为单纯控制而非根除了。与此同时，疟疾对奎宁衍生物氯喹（chloroquine）产生了耐药性，且这种耐药性蔓延到了大多数国家，于是，对复方药的需求产生了。这种可预防并且可治疗的疾病仍然是一百零九个国家或地区的地方病，而这些国家或地区的人口占世界人口的 40% 以上。为了获得更好的控制效果，一些科学家呼吁重新启用 DDT。

北部和西部的人们担心自己无暇应对疟疾的巨大负担以及其他一些似乎已被解决的问题——每年仍有约 24 万婴儿死于麻疹；18 万人死于新生儿破伤风；2 亿人感染血吸虫病。媒体则过分关注一些可怕疾病造成的恐慌：比如 1989 年，埃博拉病毒（Ebola）从实验室里的猴子传播到弗吉尼亚的四个人身上；1998 年，一名乘客谎称自己来自非洲埃博拉病毒肆虐的地区。埃博拉病毒是许多书籍和电影的主题。根据世界卫生组织的数据，自从 30 多年前被发现以来，这种可怕的疾病已经夺走了 1200 条生命。我们关注那些威胁"我们"的东西，而疟疾、麻疹和血吸虫病则是"他们"的问题。

距离修昔底德记录中那些没有什么有效措施但是热忱无比的医生，在雅典瘟疫中死去已过去了 2500 年，我们学到的东西可能并没有我们想象中多。实际上，在过去的十年中，人类再次发现他们面对瘟疫本质上的软弱无力——新兴瘟疫层出不穷；治疗方法虽然很受欢迎，但可能无法控制疫情；干预措施可能引发新的疾病或使现有疾病恶化；人们对流行病疫区的旅行者的反应拥有着令人难忘的熟悉。社会因素在疫情期间起到的作用也一点没有改变。

拓展阅读建议

参考书目网站：http://histmed.ca.

第八章
血液有什么特别？
对"生命"体液的观念变迁[①]

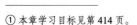

---

① 本章学习目标见第414页。

Blut ist ein ganz besonderer Saft.（血液是一种非常特别的液体。）

——沃尔夫冈·冯·歌德，《浮士德》第一部，1808 年，第 1 页

神奇又神秘的血液

血液是很重要的。它一直都很重要，而且似乎所有人都对此深以为然。在四种古老的体液中，血液就是非常重要的存在，其地位远远高于黏液或各色胆汁。大多数人不需要怎么思考就知道血液对生命来说至关重要。而当被问及脾脏、肝脏、肾脏或胰腺是否必不可少时，他们的反应往往没有对待血液时那样笃定。人们看待器官的方式不同于他们看待血液的方式。

为什么血液的地位一直如此特别？原因有二。第一，血液是明显可见的，是体内组织结构中唯一一种可以出现于体表，以供人们研究观察的存在。所有人类都看到过他们自己的血液。每一个受伤的人都知道流血的程度标志着伤口的严重程度。所有女性随着月相变化都会迎来有周期规律的月经来潮。

第二，血液总是与生命联系在一起。就连孩子们都知道，大量失血可能会导致死亡。在许多语言中，血液是生命和健康的同义词。在某些文化中，准备下葬的尸体和坟墓会被红赭石染色，以重现代表生命的红色，比如欧洲、非洲和亚洲的史前民族以及澳大利亚土著居民和纽芬兰消失的贝奥图克人。神话和传统中都对女性周期性流血却没有不良反应的现象表示疑惑，学者们注意到了这种疑惑，因而分析了月经对不同时代及地域的女性认知造成的影响。比如，伊斯兰教和正统犹太教禁止与经期中的女性发生性行为。犹太教的传统认为，妇女在经期或分娩后是不洁净的，必须接受浸礼池（mikveh）沐浴仪式。K. 科德尔·卡特推测，月经在 19 世纪可能被用作鼓励男性定期放血的典范，以助他们得到健康的"每月排毒"。

在古希腊神话中，血液是最早的特效药之一。珀尔修斯砍下蛇怪美杜莎长满蛇发的头后，把这可怕的战利品献给了女神雅典娜。雅典娜将头颅装饰在自

己的盾牌上，并将美杜莎头部的血液给了治疗师阿斯克勒庇俄斯（Asklepios，拉丁文中为 Aesculapius），后者用它制成了灵药，可活死人肉白骨。这些强有力的治疗手段使他被神化为医神，而他手中的缠绕着一条蛇的手杖——灵蛇权杖——便是两千多年来医学的象征。

基督教并没有削弱血液在我们文化中的重要性。血液是耶路撒冷圣殿之谜的核心：它不仅等同于生命和健康，还代表着赎罪与永恒的救赎。殉道者的鲜血象征着痛苦和信仰，而儿童的负重血则是世界上诸多不公允的悲剧中最不幸的。"血"一词及其衍生词在《圣经》中被提及的次数不下 460 次，而"生命"一词被提及的次数只不过略多一些（487 次）。"肾脏"这个词出现频率如何？17 次。"肝脏"呢？ 13 次。"胆汁"呢？ 1 次。"脑""胰腺""肺"和"黏液"呢？从未出现。当然，比起"血""心"更常被提及（817 次），这是因为宗教象征的重要性：如果血液象征生命，那么心就象征爱或灵魂。

鉴于血液与生命的古老联系，它被用作治疗手段也由来已久。然而，血液医学有时并不实用。红酒作为血液的替代品，常被当作灵丹妙药、兴奋剂、镇静剂、滋补剂、助消化剂、催眠剂或逃避现实的手段。也许是缘于两者在视觉上的相似之处，用红酒代替血液的做法在基督教的圣餐变体论中得到了进一步的支持：总的来说，就是红酒已成为基督的救赎之血。文艺复兴时期的画作描绘了基督的身体被"神力"压榨，献血滴入桶中的场面。

和医学术语中的许多单词不同，英语中"血液"（blood）一词的词源既不是拉丁语也不是希腊语。虽然医学上也会使用"血液学"（hematology，源自希腊语）和"血质的"（sanguinous，源自拉丁语）等术语，但是这类由传统词根演变而来的词很少在日常实践中被用来指代血液本身。甚至由美国血液学协会出版的这一领域的权威杂志，使用的也是"blood"一词。这个词来自起源于北欧和撒克逊的古英语。从语言理论的角度分析，说法语的诺曼入侵者与盎格鲁 – 撒克逊女性结婚后，虽然与男性掌管的外部环境有关的词汇被源自拉丁语的法语所替代；但与内部、家庭、女性环境、情感和感觉相关的词汇则未受到拉丁语系的影响——"blood"就是这些词汇中的一员。这样的词源也许更多地表明了血液对女性工作的特殊重要性，而不是血液所代表的生命力量。举个例子，"肝"（liver）"肾"（kidney）和"心"（heart）也源自古英语，这可能是由于这些器官和血液一样，是动物身体中可食用的部分。而那些名称已被拉丁化的身体部位——比如主动脉（aorta）、结肠（colon）、十二指肠（duodenum）、直肠

（rectum）、阴道（vagina）、肌腱（tendon）和软骨（cartilage）——则很少或不会被用于烹饪。

更多语言学层面的解释

以英语为母语的人似乎对"blood"这个词有一种特殊的、下意识的尊重。来感受一下它的诸多衍生词汇中蕴含的精神力量[①]：cold blood（冷血），blue blood（蓝血），bad blood（嫌隙），fresh blood（新生力量），hot-blooded（血气方刚的），red-blooded（精力充沛的），bloodline（血统），blood red（血色），bloodless（无情的），bloodthirsty（嗜血的），blood-curdling（令人毛骨悚然的），bloody（血腥的），bloody-minded（存心刁难的），bloodshed（喋血），bloodshot（布满血丝的），bloodstone（血石），blood money（付给杀手的酬金），blood poisoning（败血症），bloodstain（血迹），blood feud（世仇），flesh and blood（血肉之躯），and lifeblood（命脉）。

而与肝脏（liver）相关的词有多少呢？liverish（患肝病的、易怒的），liver spots（雀斑），和 lily-livered（胆小的）——都不是什么令人印象深刻的词。肾脏（kidney）一词又如何呢？

如果语言学上对血液特别力量的论据还不够令人信服，那么看一看心理学层面更难反驳的分析吧。大多数被转到血液病门诊的患者只是在常规检查中发现了异常，根本没有任何病症。甚至刚确诊的白血病患者都可能没有任何病症。尽管如此，每个人去见血液学家的时候还是倍感忧虑：因为他们知道，血液的问题就是生命的问题。

[①] 这里的精神力量有两方面的含义，一方面指超自然力量，比如冷血指代吸血鬼；蓝血指代蓝血贵族，而蓝血贵族常常在小说中具有神奇的血脉力量。另一方面指人们对这个词的重视程度——将这个词用于创造新的与情绪、心灵、性格方面有关的词语，比如嫌隙、血气方刚、无情，同时这些词语可能对人们造成一定威慑力，比如喋血、败血症、命脉等。

血液在医学中的应用

医学专家对魔法和神话不以为然，认为它们古怪且难以相信。随着科技逐渐将血液医学化并客观化，它在科学家眼中的神秘感可能已经有所减弱。但是血液和它的多种功能仍然占有很重要的位置——人们试图用现代科学来解释古代人眼里那些血液中所蕴含的伟大力量。

血液疗法：输血

如果血液就是生命，那么就可以合理地假设，只要有一点额外的血液，摇摇欲坠的生命就有复苏的可能。据说，第一次"输血"发生在 1492 年，受血者是濒死的乔瓦尼·巴蒂斯塔·西博，他在 1484 年被选为教皇英诺森八世。据说他的犹太医生贾科莫·迪·圣热内西奥为了救他，杀了三名十岁男童，并让这名教皇喝下了男童们的血。这一奇怪的疗法没有可靠的证据可考，而这个故事也有可能是反犹太主义的虚构——诸如逾越节习俗中杀童仪式的传闻。

由于没有过因捐献血液而死亡的传闻，所以口服血液疗法可能已被许多人尝试使用。穆格（Moog）和凯伦伯格（Karenberg）的报告中指出，古罗马晚期有用角斗士的血液治疗癫痫的做法。盖伦认为血液是从摄入体内的物质中提炼而来的，所以饮用血液毫无疑问将有助于制造更多的血液。而口腔则是一个合适、合理又方便使用的给药入口。在发现血液循环之前和之后，饮用血液都曾风靡一时。

威廉·哈维于 1628 年发表的专著《心脏运动论》（见第三章）激发了相关人士对血管输血的兴趣。不久之后，他们进行了实验，用羽毛笔、囊状物和银管从一只动物身上取血，再把血输给另一只动物。将血液先转移到容器中，再输入受血动物身体的做法称为间接输血。而直接输血则通过连接供血动物血管与受体动物静脉之间的连接器进行。这些实验引起了许多人的关注，其中包括冷静的牧师弗朗西斯·波特、著名的博学家克里斯托弗·雷恩爵士（伦敦圣保罗大教堂的建筑师），以及尝试给狗进行输血的医生理查德·洛厄。

借来的血

1666 年 11 月 14 日的晚餐上，塞缪尔·皮普斯得知，伦敦当天成功地进行了一次狗与狗之间的直接输血。这一成就的潜力没有逃过食客们的眼睛。皮普斯在他著名的日记中记录了食客们的玩笑：

这倒使人产生了许多美好的愿望，想想大主教的身体里留着贵格会教徒的血之类的。不过，正如克罗内博士所说，如果需要的话，它可能对人类的健康有很大的用处，因为它可以借用更健康的身体里的血液来改善不健康的血液。

——《皮普斯日记》（*Diary of Samuel Pepys*），编辑：罗伯特·莱瑟姆和威廉·马修斯，伯克利：加州大学出版社，1970 年至 1983 年，第 7 卷：第 371 页。

1667 年初，法国内科医生让 – 巴蒂斯特·丹尼斯为一名十五岁的男孩输了小羊的血，以安抚他的神经，这似乎是第一例人类静脉输血。为了不被英吉利海峡对岸的竞争对手超越，洛厄在同年晚些时候也完成了他自己的"羊人输血。"之后，丹尼斯成为一名输血专家，但在第二年，他在为一名男子进行第三次动物输血时失败，男子死亡。丹尼斯因此而被起诉，但法院判定这名患者是被他的妻子毒死的，于是医生被宣告无罪。然而，这件事给人们的热情泼了一盆冷水，输血行为也随之大大减少，并持续了近一个半世纪。

的确，输血曾经是（现在仍然是）一种存在潜在生命危险的干预手段，绝不能掉以轻心。严重阻碍输血安全的三大问题：血型不匹配、凝血和感染。

输血在 19 世纪初小心翼翼地复苏。随着分娩的医学化，产后出血这一长期存在的问题变得越来越明显（见第十一章）。19 世纪 20 年代，英国伦敦盖伊医院的詹姆斯·布伦德尔试图为无法控制的产后出血输血。他用注射器给失血的产妇们注射了从住院医师那里采集的血液，并似乎救回了几条性命。接受这种极端疗法的产妇本来就对得救不抱希望，因此，如果产妇因输血而死亡，只会被归因为最初的产后出血。

另一个推动输血的因素是拯救失血士兵的迫切需求。1870 年至 1871 年的普法战争期间，奥地利、比利时和俄罗斯军队的医护人员在战场上对士兵进行了直接输血。虽然使用了无菌技术，但血型不匹配和凝血的问题尚未解决，而且血液几乎无法储存。这些问题在 20 世纪找到了解决办法。

血型相容性

出生于维也纳的卡尔·兰德斯坦纳在 1901 年发表的一份简短的研究报告逐渐揭开了血型相容性的面纱。这份报告基于他实验室里的二十二名工人：他们的血液可分为三大类型：A 型、B 型和 C 型（现在称为 O 型）。次年，兰德斯坦纳的两个学生发现了第四大血型——AB 型。兰德斯坦纳的研究成果直到第一次世界大战之前才引起了人们的重视。1922 年，他搬到纽约，进入了洛克菲勒研究院并成为美国公民。于 1930 年获得诺贝尔奖，当时他的发现已经得到了实际应用。

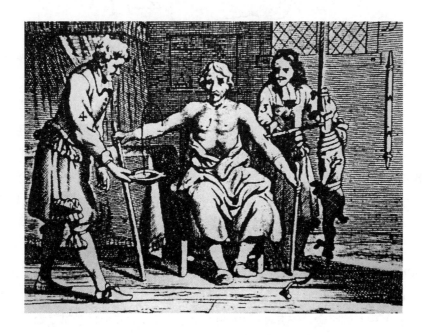

图 8.1 从供血动物直接输血给受血者（可能有猜想成分）。摘自 J.B. 兰兹韦德，《军备外科医生约翰尼斯·斯库尔蒂广告附录》（Appendix ad Armamentarium chirurgicum Johannis Sculteti），阿姆斯特丹，1671 年，第 28 页。

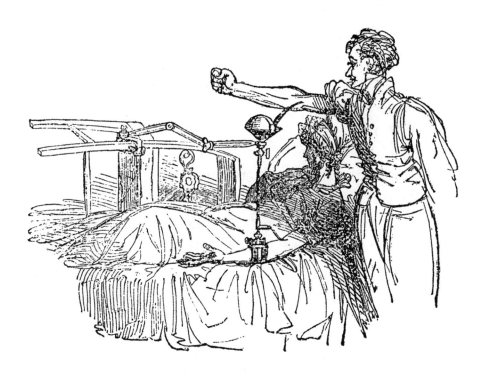

图 8.2 利用引力器为家庭成员输血，供血者是一名实习医生。詹姆斯·布伦德尔，《柳叶刀》，1829 年 6 月 13 日，第 321 页。

　　1937 年，兰德斯坦纳和他的同事亚历山大·维纳注意到了另一种血型系统，他们将其称为"恒河猴"（Rhesus，简称 Rh）——因为它出现在恒河猴和兔子的实验中，且后来发现它对人类血液也能发生反应。这一血型系统有助于解释新生儿的一种奇怪疾病——胎儿红细胞增多症（erythroblastosis fetalis），虽然这个病名看起来和血型不太相关。该病的成因是：一个 Rh 阴性的母亲，在生第一个 Rh 阳性的孩子时出现了过敏反应并生成了抗体，抗体通过胎盘进入下一个 Rh 阳性胎儿体内，并攻击其红细胞。至少在现代早期，人们就发现了这种疾病的临床症状，并于 1932 年将其诊断为血液问题。20 世纪 40 年代中期，为了拯救新生儿的生命，曾有过用 Rh 阴性血来为新生儿换血的尝试。如今，根据需求情况，也可直接在子宫内为未出生的胎儿输血。到了 20 世纪 60 年代早期，研究人员开始为每一位怀有 Rh 阳性婴儿的 Rh 阴性产妇注射某种抗体，试图通过这种抗体来"欺骗"产妇的免疫系统，阻止其对婴儿的血液产生过敏反应，从而预防这种疾病。这些抗体的最初形态是曾经生下过患病婴儿的女性体内富含抗体的血浆。一位医生曾经回忆道："这些女性是'母性利他主义本质'的典范……她们使诸多女性同胞幸免于她们曾经历过的悲剧。"[1]1968 年，温尼伯市的布鲁斯·乔恩与康诺特实验室（Connaught Laboratories）合作开发了一种更为实用的 Rh 血清制造方法。这一方法为全球成千上万的婴儿预防了胎儿红细胞增多症。

目前已发现的血型已有数百种，其中最重要的仍然是 ABO 和 Rh 血型系统。安全净化、冷冻并解冻血液的能力使得最罕见的血型也可以获得相对兼容的血液供应。

抗凝

研究人员很快就发现了未经处理的血液会在几分钟内凝结的现象。因此，为了储存血液，必须找到一种方法来抑制血液的这种天然属性，但此方法不能对血液或受血者产生危害。于是，关于去除血纤蛋白（fibrin）（凝血蛋白）和抗凝类药物技术的研究开始了。在第二次世界大战之前，俄罗斯人发现并利用了一种天然抗凝剂——尸体的血液。因为尸体的血液已经经历过凝结过程并发生溶血，所以它在输血过程中不会再度凝结。由于类似的原因，印度及其他一些地方也使用尸体的血液和胎盘血进行输血。

现在，医学中首选的抗凝血剂是 1914 年发现的柠檬酸钠。在第一次世界大战中，美国军医 O.H. 罗伯逊与一支英国部队合作，将柠檬酸钠系统地应用于战地需求。供血者全部为 O 型阳性。罗伯逊证明柠檬酸和葡萄糖（滋养血细胞）结合使用可以安全储存血液长达三周——这就是历史上首个血库。20 世纪 30 年代早期，查尔斯·贝斯特、路易斯·B. 雅克和 D.W. 戈登·穆雷在加拿大研发出肝素（heparin）作为抗凝剂用于药物和外科手术。

血液成分

随着相容性和凝血问题有了应对之策，医院开始着手建立血库。1927 年，人们已经可以通过离心法从陈旧的血液中有效地提取血浆。位于明尼苏达州罗

---

① E.G. 汉密尔顿，《妇产科学》（Obs & Gyn）第 77 期，1991 年，第 957 页。

彻斯特市的梅奥医学中心（1935 年）和位于芝加哥的库克县医院（1936 年）一直在争夺谁该获得第一家经营血库的美国医院的殊荣。争论的起因是，人们已经输注血液好多年，并且只有在某些时候血液才被储存起来。1936 年 12 月，在西班牙内战期间，加拿大外科医生诺尔曼·白求恩帮忙建立了一个移动式血浆输液设备。用血浆应对休克和凝血因子是第二次世界大战期间急诊的重要基础。成分疗法，即使用血液的特定成分——如红细胞、血小板、白细胞、凝血因子和血浆——已成为现今的常规做法。

1945 年后，建立血库已成为世界各国的惯常做法，这也标志着血液学成为一门独立专业的开端。在美国，各种市立、州立和国立的血液服务中心都是在非医生志愿者的帮助下建立起来的。比如，柏妮丝·亨普希尔在珍珠港服役后，回到了旧金山的血库工作。从 1948—1953 年，她协助了整个加州的血库合作扩张，并最终扩展到全国范围。英国国家血液服务中心创立于 1946 年，在苏格兰、威尔士和北爱尔兰都有独立的机构。加拿大和其他几个国家一样，从 1947—1998 年，输血服务都是由国家红十字会管理的。除了采血、血液储存和输血，国家红十字会还在和平时期提供多种服务，但它对加拿大血库的管理随着有关感染的新争议而戛然而止（见下文中的克瑞弗委员会 [Krever commission]；关于红十字会，见第十章）。从 1998 年开始，非营利组织加拿大血液服务中心（Canadian Blood Services）接替了血库管理职责，并监督干细胞和骨髓登记，魁北克的类似工作则由赫马奎贝克管理。红十字会仍然参与募捐活动，有时独立参与，有时联合欧洲其他国家、澳大利亚及美国的其他组织一起参与。

感染

处理血液的无菌技术已经存在了一个多世纪。然而，感染一直是一个严重的问题，也是目前公众焦虑的对象。很多感染都是通过血液传播的，其中就包括梅毒、几种类型的肝炎、西尼罗病毒和艾滋病。血清检测的出现降低了风险。在 20 世纪 90 年代初丙型肝炎的检测方法确定之前，肝炎一直是最常见的输血感染。1981 年底，乙肝疫苗获得了美国食药监的批准，这对可能意外接触到他人血液的医疗人员而言，是一个重要的慰藉。如果国家无法做到将献血设备彻底消毒，病毒就会在献血者之间互相感染，而献血者对感染的畏惧，则会导致血液供应缩减。

基督教团体耶和华见证人（Jehovah's Witnesses）的成员反对输血，因为《圣经》章节中禁止摄入血液。这些段落也被认为是犹太传统中洁食（Kosher）屠宰相关教规的起源。这些成员还指出，《最后的晚餐》的故事和天主教教义——尤其是圣餐变体论——中有关血液摄入的观点几乎背道而驰。对感染的担忧，加上那些从哲学角度反对输血的人不断施压，推动了对血液替代品的研究，比如血容量扩充剂（plasma expander）、血红蛋白和凝血因子替代品。

血是生命，你绝不能吃它

但是你们绝不可吃带血的肉，因为血就是生命。

——《创世记》第 9 章第 4 节

凡以色列家中的人……若吃什么血，我必向那吃血的人变脸，把他从民中剪除。

——《利未记》第 17 章第 10–11 节

只是你要心意坚定，不可吃血，因为血是生命。不可将生命与肉同吃。

——《申命记》第 12 章第 23 节

血库和输血的形象已经改变。血液疗法已不再是"生命的礼物"，它开始受到怀疑，尤其是在美国，然而，20 世纪 70 年代末之前，在美国献血还是可以得到报酬的。法国对血液制品的相关政策进行了很长时间的调查，并于 1992 年判处领导国家血液服务中心的医生米歇尔·加雷特和让－皮埃尔·阿兰四年监禁。据说，法国一直使用被污染的血液，并将一种可以检测艾滋病的美国产品推迟到 1985 年 10 月才上市，以便让法国版本有时间赶上来。法国的调查持续了整整十年。由霍勒斯·克瑞弗法官领导的加拿大皇家委员会于 1993 年开启了关于输血感染事件的听证会。听证会的结果导致血液机构发生了很多变动，并引起了对政客和红十字会官员的不法行为的指控。红十字会前任全国总监罗

杰·佩罗经历了多年的 RCMP①调查、刑事指控和漫长的审判，最终胜诉。但直到 2008 年，一些未判决的指控被撤销后，他才获得了彻底免罪。

有创业精神的人利用这种情况开设了私人血库，忧虑输血安全性的人们可以将自己的血液储存在私人血库，以备将来手术之用，或为发生在私人血库附近的灾祸提供帮助。类似的，由于人们对干细胞研究所抱持的希望，自 2000 年以来在全球许多国家都开设了公立或私立的脐带血血库。私人脐带血血库在法律上是一个灰色地带，并且很多公民无法使用。如果不加以阻止，这种区别对待的制度会取代先前不完善但公平的制度。而随着私营脐带血库的压力增加，捐赠专家认为选择私人脐带血储存这种高危行为的人可能会越来越少。

骨髓移植可以算是成分输血的最终形式。它是 20 世纪 70 年代在华盛顿州西雅图市由 E. 唐纳尔·托马斯开创的。托马斯采用了抗凝和静脉输液的原理，以及加拿大研究人员 J. 提尔和 E.A. 麦卡洛克研究的细胞克隆技术。骨髓移植为慢性贫血和恶性肿瘤带来了希望。而其副作用则带来了新的医源性问题——移植物抗宿主病。为了帮助那些没有合适捐赠者的人，自体移植应运而生。由于移植物抗宿主的副作用不会发生在患者自身的细胞上，所以这种方法被广泛应用于其他情况，比如，在对癌症和自身免疫性疾病的患者进行放压疗法，通过骨髓移植"挽救"其造血能力。细胞分离器的超速离心技术可以有选择性地收集干细胞，因此，现在的"移植"会比以往的更具特异性和精准度，且需要的干细胞量更少。E. 唐纳尔·托马斯是 1990 年的诺贝尔奖得主之一。提尔和麦卡洛克也因在 1960 年发现了造血干细胞而获得了 2005 年的拉斯克奖（Lasker Award）。

血液诊断：什么是正常的血液？

现今社会的医生很少有机会检查患者的血液。在外科手术和紧急事件中可以看到血液，但这些场合不允许静静观察。护士、静脉输液小组、实验室技术人员、血库、计算机分析和打印报告使医生远离了血液物理意义上的实体。过去并非如此。从古代到 20 世纪中叶，放血一直是常规治疗方法，所有的医生都定期检查患者站立时血液中发生的变化。

① RCMP: Royal Canadian Mounted Police，加拿大皇家骑警。

放血似乎对发烧有好处：它能减缓脉搏，缓解多血症并平息躁动。放出来的血液会快速凝固并分层为几个容易辨认的成分，古老的四体液正是从这些成分中具象而来的：黄色的血清在上，黑色的血液（脱氧）在下，中间是鲜红的血液（富氧）及其表面的"血沉棕黄层"或"白膜层"，该层呈米黄色，因为带桃色，其内含有白细胞和凝血蛋白。在进行放血后，医生注意到每个成分的颜色和量，并将这些表象和诊断及预后联系起来。黑色血液是肺炎的不良预后信号。而血沉棕黄层较厚且呈凹形（称为"光滑凹面"）则是急性炎症的标志。

安东尼·冯·列文虎克用他早期的显微镜观察到了一种微小"粒子"，即现在的红细胞。然而，它们的存在是有争议的，因为看到它们的人无法解释它们的功能。大约在同一时期，因输血而小有名气的法国化学家尼古拉斯·莱梅里和理查德·洛厄注意到，铁是血液的组成部分。洛厄还描述了静脉血在空气中有黑色到鲜红的颜色变化。几年后的 1725 年，随着俄罗斯军医阿列克谢·贝斯特耶夫·里乌明的研究，铁成为治疗贫血的药物。但是铁和血液颜色的变化都未能与红细胞联系起来，而且，那时氧气的概念还未被提出。

1668 年，约翰·梅奥证明了某种气体具有维持生命的特性（见第三章），但直到 100 年后，这种重要的气体才被正式发现。18 世纪 70 年代，英国神学家、化学家兼法国革命支持者约瑟夫·普里斯特利分离出了氧气和"笑气"。由于对自己的发现不确定，他向法国贵族朋友安托万 – 洛朗·拉瓦锡解释了自己的发现。拉瓦锡很快就认识到了这一发现的重要性。靠着自身的财富以及妻子玛丽 –安妮 – 皮耶雷特·波尔兹的帮助，拉瓦锡对呼吸、燃烧和氧气这几个因素进行了实验。1777 年，他对生命的化学原理进行了阐述，即氧化过程。但是法国大革命扼杀了他们的研究：普利斯特利的教堂遭到洗劫后逃去了美国，而拉瓦锡则被送上了断头台。

如果生命是一个消耗氧气的化学过程，那么氧气就必定和血液有所关联，因为从史前时代起，血液就等同于生命。这一庞大的科学工程始于 18 世纪晚期，并一直持续到了我们这个时代。1851 年，德国生理学家奥托·芬克在红细胞中发现了"红色色素"——这就是血红蛋白的发现。他的同胞菲利克斯·霍佩 –塞勒证明了这种色素可以吸收和释放氧气。两个独立的观点——一个是古老的，另一个相对较新——在红细胞中相遇了：血液就是生命；生命是氧气的燃烧。

一场悲剧将血液、氧气和生命联系在了一起

1875 年，法国生理学家保罗·伯特将热气球"天顶号"（Zenith）送上了 7900 米的高空，这是人类迄今为止到达的最高海拔。当气球下降时，三名船员中有两人死亡。伯特的结论是，为了在低压下生存，需要补充氧气以确保血液能吸收足够的氧。他的观点为肺内分压理论奠定了基础，并帮忙解决了一种众所周知但不知其因的疾病——高山病。

丹麦科学家克里斯蒂安·玻尔对氧气运输的研究为血红蛋白的功能描述做出了杰出贡献。他的儿子尼尔斯和孙子阿格都是诺贝尔物理学奖得主[1]。玻尔用数学表现了氧气与血红蛋白的关系。他的氧离曲线（oxygen dissociation curve）描述了血液的一个显著特性——它对氧气的亲和力是可变的。氧离曲线呈 S 形：曲线的上部表明，当氧气充足时（比如在健康的肺中），血红蛋白更容易吸收氧气；而曲线的下部表明，当氧气不足时（比如在健康的组织中），血红蛋白更容易释放氧气。这种亲和性很巧妙，尤其是和那些平凡的转运蛋白相比——那些蛋白只能和它们的作用对象产生平庸的线性关系。此外，如果体内环境存在酸中毒或碱中毒，玻尔曲线会相应向右或向左移动，以促进人体血红蛋白供氧。这条曲线还表明，当肺部严重损伤时会出现一个危险的"不可逆点"，即如果在"曲线肩部"，也就是氧气浓度过低的情况，会导致血红蛋白与氧气解离。

血红蛋白是第一种以化学方法鉴定的蛋白质。1960 年，马克斯·佩鲁茨、约翰·肯德鲁和同事们利用 X 射线晶体学阐明了血红蛋白分子的一级、二级和三级结构。研究者们非常了解血红蛋白的分子结构，所以对于相应的经过转录翻译合成蛋白质的过程了如指掌，这种转录翻译过程也是许多异常血红蛋白的成因。比如，1957 年弗农·M. 英格拉姆证明了镰状细胞贫血中的血红蛋白存在单分子替换的情况。血红蛋白结构的改变会导致其功能随之变化。比如，分布广泛的地中海贫血症，就是一种由血红蛋白的遗传变异导致的可怕疾病。

———————————

① 得奖日期分别是 1922 年和 1975 年。

将相应知识通过生物化学术语重新梳理构建，再结合低强度骨髓移植和基因工程，有望为血红蛋白异常患者提供新型治疗方法。但是，在本书撰写之时，最受病痛折磨的人们的治疗方法还未得到任何改善。这个领域仍然很混乱。只有 10% 的镰状细胞病患者可能存在健康的兄弟姐妹，从而为他们提供骨髓移植。正如几位历史学家所指出的那样，分子层面的精妙发现并不能缓解建立在种族基础上的社会构建的残酷现实。对于镰状细胞病患者，我们仍然提供诸如止痛剂、水合、氧合和输血等传统治疗方法。而对于地中海贫血也是采用输血疗法。这些治疗方法产生了一些需要二次治疗的新型医源性问题，比如多次输血造成的过量铁螯合，止痛药物成瘾需要的社会支持和对感染的管理。1996 年，多伦多的血液学家南希·奥利维瑞因敢于警告她的患者注意药物的副作用（见第五章）而受到骚扰的著名事件，其起因就是一项由制药行业赞助的地中海贫血症螯合剂的临床评估试验。

形态学及其"父亲们"

基于冯·列文虎克的显微镜观察结果，威廉·休森进一步测量了不同动物红细胞的大小和形状。他发现红细胞通常是扁平而不是球形的，并认识到凝血过程发生在血浆而不是红细胞中。1777 年，休森在进行尸检时意外被手术刀所伤并死亡。由于观察准确并且结局带有浪漫色彩，他被称为血液学之父，英国人尤其喜欢这样称呼他。

尽管休森的研究成果卓越，但细胞学说直到 19 世纪末才被创立起来。早期显微镜观察到的图像并不可靠。直到 19 世纪 30 年代，消色差透镜和复式显微镜问世后，观察者才开始相信自己的所见，并将注意力转向血液中的细胞成分。法国的加布里埃尔·昂德腊耳和阿尔弗雷德·多恩将各种疾病与红细胞的数量、浓度、大小和形状相互关联，从而开创了血液学的定量研究。他们两位也被称为血液学之父，而这样称呼他们的主要是法国人。

红细胞被破坏（即溶血，hemolysis）会导致贫血这一观点由昂德腊耳首次提出，此外，他还指出贫血即是红细胞数量的减少，妊娠和萎黄病会导致贫血（chlorosis）。萎黄病曾被称为"处女绿肤病"。因为该病会对皮肤造成特殊影响。而早在 16 世纪，约翰内斯·兰格就发现了萎黄病，并建议将结婚作为一种治疗方法。现在，它已经被认为和缺铁性贫血是同一种病，尽管它的描述也接近于神经性厌食症（anorexia nervosa）。昂德腊耳是第一个观察到萎黄病中红细胞体积偏小的人。这是一个重要的发现：以前的萎黄病诊断仅基于患者主观描述的模糊症状和医生对其气色的主观意见，而现在，该病的诊断可以简化为一种容易理解的客观测试，即红细胞的数量和大小。

有关红细胞的见解有时来自极为实际的观察。比如，美国人乔治·迈诺特曾注意到，急性且致命的恶性贫血（pernicious anemia）（又称比尔默氏贫血 [Biermer's anemia]，比尔默是 1868 年发现此病的德国医生）的患者体内的红细胞数量低于正常值。1926 年，迈诺特在报告中指出，每天在饮食中加入半磅 [①] 生肝脏可以增加红细胞的产量。如今我们已经知道，恶性贫血与无法吸收维生素 B_{12} 有关。然而，在迈诺特的著名疗法问世时，维生素的存在仍然存在争议（见第十三章）。迈诺特的饮食治疗法是经验主义的又一成功之举，并在该病的病理机制被确认前风行一时：1929 年，W.B. 卡斯尔发现了内因子（intrinsic factor）；1948 年，E.L. 里克斯和 K.A. 福克斯从内因子上分离出了维生素 B_{12}。

红细胞的生化过程：

红细胞很不寻常。它们没有细胞核，也没有线粒体。它们是微小的"无脑"程序包，在 120 天的寿命里专注于肺和组织之间氧气和二氧化碳的运输。红细胞也具备缓冲功能，但它们的生理机能主要用于维持其内部的血红蛋白和细胞壁的完整性，为它们宝贵的氧气或二氧化碳提供安全、有效的通道。而在这个过程中，酶的作用至关重要。

众所周知，红细胞会消耗葡萄糖，但人们并不了解红细胞如何在不摄入氧气的情况下利用糖，直到三位德国科学家——奥托·瓦尔堡以及他的学生奥托·迈耶霍夫和古斯塔夫·埃姆登——的研究发现了两种酶途径：己糖单磷酸途径，为受损血红蛋白的修复提供能量；糖酵解途径，为细胞自身产生能量。瓦尔堡和迈耶霍夫因此获得了诺贝尔奖。

1911 年，在红细胞"化学化"的浪潮中，H. 古恩瑟发现了由于缺乏控制血红蛋白产生的酶而导致的溶血性疾病——卟啉病。不久之后，喜欢使用"回顾法"的医生们就开始援引卟啉症来解释过去的各种奇怪现象，从英国国王乔治

---

① 半磅≈226 克。

三世的间歇性疯癫到特兰西瓦尼亚的狼人传说。

在 21 世纪后期，加拿大人麦克斯韦·温特罗布发明了诸如血细胞比容测定仪等实用仪器，并对红细胞的形态学及其在健康和疾病状态下的行为进行了实际观察。温特罗布在哈利法克斯市的一个奥地利犹太家庭长大，在温尼伯完成了医学博士学位后去了新奥尔良，最后在犹他州的盐湖城定居。他独立完成了权威教科书《临床血液学》（1942 年至 1968 年）的前六版。此书的参考书目的详尽程度及历史敏感度堪称典范。所以，加拿大人和美国人都将他奉为 20 世纪血液学之父也是可以理解的。

第二次世界大战期间，人们开始意识到，人类疾病可能是由红细胞的生化过程及数量的变化导致的。战时，由于太平洋战区用于预防疟疾的奎宁供应中止，联军部队不得不寻找替代药物。然而，新的抗疟药在一些士兵中引起了溶血性贫血，其中大多数是黑人男性。类似的现象在朝鲜战争中也发生过，当时用来预防疟疾的是伯氨喹（primaquine）。20 世纪 50 年代中期，以芝加哥附近的斯泰特维尔（Stateville）惩教中心的志愿者为研究对象，美国军方科学家阿尔夫·S.阿尔温、保罗·卡森、R.J.德恩和欧内斯特·博特勒证明了溶血病患者的红细胞对新的治疟药极其敏感，其原因是缺乏一种 X 连锁的还原酶——葡萄糖 –6– 磷酸脱氢酶（glucose–6–phosphate dehydrogenase，简称 G–6–PD）。这一发现不仅阐明了一种新的药物问题，还为蚕豆病（favism）这种因食用蚕豆而引发的古老疾病提供了科学解释。在众多的红细胞酶中，每一种的发现都源自自然的偶然意外导致的酶缺失所形成的疾病。

白细胞

白细胞在 18 世纪被首次发现，但直到 19 世纪英国医生托马斯·艾迪森和德国病理学家兼政治家鲁道夫·菲尔绍的研究之后才受到重视。艾迪森在研究中注意到，在炎症形成脓的过程中，有"无色的微粒"通过血管壁。1845 年，菲尔绍对白血病进行了字面上的描述——"白色血液"。这些患者体内有一层厚厚的淡黄色东西，类似脓液，但又不像通常情况下，脓液会伴有炎症产生。于是，他认为这些脓液是由异常细胞产生的，并损害了正常细胞（见第四章）。

19 世纪后期，新的染色技术促进了白细胞的形态学的发展。这一技术变革是寻找新疗法时的一项副产品。保罗·埃利希一直在寻找一种可以与细菌结合并选择性杀死细菌的染料，以用作感染的化学疗法（见第五章）。1880 年，他阐述了白细胞的各种类型，并根据它们的染色特性给它们起了名字，比如：中性粒细胞、嗜酸性粒细胞、嗜碱性粒细胞。埃利希认为，白细胞在保护人体免受新发现的细菌入侵方面发挥了作用。

埃利·梅契尼科夫赞同埃利希关于白细胞免疫功能的观点。梅契尼科夫是白细胞吞噬能力的发现者，他是俄罗斯人，在巴黎巴斯德研究所工作。对某些人来说，一种细胞吞噬另一种细胞的想法似乎很荒谬——而且挺符合俄罗斯人的奇怪性格。分子生物学家安德列·利沃夫回忆童年时称，梅契尼科夫曾造访过他们家——他非常有活力，但却杂乱无章，口袋里鼓鼓囊囊地塞着试管装的血液和各种不寻常的东西。但是梅契尼科夫的观点与新兴的免疫学一致，并在1908 年获得了诺贝尔奖。古代认为"坏血"（bad blood）会带来疾病的观点，也被用与当代科学相符的化学物理术语加以重新表述。

从 1890 年到 1910 年，血清疗法（serotherapy 或 serum therapy）——运用含有特异性抗体的血液或血液成分的疗法——被提倡用于治疗白喉、霍乱、破伤风、脑膜炎和其他由细菌感染引起的疾病。埃米尔·冯·贝林和他在德国工作的日本同事北里柴三郎，通过让动物接触白喉等特定传染病并提取它们生成的血清，研究了抗毒素血清。虽然这些血清有效，但它们的构成仍然是未知的。

对淋巴细胞及其产生抗体的相关研究为免疫力和克隆学说提供了生理化学层面的解释。尼尔斯·杰尼观察到，很多不同种类的抗体会在不同背景下产生，但当试验动物暴露于特定抗原中时，会产生大量的特定抗体。克隆学说起源于对菲尔绍和杰尼观点的外推。澳大利亚人弗兰克·麦克法兰·伯内特提出了两个假设：1. 每个细胞只能对一种抗原产生反应；2. 在发展过程中，出现了无数潜在的活性细胞。克隆学说解释了正常的免疫功能，并为一些血液系统恶性疾病提供了参考模型，如多发性骨髓瘤（multiple myeloma）、慢性粒细胞白血病（chronic myelogenous leukemia）、真性红细胞增多症（polycythemia rubra vera）和原发性血小板增多症（essential thrombocytosis）。随着检测基因重组技术的出现，人们发现了更多由于基因转录翻译异常导致的恶性肿瘤。

血小板

在光学显微镜的技术问题得到解决后，被称为血小板的微小细胞的存在引起了争议。1868 年，意大利解剖学家朱里奥·比佐泽罗在报告中指出，这些微小的血细胞起源于骨髓，并代表着一个独立的细胞系。比佐泽罗对血栓（thrombus）的形成和凝血因子的沉淀进行了区分，他认为，血小板可以引发凝血过程（clotting cascade）。二十四岁的加拿大人威廉·奥斯勒得知了比佐泽罗的研究之后，很快就加入了这场辩论。奥斯勒在报告中指出了正常人身上"有时"也会发现血小板，并对血小板和细菌的关联做出了推测。

法国人乔治·海耶姆将其职业生涯的大部分时间都投进了一系列杰出的实验中，并通过这些实验发现了血小板与止血之间的联系。然而，他认为血小板是红细胞的副产品，这与他得到的证据背道而驰。一位历史学家推测，海耶姆的错误是因为"那些和他一样早早坐上权威之座的人，都不可避免地被压上了缺乏想象力的担子"[1]。更有可能的原因是，海耶姆早已有了先入为主的偏见——"认识障碍"（epistemological obstacle）——一种让许多优秀的研究人员准确地找到了他们所寻之物的偏见。同多恩及昂德腊耳一样，法国人也把海耶姆视为血液学之父。

在现今社会中，血小板频繁出现在大量的文献资料中，其导致的脑血管和心血管血栓是患者死亡的主要原因。人们通过遗传学和生物化学知识，来认识血小板的功能结构，并研发出抗血小板药物。许多抗血小板药物的纵向研究已经进行了 50 多年。2000 年，已过专利期的老牌药物阿司匹林对脑血管疾病的有效一级预防（primary prevention）终于被证明。然而，由于阿司匹林有很多副作用（但十分便宜），新的（更贵的）抗血小板药物应运而生成为畅销药（见第五章）。由于发展中国家的生活方式，疾病（lifestyle disease）带来的负担不断上升，科克伦协作组织起草了一份草案，讨论价格实惠的阿司匹林带来的益处是否比它的副作用更重要。

血浆与凝血

"出血"的症状自古以来就有记载。《塔木德》的作者似乎知道男性的出血症是从他们的母亲那里遗传的，于是，他们为一名已经因为出血症（hemorrhage）失去了两三个男孩的母亲新诞下的男孩免除了割礼。早在典型血

---

① T.H. 斯佩特，引用于 M. 温特罗布，《纯净又雄辩的血液》，纽约：麦格劳 - 希尔出版社，1980 年，第 553 页。

友病的化学病因被阐明之前，美国遗传学家托马斯·亨特·摩根就以该病为模型研究了伴性染色体遗传性疾病，并因此而获得了诺贝尔奖。

历史学家罗伯特·K. 马西在他 1968 年广受欢迎的著作《尼古拉与亚历山德拉》（*Nicolas and Alexandra*）中指出，血友病给沙皇尼古拉二世的家庭带来的压力助长了俄罗斯革命。沙皇的长子阿列克谢也患有血友病，这可能是他的曾外祖母维多利亚女王经由他的母亲亚历山德拉遗传给他的。这名患了血友病的皇子和他母亲之间的关系令人心酸：孩子的病痛已经让她很痛苦，而古老的观念还认为这种疾病是通过她的血液传递给孩子的，这让她遭受了双重折磨。为了帮助儿子，亚历山德拉向拉斯普京寻求援助。拉斯普京自封为巫医，以其对从美食到性等一切感官事物的过度欲望而闻名于世（臭名昭著）。拉斯普京能让阿列克谢平静下来并缓解他的痛苦，而且，拉斯普京似乎还能控制出血的情况。尽管有人劝告这位"外国"王后不要继续听信于拉斯普京，但她依然一意孤行，而关于她与拉斯普京关系的不利谣言也进一步削弱了公众对王权的尊重。

是否认定为出血症，取决于全血或血浆中形成血凝块的时间长短。而血友病患者的血液即使最终能够凝结，也需要相当长的时间。20 世纪 30 年代末，当成分输血首次实施时，人们发现，将血友病血浆和正常血浆一比一混合，就可以解决血友病患者血浆无法凝血的问题。研究人员于是假设，在正常血液中存在一种尚未被了解但至关重要的"抗血友病因子"（anti-hemophilic factor，简称 AHF）。他们进行了更多的血液混合实验，并发现出血症患者彼此之间各有不同。

1947 年，一个阿根廷团队注意到一个"矛盾的事实"：将来自两个不同出血症患者的血浆混合，有时会出现双方的血液问题都得到解决的情况。罗斯玛丽·比格斯在 1952 年圣诞节发表了她的经典论文，并在论文中介绍了七名血友病患者——他们的血浆可以治疗其他血友病患者的问题。她推断这些患者所患的肯定是某种不同的疾病，并把这种疾病命名为"圣诞病"。取这个名字既是因为当时的季节，也是得名于她五岁的加拿大"一号患者"——演员埃里克·克里斯莫斯的儿子——斯蒂芬·克里斯莫斯[①]。

血液混合研究仍然是凝血检查的基础和识别新的凝血因子的手段。1953 年，铁路工人约翰·哈格曼因选择性溃疡手术住进了芝加哥的一家医院。他没有出血病史，但在一次常规检查中，他的凝血很慢，这也导致了他的手术取消。哈

---

① 此姓氏意为圣诞节。

格曼血浆的问题通过在实验室与正常或血友病血浆混合得到了解决。于是，他的医生推断，正常人和血友病患者的血浆中都含有一些哈格曼的血浆没有的物质——也就是凝血因子 XII。

在看似复杂的"凝血反应"中，每个因子都以相同的方式被发现：某个人出现了某种血液问题，而该问题可以通过正常血浆和所有其他因子缺失情况已知的血浆来解决。起初，凝血因子是以缺乏它们的患者名字命名的，如圣诞节因子、哈格曼因子、弗莱彻因子和斯图尔特因子。后来，它们被编了号，以反映我们对它们在凝血反应中的位置的理解。血液混合研究是凝血研究和血液医疗服务的基础。将来，血液混合研究还会发现新的因子。

冷沉淀（cryoprecipitate）是一种通过冷冻血浆而收集到的成分血。1964 年，人们发现了其特殊凝血特性并投入使用，这对血友病患者来说是一种福音。当时，研究人员还不了解出血症（所谓的 AHF 缺失症）是由哪一种原因引起的，是某一种分子出现了缺陷还是血液中缺失了某种分子，抑或是由于某种抑制剂的存在。1970—1971 年，典型血友病被归因于一种缺失了因子 VIII 的分子。而血红蛋白病（haemoglobinopathy）如今也被确定与 DNA 转录翻译有关。在治疗方面，冻干（lyophilized 或 freeze dried）血液制品更容易储存、使用和携带，但它们是用混合血浆制成的，极大地增加了传播感染的风险。血液制品在治疗出血类疾病方面的成功一时间引起了疼痛管理和生活方式的变革，然而，一场悲剧让人们意识到了血液疗法的危险。

在斯蒂芬·克里斯莫斯被诊断出患有"圣诞病"的四十年后，加拿大的一个研究小组发表了血液系统凝血机制的分子结构过程（molecular substitution）。然而，这项研究结果并没能阻止克里斯莫斯于 1993 年 12 月 20 日死于艾滋病。在 1985 年前，发达国家大约半数的血友病患者转变为 HIV 阳性，并有大量人因此死亡。在英国和美国，血清显示 HIV 阳性的血友病患者大约分别为五千人和一万人。截至 1997 年，加拿大已有四百名血友病患者死于医源性艾滋病，另有一千人感染了 HIV 和肝炎。

在与输血相关的 HIV 或肝炎的案例中，又出现了"无辜的受害者"这个字眼（见第七章）。许多药物、诊断程序和手术干预都会导致疾病甚至死亡，但是，社会却对受"污"血所累的人们表现出了格外的义愤填膺，这似乎表明了血液扎根在我们世界中的重要性。

血液和药物

虽然淋巴瘤和白血病这两种恶性血液病远远算不上最普遍的癌症，但因它们对治疗有反应，所以早早就被与其他癌症区分开来：首先是放射治疗，接着是药物治疗。所有这些疗法几乎都与 20 世纪后期的科学发现密切相关。曾经被认为不可能治愈的霍奇金病和儿童白血病（childhood leukemia）等疾病，现在已经被列入寻常疗法范畴——通常是结合药物和放射疗法。辐射是由 X 射线和镭、钴等放射性元素产生。1945 年以后，许多地方都建造了核反应堆，使得医用放射性同位素得以生产，如放射性磷（32P）和放射性碘（131I）。

最早的抗癌药物之一是氮芥。在第一次世界大战中感染芥子毒气的士兵身上，人们首次发现了氮芥对血液的细胞杀伤（细胞毒素）作用。1950 年，英国的研究人员发布了一种名为烷化剂（alkylating agent）的相对安全的药物。众所周知，这些产品会导致脱发、胃部不适和骨髓抑制（bone marrow depression）。可的松（cortisone）大约被发现于同一时期，它可以使淋巴肿块迅速但短暂地消失。当可的松配合细胞毒素药物使用时，可达到完全缓解（complete remission），甚至治愈某些疾病的作用。以各种方式杀死细胞似乎可以消除肿瘤，而残留的一小群有抵抗力的细胞也无法重新激活该疾病——纺锤体毒素正是基于这种目的而被开发出来的。最初的纺锤体毒素是 1958 年的长春碱（vinblastine），由安大略省伦敦市的长春花（Madagascar periwinkl）中提取而来。长春碱的应用带来了儿童白血病的首次治愈。从太平洋紫杉树中提取的紫杉醇（Taxol®）也属于"纺锤体毒素"。随着第一批"合理"衍生品（rational derivative）或设计药物（designer drug）投入使用，联合化疗（combination chemotherapy）变得更加有效，这些药物也在 1988 年获得了诺贝尔奖（见第五章）。

促红细胞生成素（erythropoietin）是一种生长因子（growth factor 或激素），在肾脏中产生，可促进骨髓和实验室中红细胞的产生。它是在 1977 年得到提纯的，但关于它的假设已存在多年。20 世纪 80 年代，它被用于治疗肾衰竭引起的贫血。1989 年，一种由 DNA 重组技术（recombinant DNA）制成的促红细胞生成素的合成版本在美国获得了专利，使得该药物可被制造并更广泛地应用，同时降低了对输血的需求。二十年来，该药已经被应用于多种天生或由化疗导致的红细胞缺乏症。但遗憾的是，它也成为竞技运动中的违禁药物 ① 之一。

与红细胞类似，人类白细胞的生长也受一种刺激因子（stimulating factor 或激素）的控制，这种刺激因子也利用 DNA 重组技术得以在细菌中合成。这种名为非格司亭（filgrastrim）或优保津（Neupogen®）的药物被广泛应用于化疗后恢复。该药以一个月为一疗程，每个疗程为几千美元，其专利将于 2013 年到期，而其继任者也已经在试验中（见第五章）。

最近，科学家设计出了抗体形式的特殊药物，可以攻击恶性细胞中缺陷基因所产生的分子标记和通路。这些药物在治疗白血病、淋巴瘤、乳腺癌和自身免疫性疾病方面取得了十分出色的成功，且副作用相对较少，比如利妥昔单抗（Rituximab）②、曲妥珠单抗 ③、伊马替尼 ④ 和伊马替尼的"继任者"尼洛替尼（nilotinib）⑤。这些非凡的发现都受到了公众的热烈欢迎，患者们也强烈要求得到这些药物的治疗。这些药物有望使化疗变得更有效、痛苦程度更轻，但它们的开发和使用成本过高，发展中国家已经开始呼吁寻找获取这些暴利药品的更实惠的方法。

血液仍然是特别的

过去五十年令人振奋的各种成就，将以往预后不良的疾病变成了可治愈的毛病，并将血液推到了前沿位置。长期以来，血液学一直被当作内科或病理学的一个分支，而现在，它已经发展成为拥有附属专业的独立学科。英国、加拿大和美国的血液专业考试于 20 世纪 60 年代末和 70 年代初开始实施。很快，肿瘤学就从血液学那些专门研究恶性肿瘤的分支中脱颖而出，并将相关方法带入到其他器官系统中，从而引起了一段时间的竞争。血液学存在众多国立或国际协会，其中最大的是成立于 1958 年的美国血液学协会（American Society of Hematology），当时，协会中有三百名代表。如今，它已拥有一万五千名会员，其每年的例会包含五百多篇论文和两千五百张海报，并有两万多名代表出席。

---

① 由于促红细胞生成素可以提高机体携氧能力、增强运动耐力，其在 1989 年被国际奥委会列为兴奋剂。

② 美罗华®（Rituxan®），1997 年上市。

③ 赫赛汀®（Herceptin®），2000 年上市。

④ 格列卫®（Gleevec® 或 Glivec®），2001 年上市。

⑤ 达希纳（Tasigna®），2008 年上市。

　　血液除了在专业和科学活动中具有崇高的地位，它的神奇和神秘之处也依然备受崇敬。我们可能不会再对阿斯克勒庇俄斯（Asklepios）那类的伟大治疗师进行神化，但我们通过诺贝尔奖将他们"奉为圣人"。相当多的诺贝尔奖得主都进行过血液研究，不过他们的奖项都被贴上了免疫学或遗传学的标签。

　　在揭开血液神秘面纱的过程中，人们用不同的或许听起来不那么神奇的词汇提出各种新的机制，但血液至关重要的特征并没有改变，只是它古老的概念被重新表述了。盖伦说过，暴露在空气中的血液充满了生命力。现在，由于血液和氧气及呼吸的关系，它仍然被视为生命的等价物，而它也像古希腊先祖所说的那样，是保持健康所不可或缺的。

拓展阅读建议

　　参考书目网站：http：//histmed.ca.

第九章
科技与疾病：听诊器、
医院及其他小发明[①]

---

① 本章学习目标见第 415 页。

所有科技事业的主要驱动力必须始终源于对人类自身及其命运的关心。

——阿尔伯特·爱因斯坦，加州理工学院演讲，1931 年

科技（源自希腊语"手艺"一词）指的是服务于智力型事业的工具。这种工具可以是一种实物、一种做事方法，或者仅仅是一个观点。社会因素和概念因素都会影响科技的创造。一旦科技经过认可，它不仅会改变医学实践模式，还会改变人们对患者、医生和疾病的看法。过去的两百年中，科技经历了空前的蓬勃发展，部分原因是为了保持医学的"科学性"、界定职业同一性（professional identity）并满足人类对小发明天生的喜爱之情。

很多不同的器具都具有作为医疗手段的古老历史。比如：用来辅助行走的棍子、用于辅助听力的（牛）角，以及各种手术器械（见第十章）。最古老的诊断仪器可能是阴道窥镜，它的使用可以追溯到古罗马时期。印刷术自 15 世纪被发明出后，便被迅速地应用于医学知识的传播。部分学者针对各种被用作教学及交流手段的图像进行了研究。17 世纪的许多科学发明——如显微镜和温度计——最初都与日常医学实践没太大关系。然而在一千八百年之后，解剖学得到了新的重视，导致医学知识开始重组，从而促进了以可视化为中心的科技创新。一些历史学家认为，20 世纪末的分子革命正在为科学技术创造一种全新的架构。本章将以听诊器为例，探讨一些科技的发现及其影响。

发现的前提

发现似乎往往都发生在幸运的灵光乍现中。然而，发现通常有很长的萌芽时期，在此期间，观察者需要明确旧方法的不足，即所谓的"需求"。某种环境是否有利于科学发现取决于此环境中人们对于身体观念的改变，但该环境也受

社会、政治、经济、文化和哲学因素的影响。从这个角度来看，与其说发现是在某个场景下迸发的，不如说它是从某种它一直存在的环境中显现出来了。因此，如何确定某种发现的成因的优先顺序通常都是一个微妙的问题。以上这些观念在何内·T.H.雷奈克对于听诊（auscultation）和听诊器的发明中均有清晰的体现。

听诊的社会政治背景

这个故事涉及法国大革命、拿破仑·波拿巴的法兰西第一帝国，以及波旁王朝的复辟。这些事件彻底颠覆了法国公民的个人生活，并改变了社会对医学行业及教育的管理方式。

几个世纪以来，欧洲的内科医学和外科医学一直是分开的。内科医生在大学里通过讲座和书本学习。而外科医生则被和"理发师外科医生"一起编入专门的行会，通过学徒制的方式接受实习训练（见第十章）。自中世纪以来，医院一直是患者寻求庇护、慰藉、食物和护理的地方。它们不是学习或研究的场所。很少有在病房里进行的针对内科或外科学生的授课。

法国大革命虽然被说成是下层阶级的起义，但革命者中也不乏对政治和职业教育持激进观点的精英知识分子。他们的观点中包括：内科医学和外科医学的结合是有益的，医院应当用于教学，解剖学对于临床中很重要，医生应该同时做到维系公众健康和治疗病患。

1789年，法国医学院遭到废除。巴黎医学院直到1794年才以 École de Santé（卫生学院）的名字重新开放，然而这一富有启迪性的名字并没有存活多久。又过了五年，才开始有医学院的毕业生出现。这段时期里的新晋教授中，有一些是从前被排除在正统医学外的激进观点的拥护者，他们立即将自己的想法付诸实践——旧有的外科学院与医学院进行了合并，学生们开始在医院接受教育，解剖尸体的机会也因残存而逐渐增加，以至于供应不能满足需求。

知识和哲学背景

当法国大革命刚开始时，那时候疾病只是一系列复杂的症状，它们的发现与解剖学几乎没有任何关系（见第二章和第四章）。而且，当时对疾病的诊断主要依靠于患者的主观描述，所以只有当他们感到不适，才算是得病。因此，细致的病史收集和对症状的仔细观察是过去诊断的必需手段。当时的身体检查以现在的眼光看略显草率——气色、脉搏，可能还包括腹部按诊以及对尿液、粪便、痰或呕吐物的检查。这种强调不通过辅助器械，仅凭观察的诊断手段，相比理论推导更倾向于经验主义——是感觉论的哲学知识体系的典型特征。

法国革命期间，正常的解剖和病理（异常的）解剖都已经有了几个世纪的发展，但身体变化与临床医学的联系却并不明显。当时的普遍认知是，解剖学不可能适用于临床医学。重新开放的巴黎医学院反对了这一观点，这一成就既要归功于当时的社会和政治环境，也得益于当代哲学。希波克拉底作为医学观察的奠基人重新获得了拥护，他的理念与盖伦不可信且"过于理论化"的观点形成了鲜明对比。

解剖学遵从通过感官仔细观察的理念。法国医生们开始设想，通过对人体生前和死后的状态进行细致的研究和描述，就有可能打破识别病症与机体结构之间关系的障碍。于是，每天查房后进行尸检成为巴黎医院门诊部的教学模式。为了传播"临床解剖学"的发现，还诞生了新的期刊。

让－尼古拉斯·科尔维沙·德马雷是巴黎医学院的新任教授之一。他是法国革命的拥护者，对宗教持怀疑态度，并且反对古典语言和教会。科尔维沙在夏里特医院（Charité hospital）教授内科医学。18 世纪 80 年代，他听说了"叩诊"——用手指轻敲以检查胸部。清音表明肺部健康、充气良好。而浊音则表示肺部有积液或脓液。科尔维沙关于叩诊的知识来源于一部鲜为人知的著作——《一项新发明》（Inventum novum），其作者是奥地利医生利奥波德·奥恩布鲁格，出版于 1761 年。奥恩布鲁格爱好音乐，是一名旅店老板的儿子，他的父亲经常通过敲击家里地窖中的酒桶以确定剩余的酒量，他从这种做法中获得启发，并将这一技巧应用于人体中的桶——胸腔。

科尔维沙将叩诊应用到自己的医学实践中，二十年后，他发表了自己对于奥恩布鲁格著作的翻译及修正。当他为他的书收集证据时，医学生们挤进解剖室将他团团围住，观察他检查患者和尸体。科尔维沙对解剖结果的预测准确到令人震惊，学生们都觉得他们正在见证临床医学令人兴奋的转变。1801 年 4 月，雷奈克加入了科尔维沙的临床教学。

私人背景

何内－希欧斐列－海辛特·雷奈克来自法国西部布列塔尼区的坎佩尔市。雷奈克的母亲去世于 1786 年，那时他五岁，身为律师兼诗人的父亲把他丢给了当医生的叔叔照顾。雷奈克的青年时代是在革命、恐怖和战争的背景下度过的。他经常独自一人学习音乐、希腊语和布列塔尼语。14 岁时，他应征入伍，打算追随叔叔的脚步并成为军队中的外科助手。由于革命中关闭了南特市①的医学院，雷奈克便欣然前往了首都。

雷奈克在巴黎学习了七年医学，成绩优异。为了补充自己微薄的收入，他在学习的同时为科尔维沙的《新医学杂志》（ *New Journal of Medicine* ）担任兼职编辑，并在该杂志上发表了自己在病理解剖学上的发现。他关于腹膜炎（peritonitis）的长篇论文发表于 1802 年，那时是他在巴黎学习的第二年。此后，这篇论文一直被认为是对这种疾病的首次描述。他还开授了私人解剖课程，并开始撰写一部病理学专著，但是这部专著最终也未能完成。1803 年，雷奈克在内科医学和外科医学中都获得了第一名。1804 年，他完成了自己关于希波克拉底的论文答辩，并成为一名医生。

尽管在学术上取得了成功，但雷奈克和他的老师们对彼此的尊重都只是面上过得去的程度。受朋友们关于政治和宗教方面的保守主义影响，雷奈克研习古典文学、信奉宗教，并公开支持君主制的回归。获得奖项和著书出版并不足以为雷奈克在革命后强调医学自由、无神论的社会氛围中谋得一份工作。毕业后的十二年来，他一直努力做研究，靠私人客户提供的收入生活。这样的命运一直持续到 1815 年拿破仑在滑铁卢被击败，王位重新回到路易十八的手中。而路易十八的哥哥路易十六则早在 1793 年 1 月就被斩首了。

---

① 南特市：也是布列塔尼区的城市。

发现：神话与"现实"

> 我曾试图将机体内部的病变和外科疾病联系在一起进行诊断。
> ——R. 雷奈克，《论间接听诊》(Traité de l'auscultation médiate)，
> 1826 年，第一卷：第 xxv 页

1816 年 9 月，也就是波旁王朝复辟的一年后，雷奈克终于在内克尔医院（Necker hospital）获得了一个正式职位。奠定了他声誉的发现就发生在这一年的秋天或初冬。根据雷奈克自己的描述，他当时正在检查一位年轻女性，他怀疑这位女性有心脏方面的问题，但由于她较为肥胖，叩诊起不到任何作用。他想把耳朵直接贴在她的胸口上，以便更好地了解她的心脏情况，但出于礼节，他不能这样做。于是，他把一个笔记本卷成圆筒形，一端放在年轻女性的胸前，另一端贴着自己的耳朵，然后，他惊讶地听到了这位女性的心跳声。

多年后，这个故事被 J. A. 德·科加拉德克 ① 加以润色，他写道：就在会诊之前，雷奈克穿过卢浮宫的庭院，看到孩子们正在用圆木玩一种声学游戏——当把耳朵贴在圆木的一端时，很容易听到另一端的针在敲击。

雷奈克对这位丰满的年轻患者的临床"发现"，仅仅是对声音可以通过介质传播这一现象的重新发现。在接下来的两年半里，雷奈克花了大量的时间来研究这些传播出来的声音，主要以医院里的患者为研究对象。他的新仪器使他能够在一个既得体又卫生的合适距离进行监听。

雷奈克的这种方法和临床学及病理学都有关系。首先，他让学生们把笔记本紧紧卷成"圆筒"——这也是他对听诊器最初的称呼——并用胶纸和细绳密封。然后，他通过叩诊和"间接听诊"（通过媒介进行有效监听）对患者进行检查（见图 9.1）。病史和身体检查结果均被仔细记录下来。雷奈克还不得不创造词语来描述他听到的声音：湿啰音（rale）、捻发音（crepitation）、杂音（murmur）、胸耳语音（pectoriloquy）、支气管音（bronchophony）、羊鸣音（egophony）。若有患者死亡，雷奈克会将验尸结果与临床表现进行关联。

---

① 曾是雷奈克的学生。

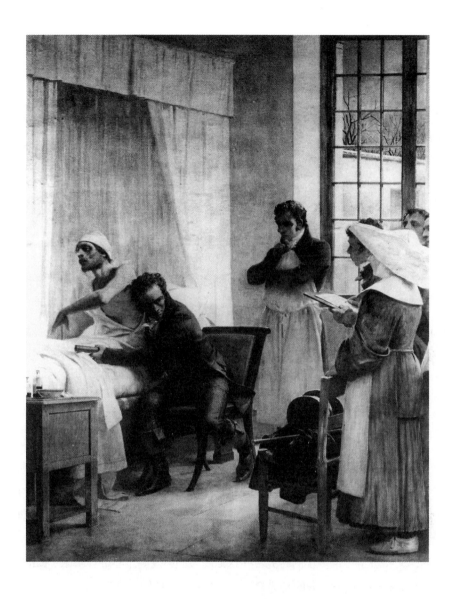

图 9.1 雷奈克在内克尔医院对患者进行直接听诊。雷奈克更喜欢使用听诊器（就拿在他手里），因为与不同性别和阶层的患者保持距离会让他更自在。西奥博尔德·查特兰的壁画，19 世纪末。索邦神学院，巴黎。

随后，雷奈克将他的圆筒命名为"听诊器"（stethoscope）[①]。在不到三年的时间里，他就证实了大多数正常及异常呼吸音的解剖学意义，并且沿用至今。1819 年 2 月，他完成了《论间接听诊》（De l'auscultation médiate）一书，并于同年七月出版。该书于 1821 年翻译成英语，并于 1823 年在美国再版。一些医生更关注他论文中的病理学部分，而对听诊器的"噱头"不以为然，但他们的反对很快就消失了。

雷奈克对一位批评家的反应

我特别欣赏"Mérat"[②] 指出的纯机械技术的缺点：它会使医生疏于对脉搏、气色及排泄物的巧妙推测。这就好比因为害怕失去踮脚避开街上鸟粪的能力，而拒绝乘坐马车在巴黎畅通无阻。

——雷奈克，1820 年 4 月 24 日写给表兄弟的信；引用于 J·达芬，《为了看得更透彻》（*To See with a Better Eye*），普林斯顿大学出版社，1998 年，第 218 页

雷奈克还描述了心音和杂音，但他的理解与我们的不同。他认为第一声心音代表心室收缩，因为它与颈动脉脉搏同步，于是，他假设第二声心音一定是由心房收缩引起的。对于雷奈克对肺部的判断如此"正确"而在心脏上的判断如此"错误"，现在的一些历史学家感到非常好奇。但实际上，在雷奈克的发现之后，又经过了三十多年的研究——这期间人们还发明了心脏导管术（cardiac catheterization）——心音的室房瓣膜同步性才被证实。

雷奈克从他与保皇派的关系中得到了许多好处：在医学院担任教授、在法兰西公学院（Collège de France）担任院长，并被任命为宫廷医生。随着听诊的名气越来越大，雷奈克很快吸引了一批外国学生。为了回应对他的批评言论，雷奈克大刀阔斧地重新整理了《论间接听诊》，并于 1826 年 5 月出版了该书的

---

① 源自希腊语"胸部"和"探索"。

② 批评家。

第二版。但三个月后，他便死于肺了结核，享年 45 岁。在雷奈克最后一次犯病期间，他的朋友们用他的听诊器对他进行了检查，但隐瞒了检查结果，试图使他振作起来。直到十多年后，雷奈克在巴黎的同僚才承认他的成就。大多数历史学家将这种敌意归咎于宗教和政治上的差异，但医学哲学也起到了一定影响。

发明者的疑虑

绰号"圆筒狂人"（cylindromaniac）的雷奈克被认为过于依赖他的新发明。然而，仔细研究他的著作，你就会发现并不是这么回事。比起他的宗教信仰或政治立场，造成他声名狼藉的更重要的原因是他对解剖医学的疑虑，以及他对"灵魂"（psyche）和"躯体"（soma）之间的关系的看法。他相信一个人的精神状态会影响健康，而诸如哮喘、心绞痛（angina）、肺结核和癌症等疾病的原因并不仅仅和解剖学有关。他认为，在身体出现变化之前一定存在什么别的东西。为了解释这些疾病，他引用了恐怖统治（Reign of Terror）及拿破仑战争时期的精神创伤（psychic trauma）。他推断，听诊和解剖学是有局限性的，因为它们只能检测到各种疾病众多病因中的一部分。

雷奈克曾警告他的同事们不要过于依赖机体相关的解释。在与他同时代的人看来，这种来自革新者的"生机论"哲学观点是自相矛盾且反动的（见第三章）。雷奈克提倡医生不仅要监听患者的胸腔，还要倾听他们的故事，这似乎是在否认他的听诊器所支持的革新。但是，人们太过热衷于雷奈克新发现的方法，以至于忽视了他个人的疑虑。

该发现的影响

听诊器是第一个在国际上迅速普及的诊断仪器。甚至连雷奈克的敌人也采用了听诊器，并对它能如此轻易而准确地检测到体内变化的迹象而感到叹服。在很短的时间内，听诊器就被众多的外国学生从欧洲带到了北美。英国的罗伯特·卡斯韦尔、约翰·汤姆森、詹姆斯·克拉克和美国的詹姆斯·基钦了解雷奈克的诊所、讲座和尸检后，成为他早期的拥护者。在巴黎学习过的蒙特利尔人皮埃尔·德·波比安在其 1827 年的论文中提到了听诊器，他可能是第一个把听诊器带到加拿大的人。

解剖学突然开始变得适用于临床医学。完全不必再等到患者变成尸体，就可以"探索"到内部脏器的状态。雷奈克不再用症状来定义肺部疾病，而是转而依据解剖中发现的病变。他用希腊语和拉丁语的衍生词创造了"支气管扩张"（bronchiectasis）和"肺水肿"（pulmonary edema）这两个术语。不久之后，"肺痨"（consumption）也变成了"肺结核"[①]。再加上早先的肺气肿（emphysema）[②]和脓胸（empyema）等病名，这些新的病名都指向活人所患的疾病，而非死人体内的病变。

医学专业人员很快就学会了根据人体解剖结构的改变来诊断疾病，他们中的许多人最初只是好奇解剖与疾病之间的联系，但最后都变得不得不将这种依据当作诊断的必要条件。这样从好奇到必要的过程也并不只存在于胸腔诊断。阑尾炎（appendicitis）、肠胃炎（gastroenteritis）、胆囊炎（cholecystitis）和萎黄病（chlorosis）都很快成为独立的临床病例，并被赋予了特定的解剖学、显微学或化学层面的定义。神经病学和颅相学（phrenology）的支持者开始将行为、机能、性格和异常行为与大脑或脊髓的病变以及头部受创联系在一起。

一些医生激动地预测，很快，所有的疾病都将与体内脏器的病变联系起来。这种被称为有机论的医学哲学主导了19世纪早期的各种研究：疾病被等同于并简化为它们的解剖学病变，而这种病变也顺理成章成为病因。人们设计出了新科技来服务这一新的工作宗旨，并客观地寻求内在病变，而相比之下，患者对症状的描述则显得黯然失色。雷奈克用他的耳朵"观察"了身体内部——对体内各种微小的运作细节进行可视化成为医疗工作的宗旨。这样的做法一直持续到了20世纪。

这项科技的发展经历适用于所有其他科技创新。任何发现都不是凭空诞生的，它需要丰富的前提和环境。任何发明的成功都基于某种明显的需求。而任何仪器在被广泛使用前，必会经历设计的改动，这种改动有时会以意想不到的方式出现。

---

① 于19世纪30年代中期由J.L. 许兰更改。

② 原名puffed up，意为肿胀。

技术和技术垄断——更多小发明

如果某种工具可以协助胸腔的听诊，那么就可能存在其他有助于叩诊、视诊以及各种测量的仪器。旧的仪器被重新设计，新仪器的开发也层出不穷。每一项发明都通过将之前不能直接观察到的东西转变为听觉、触觉，特别是视觉形式来证明自己的价值，而其价值的高低也决定了它的耐久度。这些科技中，有些后继有"人"，而有些则只是昙花一现。比如，1826 年，皮埃尔·阿道夫·皮奥里发明了让叩诊更高效的叩诊板（pleximeter）——一个小盘子和一个锤子，既笨重又无用，只流行了很短一段时间。

为了适应不同的环境，听诊器经历了各种改善，这些改善总是和美学有着分不开的关系。1843 年，死板的圆筒变成了细长的橡皮管，接着，又变成了灵活的单耳（monaural）听诊器。1852 年，纽约的 G.P. 卡曼提出了双耳（binaural）听诊器模型。而 1895 年发现 X 射线后，人们不仅可以用听诊器听到患者胸腔内部的呻吟，还能用 X 射线机直接观察患者胸腔内部的影像图片。

听诊依赖于检查者的听力，但声音可以唤起检查者对于内部解剖结构的视觉印象，如胸语音（pectoriloquy）表示肺部有空洞。从这个方面来说，听诊器和窥镜有类似之处。对视觉的需求也体现于在听诊器之后出现的诊断仪器中（见表 9.1）。在这些仪器中，有些直接或间接地利用镜子来满足视觉需求，包括首个带有照明功能的内窥镜（illuminated endoscope，1807 年）、喉镜（laryngoscope，1829 年）、眼底镜（ophthalmoscope，1851 年）和支气管镜（bronchoscope，1897 年）。导管（Canula）、光纤（bre optic）和激光（laser）已经把这项技术从诊断领域扩展到外科治疗领域。

表 9.1 一些诊断科技成果的出现

年份[①]	科技	发明家	国籍
1590 年	显微镜	詹森	荷兰
1614 年	温度计	圣托里奥	意大利
1670 年	显微镜	冯·列文虎克	荷兰
1819 年	听诊器	雷奈克	法国

---

① 发明、专利、使用或出版的大致时间。

续表

年份	科技	发明家	国籍
1826 年	叩诊板	皮奥里	法国
1829 年	喉镜	巴宾顿	英国
18 世纪 30 年代	复式显微镜	多恩、艾迪森	法国 英国
1851 年	眼底镜	冯·亥姆霍兹	德国
1865 年	切片机 （microtome）	伊斯	德国 瑞士裔
1867 年	临床温度测量	文德利希	德国
1881 年	血压计 （sphygmomanometer）	冯·巴史克	奥地利
1895 年	X 射线	伦琴	德国
1897 年	支气管镜	基里安	德国
1903 年	心电图 （ECG）	艾因特霍芬	荷兰
1925 年	脑电图 （EEG）	普拉夫蒂奇－聂明斯基	俄罗斯
1938 年	甲状腺用碘 -131	汉密尔顿 索利	美国
1940 年	心脏导管术	考南德	法国
1952 年	化学性同位素扫描 （radio-isotope scanning）	海尔梅尔	德国
1954 年	超声心动图 （echocardiography）	埃德勒 赫兹	瑞典
1957 年	伽马射线照相机 （gamma-camera）	安格	美国
1971 年	计算机成像 （CT）	科马克 / 豪斯费尔德	美国 英国
1974 年	DNA 重组	S. 科恩 H. 伯耶	美国
1983 年	核磁共振成像 （MRI）	劳特布尔 / 曼斯菲尔德	美国 英国
1983 年	聚合酶链反应 （PCR）	穆利斯	美国

续表

年份	科技	发明家	国籍
1991 年	功能性核磁共振 – 脑部	贝利维尔	美国
2000 年	正电子发射计算机断层扫描（PET scan）	R·纳特 / D·汤森	瑞士

显微镜、X 射线和影像学

优先级很难分配。通常认为，显微镜是 1670 年由荷兰博物学家兼光学仪器制造者安东尼·冯·列文虎克发明的，但是，能够将小型物体放大的放大器的历史可以追溯到 16 世纪荷兰的扎卡赖斯·詹森家族以及意大利的伽利略·伽利雷和伦敦的罗伯特·胡克。然而，直到雷奈克的时代，医生们可能已经准备好从组织层面来思考解剖学，但他们却依然对显微镜心存怀疑。他们认为那些不太明显的变化无关紧要，还不如用肉眼观察。

随着 19 世纪 20 年代和 30 年代出现了新的解剖学焦点，人们开始努力改进显微镜。复合透镜、球差校正、组织染色（histological stain）（1840 年）及浸没物镜（1844 年）的出现提升了放大倍率并增强了视觉效果，从而带来了一种新的偏重于组织、细胞和细胞器的显微解剖学相关的病理学。1931 年，德国物理学家马克斯·克诺尔和恩斯特·A.F. 鲁斯卡首次发明了电子显微镜（electron microscope），将可视化技术扩展到了分子层面。五十五年后，鲁斯卡因为这项研究获得了诺贝尔物理学奖。

1895 年 12 月，威廉·康拉德·伦琴就 X 射线的性质发表了他的第一次正式演讲。学者们认为，伦琴的这一重大发现对医学的影响比其他任何科技都要更深远。X 射线机器的大小决定它的使用场所只能是医生众多的地方。这一发现迅速传遍全球，有多快呢——仅仅数周后的 1896 年 2 月，安大略省的金斯敦市就已拍摄了 X 光片。很快，胸部的解剖学研究就可以通过成像和声音来完成。托马斯·爱迪生发明了 X 线透视坚持（fluoroscopy），使得成像可以实时查看。诸如空气、钡剂等造影剂的巧妙应用，赋予了肿瘤、脊椎疾病和血管病变无比清晰的定义。1941 年，A.F. 考南德开发了可以用来研究大脑内部的颈动脉血管造影术（carotid angiography）。而有些放射成像术——如 1919 年的气脑造影（pneumoencephalogram）——对患者来说既痛苦又危险。

影像技术的后续发展对软组织可视化进行了增强，并降低了对侵入性操作的需求，这样一来，不仅诊断范围得以扩大，也极大地增加了患者的舒适度。超声心动图（1954 年）的技术源于第二次世界大战中用于追踪潜艇的超声原理，经证明，它在评估心脏瓣膜和肌肉性能方面十分有效。由阿兰·M. 科马克和高弗雷·N. 豪斯费尔德发明的计算机轴向断层扫描技术（Computerized axial tomography）能够提供相当惊人的细节，哪怕病变只有一厘米大小。英国温布尔登于 1971 年使用了第一台断层扫描仪。在此基础上，核磁共振在理论和技术上都取得了进一步的成功。20 世纪 70 年代早期，核磁共振作为一种成像技术（核磁共振成像）被提出，其理论得到了证实，但直到20 世纪80 年代末其技术才实现，并于 1993 年才开始应用于脑部。

以上很多成就都为它们的发明者赢得了诺贝尔奖：1901 年的伦琴（物理学）、1956 年的考南德以及 1979 年的科马克和豪斯费尔德。核磁共振承包了三项诺贝尔奖：1991 年的 R. 恩斯特（R.Ernst，物理学）以及 2003 年的保罗·C. 劳特布尔和彼得·曼斯菲尔德①。这些发现问世不久，其发明者就获得了诺贝尔奖，这证明人们很快就认可了这些贡献。有些发明甚至在它们的价值被明确证明之前就被采纳了——这也许是因为这些发现似乎满足了人们长期以来的需求，同时也是因为它们维护了医学是"科学"的印象以及医生的"科学家"的形象。

温度计、转筒记录器以及其他将不可见变为可见的仪器

一些诸如温度计和转筒记录器的仪器将不可视的信息转化为图形、图表和数字等可视形式（见第三章）。17 世纪，圣托里奥·圣托里奥发明了早期的温度计，但其对于临床应用来说太笨重了。19 世纪 70 年代，卡尔·文德利希和爱德华·塞甘利用统计数据，撰写了关于体温直观评估的颇具影响力的论文。现在，温度计的临床价值已被认可，并缩小为一个可以塞进口袋的小棒。

1861 年，让－巴蒂斯特、A. 肖沃和 E. 贾雷使用卡尔·路德维希于 1846 年发明的转筒记录器（kymograph）记录了活体动物血管和插入导管的心脏的压力变化。二十年后，S.S. 冯·巴史克发明了一种血压计（sphygmomanometer），随后，尼科莱·S. 科罗特科夫于 1905 年演示了如何在结合听诊器的情况下使

---

① 2003 年的诺贝尔奖竞争激烈，这也证实了上面关于前提和优先级的论述。

用血压计测量血压。结果，发现了一种曾经难以想象的新疾病——高血压，该病如今在老龄人口中已达到流行程度。

1903年，威廉·埃因托芬发明了一种心电图仪（electrocardiograph），可以将心脏跳动的电功转换成可视、便于分析的轨迹。这种电子图样完善了心绞痛和急性心肌梗死（myocardial infarction）的临床诊断。急性心肌梗死以前只能在尸检中发现，并且在尸检中也存在争议，该病起源于一套早期的模糊诊断推论，包括急性消化不良和中风（apoplexy）。埃因托芬于1924年被授予诺贝尔奖。他的工作常被认为是现代心脏病学（cardiology）的开端。

与听诊器一样，所有这些诊断科技的发明都是为了在患者描述的基础上，进一步"看到"患者的体内，以确定症状的现实基础。保险公司很快接受了科技变革并欢迎客观疾病征兆对主观健康状况的预测价值。一旦发现了可视化指标所对应的标准，就可以建立一个偏差范围，于是，对健康人进行身体检查就变成了常规做法。曾代表健康的"自然"一词慢慢被更数字化的"正常"一词所取代（见第四章）。使用仪器满足了这个越来越看重数字的知识系统的标准。不断变化的疾病概念推动了人们对新技术的探索，而新技术又反过来通过发现新疾病并质疑现有疾病而推动了疾病概念的变迁。

医疗机器

自古以来，医院就是患者或生活不能自理的穷人得到看护的场所。在古代，医院可能更像是为生病的旅行者而建的"旅店"，坐落在疗愈圣殿附近——也就是"xenodochion"①。罗马人为生病的士兵和受伤的角斗士建造了特殊的"valetudinaria"②，但这些建筑不为普通公民、妇女或奴隶服务，而且也并不是普遍存在。对于古代南亚是否存在医院的早期前身，学者们意见不一。欧洲的医院源自波斯和阿拉伯的启发，并以护理之家（house of care）的形式存在。十字军从巴勒斯坦回到欧洲，带回了"mauristan"的概念，以及为了患者的身体和精神健康而把他们集中起来的思想。历史学家蒂莫西·米勒认为，中世纪的医院可能已经不像拜占庭时期的医院那样以治疗为目的了。

---

① 接待陌生人的地方，也就是朝圣者或旅行者中途休息补足体力的驿站。

② 类似医院的建筑。

从 11 世纪开始，欧洲各地的修道院及女修道会都在其辖区内设立了医院，而修道士和修女们的主要职能之一也随之变成了照顾病患，并为濒死之人提供落脚之处。通常情况下，巨大的病房会设有一个供举办宗教仪式之用的圣坛，病房附近还有一个种植草药和食物的花园。在得到教会同意的情况下，有些圣职人员会以慈善方式专门从事医疗工作。一些医院专注于救治一些其他医院不收容的疾病——也就是麻风病院（leprosarium）和隔离病院（pesthouse）。市政当局还指定了一些住处供疫情暴发期间看顾病患之用，其中一些在疫情过去之后仍在使用。为了维持这些活动，市民会组成友爱协会（confraternity）——就像今天的服务社一样，比如主宫医院（l'Hôtel Dieu）。这些协会几乎总是会奉某个圣人为名誉赞助人，或者直接以上帝为名。这种医院的规模通常都很小：英格兰和威尔士至少有一千二百家这种医院，法国还有数千家。根据历史学家丹尼尔·希基的说法，那时欧洲的每个地区、大多数城镇甚至一些村庄都有医院。渐渐地，某些医院开始专门收容特定群体：士兵、妇女或儿童。入院要符合资格、食物很朴素、床是共享的。富人为了不去医院可以不惜一切代价。

在美洲，医院随着第一批欧洲移民的到来而出现，继承了欧洲宗教性医院的模式——虽然其中一些并没能幸存下来。墨西哥城的耶稣纳萨雷诺医院（Hospital de Jesus Nazareno）自称是西半球最古老的医院，由征服者埃尔南·科尔特斯创建于 16 世纪初。它现存的部分建筑风格可以追溯到 17 世纪，并且是旅游景点。魁北克市的主宫医院（HôtelDieu）于 1639 年开业，三年后，出生在法国的珍妮·曼斯在蒙特利尔创办的另一所主宫医院开业。珍妮·曼斯也是宣福礼（beatification）的候选人之一。这两家主宫医院都拥有迷人的博物馆。1751 年由本杰明·富兰克林（Benjamin Franklin）创建的费城宾夕法尼亚医院是美国最古老的医院，它精心保留了其带有图书馆和手术室的原始建筑。

到了 1800 年，欧洲许多国家的这些慈善看护机构已经成为医学教育场所，这种情况在大城市尤为突出。前文曾提到，政治革命从宗教护理人员手中夺取了大型医院的所有权，虽然大多数情况下，由于没有其他人提供护理服务，修女和僧侣都被留用了。富有的捐助者建立了慈善机构，以公示其同情心和公民自豪感。（关于收容所和精神病院的特例，见第十二章。）

随着医生们开始在病房授课，摩擦也接踵而来，特别是医生们还对解剖很感兴趣。解剖学的兴起使有钱人又多了一个避开医院的理由。对医院建筑风格、光线和空间的新晋关注度，逐渐将宗教收容所变成了一个除了医疗还专注于研究和教育的地方。在法国卫生改革家 J.R.特农看来，医院本身就是一台医疗机器——"促进治疗的工具"（un instrument qui facilite la curation）[1]。因此，米歇尔·福柯和其他人都把医院称为 "les machines à guérir"（治疗机器）。

19 世纪末发生的几件大事巩固了医院的这一转变：麻醉、消毒、微生物理论、细菌学和护理专业化。医院不再是人们避之不及的地方，而是科学和治疗的中心。更重要的是，诸如实验室、手术室和 X 射线机等一些新的成就太大且太专业，只有在医院里才能找到。现在富人们需要医院并且想要去医院。他们要求特别指定可以满足他们期望的新规定——尤其是私人房间。许多发起慈善活动的中产阶级名媛——通常是医生的妻子——致力于提高医院食物、衣物、隐私、舒适度和卫生度的标准。医院因为要跟上技术发展而倍感压力，援助协会也致力于募集资金。由于没有政府的资金来源，医院在两项义务之间左右为难：对最新医疗服务的需求和为贫困人口服务的义务。第二次世界大战后，建筑业的繁荣和医疗保险的出现使得医院越来越多，规模也越来越大。

20 世纪中期，关于神经系统、呼吸系统以及心脏功能障碍的新定义促使人们通过专用机器进行检查和处理，而这些机器只有医院才有（见表 9.2）。健康人可以进入医院接受诊断"测试"，但有时要等上数周。代替呼吸功能的仪器的发明可以帮助人们度过暂时的生理能力丧失期。虽然为拯救濒死新生儿和溺水者而做出的努力可以追溯到圣经时期，但脊髓灰质炎的盛行进一步促进了插管法（intubation）、铁肺（iron lung）和呼吸机（ventilator）的发展，这些方法现在已经应用于许多其他的情况。马萨诸塞州综合医院内使用呼吸机超过二十四小时的患者人数从 1958 年的六十六人增加到 1982 年的两千多人[2]。不久，心脏和肺的功能也可以被搭桥机暂时取代，从而让人们从严重的肺炎中得到解脱，并可以通过更复杂的手术来修复心脏问题。

---

① 引用自 D.B. 韦纳，《巴黎革命与帝国时期的平民病人》（*The Citizen-Patient in Revolutionary and Imperial Paris*），约翰斯·霍普金斯大学出版社，1993 年，第 373 页。

② 斯奈德（Snider），1989 年。

表 9.2 一些治疗技术的出现 [1]

年份	科技	发明家	国籍
1881 年	婴儿培养箱 （neonatal incubator）	E.S. 塔尼埃	法国
1898 年	镭	玛丽·居里	法国, 波兰裔
1929 年	铁肺	P. 德林克	美国
1934 年	人工心肺机 （heart-lung machine）	M.F. 德贝基 J.H. 吉本	美国
1940 年	磷-32，用于红细胞增多症（polycythemia）	J.H. 劳伦斯	美国
1941 年	碘-131，用于甲状腺功能亢进（hyperthyroidism）	S. 赫兹 A. 罗伯特	美国
1943 年	肾透析	W.J. 科尔夫	美国, 荷兰裔
1950 年	IPP 呼吸机	多种模型	英国, 美裔
1951 年	钴-60， 用于远距放射疗法	H.E. 约翰斯	加拿大
1953 年	直线加速器	D. 弗莱伊、C. 米勒、 P. 霍华德.弗兰德斯	英国
1956 年	膜式氧合器 （membrane oxygenator）	G.H. 克洛斯、 W.J. 科尔夫	美国
1958 年	植入式心脏起搏器 （implanted pacemaker）	R. 埃尔姆奎斯特、 A. 森宁	瑞典
1968 年	全胃肠外营养 （total parenteral nutrition）	S. 达德里克	美国
1975 年	透析（ambulatory dialysis）	R.P. 波波维奇	美国
1980 年	DNA 重组	S. 科恩、H. 伯耶	美国
1982 年	人工心脏	R.K. 贾维克	美国
1982 年	合成人胰岛素	基因泰克 公司和礼来	美国
1983 年	人工耳蜗植入	格雷姆·克拉克	澳大利亚
1985 年	腹腔镜胆囊切除术（laparoscopic cholecystectomy）	E. 穆埃	德国

---

[1] 发明、专利、使用或出版日期的大致时间。

　　辐射技术不仅检测出了肿瘤肿块，并且成为治疗的一部分。于是，人们发明了机器来控制给药剂量。起初，辐射技术只能用于近距离放射治疗（brachytherapy），将镭以及晚些被发现的铯通过针、管子打进肿瘤中。后来，远距放射疗法（teletherapy）被开发出来，也就是通过 X 射线机、钴源辐射装置或直线加速器产生的高能光束进行放疗。

　　因为新的诊断机器进一步细化了疾病问题，所以需要更多的科技发明来解决这些问题。通过对心律失常（cardiac arrhythmias）、动脉血气和呼吸功能的分析，我们找到了新的方法来治疗那些从前无法想象的疾病。比如，心室纤维性颤动（ventricular brillation）的临床定义恰好对应除颤器（defibrillator）的作用。类似的，对代谢不平衡、扩散特性以及抗凝作用的理解也修正了通过透析治疗肾衰竭的方法。精妙的监控仪、导尿管、呼吸器和泵占据了治疗的新圣殿——重症监护病房、冠心病监护病房、呼吸监护病房、新生儿监护病房、肾透析病房和癌症门诊。医院开始变得非常昂贵。

　　随着 20 世纪 90 年代的金融危机，住院治疗和检查的普及度受到了质疑。经济学家指出，如果有床位，就会有人占用，而这些都是要花钱的。确实，在美国，医疗护理遵循以市场为基础的机制，因此，病床应该被占据，这样才能保持收入高于支出。在其他地方，为了降低成本，小型医院被关闭，短期护理床位的数量也减少了，同时集中了检查及治疗技术。削减程度最大的是那些控制力最高、人均床位占比最高的国家：苏联、斯堪的纳维亚、西欧和加拿大。在英国，短期护理床位被更多的慢性病护理床位所取代，但大多数其他国家削减短期护理床位后，并没能兑现提供更多长期、偏家庭护理设施的承诺。这些变化常常引起公众的强烈抗议，人们憎恶失去工作和安全感，恼恨对他们所属群体至关重要的可敬的机构失了威望。针对死亡率下降进行研究的国家主要是加拿大，虽然那里并没有什么死亡率上升的预见或健康指标下降相关的事情促使他们这么做。

　　根据经济合作与发展组织（Organization for Economic Co-operation and Development，简称 OECD）的数据，自 20 世纪 70 年代中期以来，所有富裕国家的人均短期护理床位一直在下降，下降速度与初始密度成正比。各国的能力差别很大。加拿大、英国和美国现在每千人口有 2 到 3 个床位，但德国有 6 个以上，而日本有 8.2 个，比 1993 年的 12.3 个有所下降，但这一密度远高于任何其他富裕国家的纪录。

最大的问题是，尽管已经进行了半个世纪的研究，但没有人知道任何地区"正确"的床位数量应该有多少。一方面，理想的数字取决于国家和该国流行的疾病；另一方面，技术和疾病在不断变化。这一问题没有精确的公式，而且需求与可利用率很可能在任何给定的时间都不匹配。

2000 年，医院已经成为一个科学研究与治疗的场所，配备了昂贵的设备，并且对富人和穷人都很重要。病重的人所需要的生命支持只能在医院获得。健康的人也会偶尔到医院进行体检，但对健康人群的检测可以在短期内完成。而曾经医院的常客反而不如这些健康人受欢迎，比如慢性病患者、无家可归者、穷人和残疾人。如今，"Les machines à guérir"现在正在寻找方法恢复并完善其作为慈善机构的初衷。

生物技术

1975 年 2 月，一群科学家聚集在加利福尼亚海岸的阿西洛玛（Asilomar）会议中心，讨论重组 DNA 的未来及如何负责任地使用它。彼时，这项由斯坦利·科恩和赫伯特·伯耶于 1974 年发现的技术已经在等待专利的批复，然而直到 1980 年该专利才被正式授予。这项技术使得人类可以将自己的基因片段复制并拼接到其他生物的 DNA 中——比如细菌——然后这些生物就可以产生人类蛋白质。这些与会的科学家们已经意识到某些全新的事物即将揭开帷幕：通过无数的实验、调查和治疗，人们期待已久的基因工程即将成为现实。科学家们也知道他人的基因可以被用来牟利，于是，对该技术被滥用的担心油然而生。许多人将这一时刻称为生物技术的开端，并称之为"阿西洛玛"（Asilomar）。

科恩留在了学术界，伯耶则与一位风险投资家共同创立了世界上第一家生物科技公司——基因泰克。该公司的首个药品是合成人胰岛素，于 1978 年制造并于 1982 年获得专利。

凯利·穆利斯于 1983 年发现的聚合酶链式反应（PCR）为这一新科技趋势带来了第二项激动人心的进展。这项技术使得人们可以直接从单链 DNA 中快速复制（或放大）大量 DNA 片段，不必再等待细菌代代相传努力产生出凤毛麟角的产物。

由于这些成就可以用于制造与人类蛋白质相匹配的"药物"，并对相关的新型基因组、疫苗、激素和抗癌类药物产生反应，所以它们被应用于与肿瘤、细胞、细菌和病毒相关的诊断和治疗中。在生物技术发展的第一个十年中，获得批准的生物技术制剂有五种：胰岛素（1982 年）、人类生长激素（1985 年）、乙肝疫苗（1986 年）、组织型纤维蛋白溶酶原激活剂（tPa，1987 年）和 α 干扰素（1990年）。2004 年，一年中有多达 32 种制剂获得批准。在生物技术发展的前二十年中，美国生物技术产业的年收入从分毫未入飙升到 300 亿美元（见第五章）。对干细胞的关注中充斥着道德层面的困难，这种情况在美国尤为明显。这令我们注意到，随着生物技术和临床实验的发展，生命伦理学已成长为一门独立学科（见第六章）。

这些新技术还意味着，两个世纪以来一直是在医学科技中根深蒂固的主论调——可视化——正在逐渐被分子层面的识别所取代。一些历史学家认为，生物技术在疾病概念和医疗实践中创造了一种全新模式，而该模式令过去两百年来以人体解剖学为基础的医学黯然失色。如今，肿瘤、细菌和病毒根据其遗传特性被分门别类，而针对其特征性分子的新型药物也应运而生。人们是否能被认定为"患者"，依据的不是他们的症状，甚至也不是他们的身体状况，而是他们的分子构成。同时，患病风险这一概念本身已成为一种需要治疗的疾病。生物技术仍在发展，这一章节的内容也远未完成。因此，现在就判断这些技术正确与否，对历史学家而言或许还为时过早。

医生和患者之间的距离

> 由于我无法预见到原子能将在很长一段时间内一直是一件好事，所以我不得不说，就目前而言，它是一种威胁。
> ——阿尔伯特·爱因斯坦，《大西洋月刊》，1945 年 11 月

疾病的早期发现及准确性诊断颇有益处，这点毋庸置疑，但其实也并非毫无代价——现代医学的评论家称之为"正常的暴政"（tyranny of the normal）。在听诊器出现之前，患者只有在感到不舒服时才算生病。而在听诊器出现之后，即使没有不适感的患者也可能患有严重的疾病。患者自身的感觉不再是自己身体康健与否的首要权威。

在我们这个高度医疗化的世界中，这些原则已经根深蒂固。大多数高血压患者根本没有任何症状，但他们会轻易接受机器的诊断，即使这样的诊断会迫使他们长期服药。随着生物技术的出现，正常和异常之间的界限开始变得模糊，因为我们现在已经知晓，许多基因变异的存在并不会造成伤害。哪些基因变异应该受到治疗？谁的基因又该被视为正常呢？

精神疾病是唯一没有客观的有机或化学评定标准的疾病（见第十二章）。感觉不舒服但没有明显客观疾病迹象的患者，会被视为患有"功能失常"的小病或精神性障碍，而感觉良好却患有被科技检测出的疾病的人则被认为病得更重些。

正如医疗理念评论家谴责对于疾病主观描述的忽视，医疗科技评论家也哀叹横在医生与患者之间的距离。他们抱怨说：医学治疗的是数据，而不是人。对没什么人情味的客观技术的不满，引发了人们对替代医学和整体医学的关注。科技也根据患者所患疾病对他们进行了区分，并将疾病的地位上升为必须被猎杀的活生生的敌人。然而，如果疾病是慢性或先天性的，那么攻击它似乎显得不甚必要甚至自损八百——比如，聋人群体对耳蜗植入的反对很强烈，他们认为这种技术过于严苛的应用已构成一种文化灭绝。

包括作家尼尔·波兹曼在内的一些评论家，将医学同理心缺失的根源归结于雷奈克和他的听诊器，但这些评论家并没有意识到，这位发明家对他所开创的这一趋势早已心存疑虑。在适应高科技世界的过程中，许多医生都在反复思考得失。历史学家乔尔·豪威尔研究了医院验血、尿检和 X 光的使用情况，并注意到一个具有讽刺意味的现象：科技可能节省了时间，但现在的医生与患者相处的时间却比以前少了。其他科学历史学家也观察到了类似的讽刺现象：爱德华·特纳的著作中曾提到，电脑承诺其使用可以节省纸张，但实际上却大幅增加了纸张的消耗量；研究"女性工作"的历史学家们也已证明，那些为家庭主妇"节省劳力的设备"并没有达到它们所承诺的效果。科技可能会适得其反，但其巨大的优势使得人们似乎对其副作用见怪不怪了。

科技的历史才刚刚开始。它将展示医学发明的巧妙解决方案和非凡潜力。它将揭示每一项新技术是如何在无人料想得到的方面引起了新的疾病。它还将揭露发明家的初衷与他们所发明的仪器的最终应用之间那趣味无穷的差异。

拓展阅读建议

参考书目网站：http://histmed.ca.

第十章
"手"等大事：外科手术史 ①

---

① 本章学习目标见第 416 页。

砍掉一条腿，任何傻子都能做到。而能救回一条腿的，只有外科医生。

——蒙特利尔的乔治·罗斯

反复出现的主题

红细胞：连接血液和空气

血红蛋白和氧气：

外科医学（surgery①）和内科医学（medicine②）现在是相互依存的，然而，它们在过去却是彼此独立的。所谓的"外科医生性格"，即是外科工作与内科医学工作给人的不同印象的产物。外科手术（surgery）这个词来源于希腊语中的"工作"和"手"。在部分文化中，手工活被认为是下等人做的，因此不如脑力劳动来得上乘。而在另一些文化——比如我们当今时代的文化——则把手工活看得比其他任何技能都重要。外科医学与内科医学相对地位的变化将是本章的主题。

手术可能是最古老的医疗活动。洞穴壁画中受伤的猎人表明史前人类会对意外创伤做出应对。但并非所有的创伤都是意外造成的。新石器时代的人类会刻意使用箭和石头伤害敌人，并设计了治疗伤口的手术。由于战争中存在的危险，代偿性手术技术应运而生，而这些技术在接下来的和平年代也找到了对口应用。这也是外科手术历史中反复出现的主题。

在外科手术历史中还存在另外两个主题。第一，医学专业作为一个整体，其结构与价值是依据外科医学模式塑造而来的。第二，选择性手术——那些出

---

① Surgery：外科、外科医学，同时也是手术的意思。因此，在本文中涉及广义医学时将翻译成"外科医学"，而涉及狭义的专指时则翻译为"手术"或"外科手术"。

② Medicine：医学、内科医学。广义泛指时，medicine 指医学的统称；当出现 surgery 与之形成对比时，medicine 则专指内科医学。

于自愿而非出于必要的手术——随着时间的推移变得越来越常见，并且已经变成需要深思熟虑后才能做出选择的事。

史前与古代手术

据说，史前医学包括烹饪和混合食物，但关于这项行为的早期记录相当稀少。相反，来自古病理学（paleopathology）和比较人类学（comparative anthropology）的证据证明了史前手术的普遍性。骨折后用于固定的树皮夹板至少可以追溯到公元前 2450 年。同样，来自新石器时代（公元前 10000 年至公元前 5000 年）缺了一块骨瓣的头骨表明，环锯术（trephination）这项选择性手术具有相当古老的历史。

早期人类是出于何种动机而要在头骨上钻孔呢？答案只能靠猜测。人们可能由于某些事注意到了颅骨，可能是因为头痛或癫痫，也可能是因为头部受到打击后失去了意识。有些人可能因为观察到头部开放性骨折患者仍然可以存活，从而萌生了利用石器钻孔的方法谨慎但刻意打开头骨的主意。那时的人们之所以认为这种做法合乎情理，可能是因为他们认为这样可以释放压力或驱散邪灵。而化石上骨骼愈合的迹象表明，这种疗法即使不能治愈疾病，也至少没有杀死患者。在公元前 3000 年到公元前 2000 年之间，环锯术在南美、西欧和亚洲相对普遍。如今，当怀疑患者患有硬膜外或硬脑膜下血肿（epidural or subdural hematoma）时，医生也会建议钻孔治疗，但没有证据告诉我们，史前外科医生们是否也是出于这类疾病的考量而实施了环锯术。

关于史前外科手术的其他信息来源于一些与现代技术隔绝的传统文化遗留。比如，在非洲和南美洲的部分地区，咬人的昆虫仍然被用作手术缝线（suture）。将伤口的边缘捏合在一起，再让一只蚂蚁咬穿捏合在一起的伤口边缘，当它的下颚牢牢锁死时，折断它的胸腹部，留下的头部和下颚就像一只齐整的订书钉一样订住了伤口。类似的，也有使用植物和动物材料制成的缝线缝合伤口的做法。

伤口敷料（dressing）也很古老。传统上，美洲印第安人用植物性药物来治疗创伤，植物学家们最近已开始研究这些药物中的活性成分。据说苏美尔人关于一种啤酒膏状敷料的配方是已知最早的关于伤口敷料的记载，于公元前 2100 年左右被雕刻在尼普尔（Nippur）泥板上，该泥板现被收藏于费城的大学博物馆里。

手术也在公元前 1700 年著名的巴比伦法典《汉谟拉比法典》中扮演了重要

角色。该法典刻在一块高大的黑色石头上，现存于卢浮宫内。法典中描述了对手术相关的"玩忽职守"的严厉惩罚。如果外科医生伤害了自由人的奴隶，他必须为此人再找一个奴隶；而如果被伤害的人是自由人，外科医生则要被剁手。

在古埃及，某些外科医生来自上流阶层。被神化的建筑师兼医生伊姆霍特普被认为曾著有早期外科文献，但他的生活事迹早已不为人所知。赫斯·雷坟墓中取出的木板经鉴定后指明，伊姆霍特普是首个牙医及外科医生。开罗博物馆现在将赫斯·雷描绘成一位抄写员或学者。在他的坟墓中还发现了类似于一组量筒的绘品。

古埃及最完整的专著是莎草纸卷轴，其中描述了外科手术的常规做法。这些卷轴通常以购买（或偷窃）它们的探险家命名，并被这些探险家带回至欧洲或美国——比如，德国教授格奥尔格·埃伯斯于 19 世纪中期购买的埃伯斯莎草纸（公元前 1550 年），以及埃德温·史密斯于 1862 年发现的四米半长的埃德温·史密斯莎草纸卷轴（约公元前 1600 年），现收藏于纽约医学协会马洛赫珍本屋（Malloch Rare Book Room）。这两份卷轴都不是被它们的署名者破译的。直到 1930 年，芝加哥的詹姆斯·亨利·布雷斯特德对埃德温·史密斯莎草纸进行了翻译和说明之后，人们才发现，这份莎草纸是一份不完整的外科手术文献，并且其参考文献还要更为久远（约公元前 3000 年）。这份莎草纸中记述了 48 例个人病历，每一例都有标题和诊断及处理说明。此外，其中还包括一份古代术语词汇表及不予以治疗的疾病清单。

埃德温·史密斯莎草纸中的第二十五号病历

如果你检查某个下颌骨脱臼的男人……你应该把你（双手的）拇指放在他嘴内下颌骨两侧的末端，（并用）两个爪（……手指）放在他的下巴下方，（并且）你应该让他们向后仰靠，以便他们在位置上放松……你应该关切地对他说："……小病，能治。"你应该每天用 ymrw 和蜂蜜把它绑起来，直到他痊愈。

——《埃德温·史密斯外科莎草纸》，J.H. 布雷斯特德译，芝加哥，1930 年，第 303—305 页作为一种宗教习俗,古埃及人将死者制成木乃伊。木乃伊化促成了一些"类手术"做法的实验,比如缝合。某具经过防腐处理(embalmer)的木乃伊,其腹部的缝针至少可以追溯到公元前 1100 年。布雷斯特德认为,莎草纸卷轴中有对于伤口缝合的介绍。然而,这种观点存在争议,因为木乃伊身上极少出现缝合线,而且由于有机物会腐烂的原因,并没有其他存留至今的证据佐证这一观点。通过小窍孔灵巧地取出器官是防腐技巧的一部分,但这对活人治疗有何意义尚不明确。

古埃及人使用环锯术的证据很少,但他们也做过一些手术——比如男性割礼(circumcision),也可能包括女性割礼。与环锯术一样,割礼也是最古老的选择性手术之一。包茎(phimosis)和轻度包茎(paraphimosis)是割礼手术的病理特征,但该手术对健康人也同样适用,不论他们是婴儿还是成人,这点非常独特。

孟斐斯附近的塞加拉有一处公元前 2500 年左右的坟墓,其中一处浅浮雕(bas-relief)上似乎记录着一幅割礼的流程图。浮雕上有两个患者——其中一个被抓住,而另一个没有——这种姿势上的不同可能代表了麻醉剂效果的不同。

希伯来人的割礼习俗可能起源于埃及,因为关于它的记载出现于公元前 8 世纪的《旧约全书》中的《摩西五经》[①],并且,据说它是在公元前 1200 年希伯来人离开埃及后产生的[②]。

女性割礼和阴部扣锁(infibulation)在非洲社会仍然盛行。与男性割礼相同,女性割礼的操作者是宗教社会圣职者,而不是治疗师。在西方传统中,针对健康女性器官的选择性手术在 19 世纪晚期发现了其医疗适应证:用于治疗精神失常的卵巢切开术和用于治疗性别模糊的阴蒂切除术(见第十一章和第十二章)。

有效缓解疼痛一直是大多数文化关注的重点,而无法有效缓解疼痛正是选择性手术长期以来面临的障碍。有些物质作为镇痛剂来说有一定作用:古代中国人使用天仙子(henbane),其中含有抗胆碱能药物(anticholinergic drug)东莨菪碱(hyoscine)。古代印度教徒(Hindus)使用可以缓解痛苦的药草

①《创世记》:第 17 章,第 10-14 节;《出埃及记》第 4 章,第 25 节;《利未记》第 12 章,第 3 节。
②《约书亚记》第 5 章,第 2-8 节。

对伤口施以烟熏法（fumigation）。希腊人使用酒精和鸦片。有人为十字架上的基督提供了一块浸润了某种混合物的海绵，以减轻他的痛苦（但基督拒绝了）①。

直到不久前，即使是很小的伤口也可能是致命的。古希腊和古罗马的专著中有关于清洗伤口、为伤口敷药及包扎伤口的方法。红酒、啤酒、没药（myrrh）和铁锈曾被认为具有促进伤口愈合的功效。

根据荷马（Homer）的描述，英勇的战士们互相充当外科医生，将具有愈合功效的物质一起包扎进伤口——比如他们矛上的铁锈——用以防止希腊人所说的"化脓"（suppuration），也就是我们所说的感染。在《愈合之手》（*The Healing Hand*）一书中，吉多·马伊诺（Guido Majno）分析了古代镇痛和控制感染类药物的麻醉及抗菌特性，并发现其中许多特性在我们自己的范例中也是有效的。

烙术（cautery）是一种通过灼热的金属工具或腐蚀性敷料灼烧伤口的方法，曾被广泛采用，尤以阿拉伯人为甚。中国的艾灸法是在离伤口有一定距离的地方加热，所以从技术上来讲不算是一种烙术。烙术的热度可以使血管闭合从而止血，并有可能造成短暂的灭菌效果。几个世纪以来，军中处理伤口的标准疗法一直是用烧红的烙铁进行烙术——但除非患者失去知觉，否则此法之痛异常剧烈。

运动和战争带来了骨折与脱臼。希波克拉底的著作中引用的许多文献都提到了逐步发展的骨科（orthopedics）学，它采用机械设备、定位（positioning）、绳索和重力来减少骨折和脱臼的风险。希波克拉底的某些文章——尤其是《希波克拉底誓言》——似乎不赞成刀的某些特定用途，比如"切除结石"（cutting for stone）。但他的另一些文章中却声称脓肿应该被切开并让脓液流尽，比如他曾明确提到用胸腔穿刺术（thoracentesis）治疗脓胸（empyema）（即胸腔积脓）②。

希腊和印度教的外科仪器进一步拓展了我们对早期外科实践的认识。扣针（fibulae）是一种用于闭合伤口的安全别针状的装置：用针（fibula）从伤口两侧穿入，然后将缝线绕在其周围以锁紧伤口边缘。注射器是由希腊人首先采用的，

---

① 《马太福音》第 27 章，第 34 节。

② 《疾病 II》，第 47 页。

但其初衷是为了排空脓肿而非为了注射。注射器以活塞原理为基础，据说是公元前 280 年左右由亚历山大城的一位理发师外科医生发明的。注射器的希腊语是 "pyulcos"，意思是 "脓液拉出器"（pus-puller）。公元 1 世纪亚历山大城的希罗①（Hero）的专著——《气体力学》是最早提到注射器的文献。罗马人通过使用铜合金，对外科手术器械及工具进行了精加工。与他们的埃及前辈不同，罗马人设计了用特制钳子拔牙或补牙的牙科手术，并用骨头和黄金为富有的客户制作了假牙。

凯尔苏斯（Celsus）的著作是关于古罗马外科手术的最好资料之一。他的专著——《医术》（De medicina），记述了各种各样的手术，包括结石切除手术（lithotomy）、疝气修补手术（hernia repair）、眼部手术和割礼（decircumcision），其中割礼是出于美学原因。对于凯尔苏斯是医生还是百科全书编纂者，学者们各持己见。

中世纪时期的手术

在基督教主导的欧洲中世纪，疾病被视为神的惩罚。虽然看护是受欢迎的，但为治愈疾病而做出的努力可能就无异于狂妄自大了。治疗是属于上帝或他的神职人员的行为。

双胞胎治疗师科斯马斯和达米安是医学、药学以及手术的守护神，据说他们殉道于公元 4 世纪初（见图 10.1）。他们在世时及殉道后，都有关于他们实施奇迹般治疗的记录，其中包括一次腿部移植手术——用尸体捐赠者的腿替换坏疽肢体。许多医学院、救济院和互助会都以这两位圣徒的名字命名，其中还包括巴黎的一所外科医学院。

---

① 亚历山大城的希罗：Hero of Alexandria，也作 Heron of Alexandria。古希腊数学家。

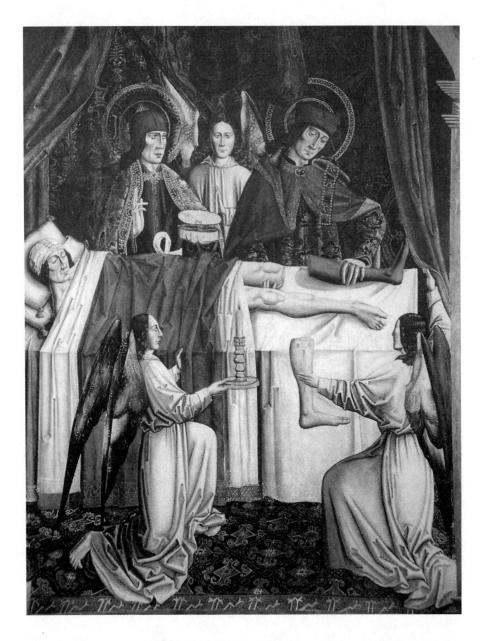

图 10.1 医学圣徒科斯马斯和达米安从尸体捐赠者身上移植一条腿的经典奇迹场景。阿隆索·德·塞达诺画作，弗洛里达，1496 年，西班牙。威尔科姆研究所图书馆，伦敦。

虽然受宗教信仰规范, 用外科手术治疗创伤的做法仍在继续。12 世纪意大利萨莱诺人认为, 如果诱导新的伤口流出厚厚的白色或黄色脓液, 则表明伤口长势良好。由于这种脓液预示着伤口正在愈合, 因此它后来被称为 "值得称赞的"（laudable）。

而另一种不值得称赞（unlaudable）的脓液很稀薄（浆液状）, 呈粉红色或红色, 由伤口缓慢渗出, 并与炎症扩散、蜂窝织炎（cellulitis）和坏疽（gangrene）有关。与古希腊罗马时期的战士一样, 中世纪的战士们也在战场上互帮互助。在 14 世纪的克雷西战役（battle of Crécy）中, 士兵们所携带的装备里有一种小盒子, 里面装满了用以包扎伤口的蜘蛛网。

在中世纪后期, 一些外科医生通过他们的教学和著作而声名鹊起。来自安达卢西亚的外科医生阿布·阿尔－卡西姆·阿尔－扎哈拉维 ① 于公元 11 世纪完成的关于放血、烙术、手术和器械的著作于 1137 年被译成拉丁文。1300 年, 亨利·德·蒙德维尔的《外科》（*Chirurgia*）中着重强调了解剖学, 并记述了为伤口敷药、缓解疼痛和止血的技术, 包括用绷带紧紧勒住即将被截断的肢体。德·蒙德维尔在其教学中提到, 不流脓的伤口也可以愈合。居伊·德·肖利亚克于 1363 年发表的《大手术》（*Chirurgia magna*）也因为解剖学可以处理伤口、骨折、肿瘤、疮、疝气、溃疡和白内障, 而认可了其重要性。德·肖利亚克接受了脓液值得赞美的理论, 并发明了可以促进脓形成的膏状药。他的观点主导了接下来 200 年的手术实践。他著作的 1478 年版法文译本是最早使用活字印刷的医学书籍之一。

火药的出现促进了针对伤口处理的进一步试验。1514 年, 教皇的外科医生乔瓦尼·德·维戈提议用热油对由火药造成的新型伤口进行烙术。他的方法很快流行起来。然而, 法国外科医生安布鲁瓦兹·帕雷后来很偶然地发现这种方法并没必要。

---

① 即阿尔布卡西斯（Abulcasis 或 Albucasis）。

帕雷的偶然发现

我的油用完了，我不得不使用一种由蛋清、玫瑰油和松节油制成的药膏。第二天晚上，我睡得很不好，因为一想到我将会发现那些伤口没有被油灼烧过的人已经死了，我就痛苦不堪，于是我起了个大早去看望他们。令我大为惊讶的是，那些接受了药膏治疗的人们几乎感觉不到多少疼痛，也没有出现炎症或红肿，已经平静地度过了一个晚上——而那些被滚油治疗过的人们则高烧不退，伤口周围疼痛、肿胀且伴有发炎。

——安布鲁瓦兹·帕雷，《1536 年都灵围城回忆录》，引用于 K. 黑格尔和 R.Y. 卡恩，《插图外科手术史》(the Illustrated History of Surgery)，第二版，芝加哥：哈罗德·斯塔克出版社，2000 年，第 108 页

帕雷的著作涉及很多领域（见第十一章）。他著作的较晚期版本和另外一些有关手术的近代早期专著中常常含有"受创的人①"及相关注解，阐明了如何处理每一种创伤，提到了包括截肢、骨折复位以及环钻术等选择性手术的技术细节。为了确保自己的观点得以广泛传播，帕雷在撰写其著作时选择了本地语言而非拉丁语。据说，帕雷最著名的一句话彰显了他的谦逊："我为他们包扎，但医治他们的是上帝。"帕雷对人们长久以来深信不疑的"值得赞赏的"脓液提出了质疑，但他推荐用烙术治疗包括截肢在内的其他疾病，并在他的图解版手术工具专著中记述了三十八种用于烙术的烙铁。

外科手术的工具有时被做成动物头部的形状，并以该动物命名。虽然动物形状的设计在帕雷的著作中出现过，但其实它们的起源要早得多。古代印度教传说中，妙闻（Susruta）所用的手术工具的特点之一就是其动物状设计。妙闻是年代不明的古代专著《妙闻本集》（Samhita）②的作者。这些动物状设计源

---

① 受创的人：Wounds man，见第 42 页。

② 公元前 800 年至公元 400 年。

于神话，不仅是一种出于美学考虑的装饰物，也是人们对精神力量治愈病痛的渴求。

近代早期的手术

近代早期，包括截肢、白内障手术、疝气修补手术、结石切除手术和皮肤整形修复（plastic repair of skin）在内的一些选择性手术得到了改进。在截肢手术中，帕雷推荐的大血管结扎术（ligature）取代了肢体止血带（tourniquet），但这项新技术比较费时，并需要解剖学知识、相对空旷的场地以及乐意帮忙的助手。所以，直到 17 世纪早期，法布里·冯·希尔登[1]发明了在止血带中放入一根木棍，并通过扭转木棍使止血带增加或释放压力的方法（releasing tourniquet），人们才广泛接受了这种大血管结扎术。约翰内斯·舒尔特斯和 J.L. 佩蒂特利用螺旋夹（screw-clamp）设计了其他种类的止血带。

根据妙闻和凯尔苏斯的说法，Lentine 白内障在古印度和罗马的处理方法为 "couched"[2]。这种手术会在角膜边缘插入一根针，把混浊的晶状体向下推到视线之外。20 世纪发现的一份 1559 年的图解手稿显示，它的作者，来自林道市的卡斯帕·斯特罗迈尔是一位成功的白内障复明师（cataract coucher）和疝气切除师（herniotomist）。德国外科医生乔治·巴尔蒂施在他 1583 年的著作中也记述了白内障复明和眼球摘除术。1638 年，勒内·笛卡尔提出的关于视力的理论与白内障手术和晶状体混浊有关（见图 10.2）。1753 年，雅克·戴维尔发明了晶状体摘除术。

---

[1] 或法布里修斯·希尔达努斯（Fabricius Hildanus）。

[2] 源于法语 coucher，意为躺下。

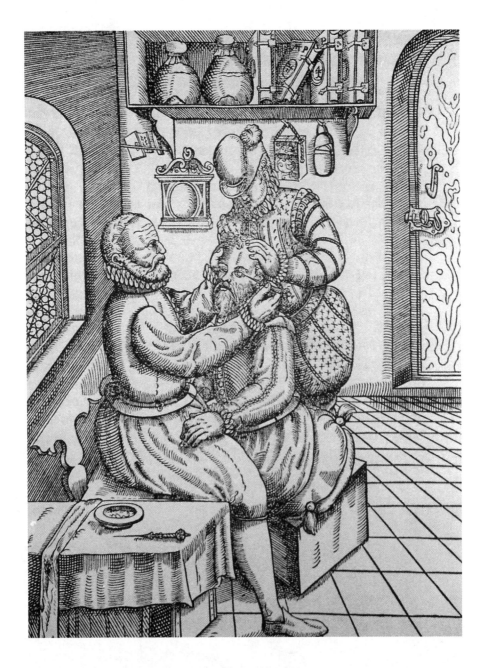

图 10.2 16 世纪的白内障手术。格奥尔格·巴尔蒂施,《眼科》(Ophthalmodouleia),
德累斯顿, 1583 年, 临摹版。

　　凯尔苏斯也曾提及膀胱或会阴取石术（见图 10.3）。由居无定所的取石医师（lithotomist）和理发师外科医生组成的特殊群体提出了各种各样针对结石的手术方法及工具。这个群体在近代早期的盛行，导致某些人开始猜测膀胱结石是否是由饮食和环境因素引起的流行病。

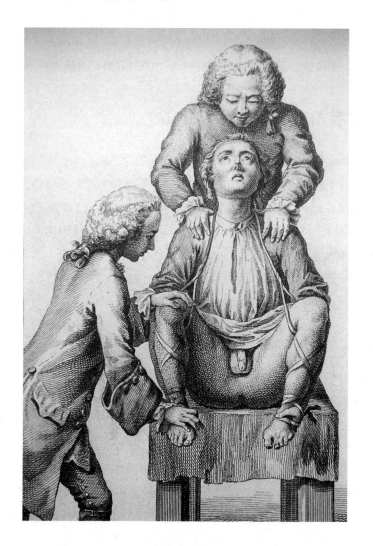

图 10.3　结石切除术。德尼·狄德罗和让·勒朗·达朗贝尔，《百科全书》，木版画，第 3 卷，第 12 幅，1772 年。

在文艺复兴时期，某些整形手术也得到了复兴，比如矫正唇裂畸形和鼻整形术（rhinoplasty，用以修复鼻子）。印度外科医生妙闻也熟知鼻整形术，并曾经用上臂移植的皮瓣（skin pedicle）来修复鼻子，意大利外科医生加斯帕雷·塔利亚科齐重新发现了这一技术并对其加以修订后，发表了一部图解版专著。在欧洲出现梅毒之后，修复鼻部畸形的手术变得异常重要（见第七章）。18 世纪，德尼·狄德罗和让·勒朗·达朗贝尔的《百科全书》用许多插图美化了外科医生的成就，在这些插图中，医生都很优雅，使用的工具都很精妙。

外科医学和内科医学的专业化

随着手术上的创新，欧洲外科医生和内科医生之间的专业分割渐渐根深蒂固，外科医生也开始变得有组织起来。以前，外科医生与理发师同属一个阶层，他们通常目不识丁，并且自古以来就矮内科医生一头。他们主要靠刮胡子、理发和拔牙赚钱，偶尔才会有小手术光顾。与那些在高等院校里用希腊语或拉丁语学习（通常是盖伦的著作）的内科医生不同，理发师外科医生的手艺是通过学徒制学来的，而内科医生在毕业之前鲜少替人看病。许多著名的外科医生，包括帕雷、斯特罗迈尔和巴尔蒂施，都接受过理发师的训练，他们卑微的出身使他们难以为学术领域所接受。

1518 年，英国的内科医生成立了皇家内科医生学院（Royal College of Physicians），以控制执照颁发与医学实践。不久后的 1540 年，亨利八世颁布了一条宪章，允许理发师外科医生成立自己的行会。这条宪章允诺了他们营业的资格，并赋予他们自主颁发执照及制定规则的权利。在其他国家，外科医生与内科医生的组织建立同样是分开进行的（见表 10.1）。到了 18 世纪后期，外科医生的队伍已囊括了从乡村理发师外科医生到贵族精英等一众执业医师，但学徒制培训一直持续着。这些专业组织创造了促进专业发展的等级制度和环境。从 20 世纪北美的一些内外科独立区分的专业组织来看，这两门学科之间历史悠久的门派之分仍然可见一斑。比如，成立于 1913 年的美国外科医生学院以及成立于 1920 年的加拿大皇家内外科医生学院。

表 10.1 外科医学专业组织

1260 年	圣科姆与圣达米安协会, 巴黎
1505 年	爱丁堡理发师外科医生获得营业资格 (皇家学院前身)
1521 年	通过首席外科医生的考核以获得执照, 葡萄牙
1540 年	理发师外科医生联合公司, 伦敦
1599 年	格拉斯哥内外科学院 (皇家学院前身)
1694 年	圣科姆学院重开, 巴黎
1715 年	Accademia Lancisiana di Roma
1731 年	外科学院, 巴黎
1736 年	外科学院, 皇家外科学院前身, 哥本哈根
1760 年	皇家外科学院, 巴塞罗那
1787 年	圣卡洛斯皇家外科学院, 马德里
1800 年	皇家外科学院, 伦敦
1920 年	加拿大皇家内外科医生学院
1927 年	澳大拉西亚皇家外科学院

18 世纪, 内科医生因为不切实际、照本宣科且无甚成就而遭到嘲讽。人们认为内科医生在大学所接受的教育跟不上时代: 教科书完全遵循传统, 并且处处充斥着对解剖学的矛盾情绪。而外科医生则运营着自己独立的学院, 继续用学徒制的方法学习为患者看病及解剖尸体。一些外科医生开始进行实验, 并在伦敦开创了一个属于外科医学创新者的特殊时代。

威廉·切塞尔登曾是一名解剖学家, 后转而成为一名外科医生。他的学生约翰·亨特是一名出生在苏格兰的外科医生, 同时也是一位出色的解剖学家, 对炎症和枪伤颇有研究。亨特在伦敦经营着一家外科诊所及一所私立解剖学校。他为国王乔治三世和英国军队效力, 并晋升为医务处处长。但是据说亨特因为手术会给患者带来痛苦而非常讨厌实施手术。许多后来颇有成就的人都曾听过亨特的讲座, 技艺娴熟的解剖学家阿斯特利·库柏就是其中一位。库柏的著作涉及骨折、乳房疾病和疝气, 以及以狗为对象的血管手术实验。菲利普·塞恩·菲齐克与亨特一同在爱丁堡求学, 学成后回到费城发展外科创新, 并为包括总统及其家人在内的身份不凡的客户提供服务。

18 世纪, 法国的外科医生拒绝成立与君主制结盟的大学。法国大革命后, 这些外科医生成为重开的巴黎医学院的中坚力量, 该学院重视解剖并采用医院内授课的方法教导学生（见第九章）。拿破仑战争时期，法国外科医生更加名声大噪。其中特别值得注意的是多米尼克－让·拉雷，他不仅手术技巧精湛，而且发明了能将伤员转移出战场的"飞行救护车"，因而被皇帝授予勋章。1812年9月，莫斯科附近爆发了为期两天的博罗季诺战役，据说在这两天中，拉雷进行了两百次截肢手术——平均每次手术十六分钟。据说，他进行的手术成功率为75%，且这一数字很大程度上归功于俄罗斯寒冷天气所带来的麻醉与止血效果。

19世纪初，人们对生理学产生了新的兴趣，且学者们愿意接受将外科方法用于生理学研究（见第三章）。实验性外科手术探索了动物的体内工作机制，同时也可能启发新的医治患者的手术。虽然外科医学成为科学探索的工具，但彼时的手术仍然非常痛苦（见图10.4）。

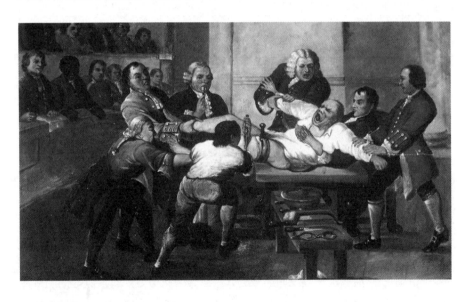

图10.4　未发明麻醉剂时期的圣托马斯医院的一次截肢手术，萨塞克区。未知艺术家。18世纪晚期。亨特博物馆（Hunterian museum）。皇家外科医生学院，伦敦。

麻醉的出现

几个世纪以来，人们使用酒、鸦片和放血疗法来减轻手术过程中的疼痛。菲利普·塞恩·菲齐克建议在进行脱臼复位前，先在垂直位置大量放血，直到患者晕过去，但这种做法很危险。对一个正在接受手术的人来说，只有迅速失去知觉才是最大的慰藉，不管这是由镇痛剂引起的，还是由手术本身引起的。因此，外科医生也力求准确和快速。

麻醉气体的历史相当漫长，但它们最终改变了手术方式。麻醉气体最早的拥护者既不是外科医生也不是内科医生，而是一群卓越的化学家和牙医。18 世纪晚期，人们发现了一氧化二氮（"笑气"），并将它用于社交聚会（"嬉闹"），以带来迅速的、荒谬的酒醉感（就像我们这个时代的"吸胶毒"一样）。1799 年，英国化学家汉弗里·戴维在动物和人类身上试验了一氧化二氮和氧气的混合物，并提出这种混合物有可能缓解手术的疼痛。

一个小插曲：未发现三氯甲烷时期的乳房切除术

第二天，我的主人——那位外科医生——给艾莉做了检查。毫无疑问，这病一定会要了她的命，而且很快。可以切除乳房——这病就可能永远不会复发……她应该切掉它。她行了个屈膝礼……然后说道："什么时候？""明天。"好心的外科医生说……

手术室里挤满了人，而且有说有笑……艾莉进来了：只看了她一眼，学生们就安静了下来……艾莉走上手术台并躺了下来……闭上了眼睛……拉住了我的手。手术立刻开始了。当然，过程很慢长。而三氯甲烷——上帝赐给他受难的孩子们最好的礼物之一——当时还未为人所知。那位外科医生完成了他的工作。艾莉苍白的脸色表明了手术带来的痛苦，但她脸上的表情却十分沉静……

一切都结束了，她穿好了衣服，缓慢而端庄地从手术台上走下来……然后转向外科医生和学生们，屈膝行了一礼，低声为她的病恹恹的姿态致歉。所有人都像孩子一样哭了。

——物理学家兼作家约翰·布朗，《拉布和他的朋友们以及其他文章和随笔》，1862 年；1926 年于伦敦再版，第 24—28 页

1844 年末，牙医霍勒斯·威尔士使用一氧化二氮进行了"无痛拔牙"的公开演示，但由于被拔牙者对一氧化二氮有抗性而遭到了公众嘲讽的大喊——"骗人！"他以前的商业伙伴——牙医 W.T.莫顿——用乙醚获得了更好的效果。莫顿的成功使威尔士颇为烦恼并开始沉迷于三氯甲烷，一次，他借着三氯甲烷中毒的醉意向一名妓女泼了硫酸，因而被关进了纽约市的一所监狱，并随后自杀于监狱中。

另外还有些美国人也做过关于麻醉气体的实验。乔治亚州的外科医生克劳福德·朗在费城求学时曾参加过乙醚派对①，1842 年冬天，他试着用乙醚进行了 8 次小手术。但由于当时有关乙醚的公众舆论较为负面，朗的实验并没有继续下去，并且实验结果直到几年后才公之于众。波士顿化学家查尔斯·T.杰克逊以自己为实验对象进行了乙醚实验，并建议莫顿把乙醚用作牙科麻醉剂。杰克逊在发明电报和摩尔斯电码的先后顺序上已与 S.F.B.莫尔斯产生过争议，随后又卷入了关于麻醉剂使用的先后顺序的争议，并且，他还怂恿朗一同加入排位之争。

在威尔士和杰克逊的探索之后，莫顿使用吸入乙醚的方法为拔牙的患者提供全麻。随后的 1846 年 10 月 16 日，外科医生约翰·柯林斯·沃伦于波士顿的麻省总医院为一位名叫吉尔伯特·艾伯特的年轻人摘除脖子上的肿瘤时，莫顿对艾伯特使用了乙醚。事后，仿佛是对过去的悲伤经历②意有所指一般，沃伦据说只是淡淡地说了一句："先生们，这不是骗人的。"

起初，莫顿试图隐藏乙醚这种物质，直到他拿到一项有利可图的专利。但迫于竞争压力，他不得不透露了它的成分。到 1846 年 11 月 18 日，亨利·J.比奇洛在《波士顿内科与外科杂志》(*Boston Medical and Surgical Journal*)上发表了他关于乙醚的经验所得。内科医生兼文学家奥利弗·温德尔·霍姆斯为这一奇迹般的发明起名"麻醉剂"(anesthesia)。罗伯特·欣克利 1882 年创作的著名画作描绘了 1846 年艾伯特接受的手术，麻省总医院也保留了当年那个拥有"乙醚穹"(ether dome)的手术演示厅并将其奉为圣地。

1846 年 10 月 16 日经常被人们错误地认为是首次在手术中使用麻醉剂的日期。但事实上，威尔士、朗和莫顿早在更早期的手术中就使用过麻醉剂。不过，

---

① 乙醚派对：19 世纪 30、40 年代在美国年轻人之中较为流行的一种聚会，参与这种聚会的人吸入乙醚气体，由此进入一种麻痹而兴奋的状态之中。

② 指威尔士被嘲讽的经历。

由于 1846 年 10 月作为一次颇具声望的宣传极大地巩固了麻醉剂的接受度，因此这一时间点标志着麻醉剂漫长历史的结束。次年，苏格兰人詹姆斯·杨·辛普森提出将三氯甲烷用于产科学，并由此将三氯甲烷引入手术实践（见第十一章）。

19 世纪 40 年代末，各种麻醉方法都存在争议。麻醉气体能够导致爆炸这一毋庸置疑的风险更是为这些争议火上浇油。另外，麻醉过量虽然会导致患者死亡，但由于许多患者在进行麻醉前就已身患重病，所以这一点耗时良久才被医学界确认。同时，因为健康人都会避免进行手术，所以如果有人在手术台上死去，原因会被轻易归结于患者本身就患有的疾病而非麻醉剂过量。

自古以来，当切割触及体腔或内脏就必然会招致死亡，而究其原因就是我们所说的感染。麻醉剂得到认可后，外科医生们可以进行更长、更复杂的手术，于是他们开始思考打开人体胸腔和腹腔并对其内部一探究竟。他们觉得不再需要惧怕手术，但其实术后的危险仍然很可怕。

又过了二十年，外科学开始迅猛发展。这二十年间的各类图像资料很奇怪：备受尊重的外科医生总是画面的主角，他们穿着优雅的长礼服，须发随微风舞动，裸露的双手只是表面上看起来干净。这些图像资料中，最著名的是托马斯·伊肯斯在 1875 年创作的一幅优秀的油画，画中塞缪尔·格罗斯正在进行一台手术。2006 年，托马斯杰斐逊大学医学院（Thomas Jefferson University Medical School）提出以六千八百万美元的价格出售这幅画（见图 10.5），此事引起了公众的强烈抗议。由于市民的自豪感和慷慨的捐赠，这幅画现在仍然在费城，由两大著名画廊共同拥有。这幅画常被用作证明美国在外科史上取得一个伟大成就步伐缓慢的证据。

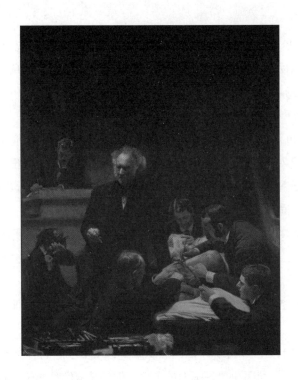

来源:《塞缪尔·D.格罗斯医生的肖像(格罗斯诊所)》,1875年(Post-conservation, 2010),托马斯·伊肯斯作。布面油画,8英尺×6英尺6英寸(243.8厘米×198.1厘米)。费城艺术博物馆:杰斐逊医学院于1878年校友会收到的捐赠,并于2007年由宾夕法尼亚美术学院和费城艺术博物馆在3500多名捐赠者的慷慨支持下购得,2007年,2007-1-1。

图10.5 托马斯·伊肯斯的《格罗斯诊所》(*The Gross Clinic*),1875年,费城艺术博物馆与宾夕法尼亚艺术学院。医生正在对一名被麻醉的人的大腿进行手术,但没有使用消毒措施,患者的一名家属因惊恐而畏畏缩缩。

消毒与无菌操作

与麻醉一样,消毒也有许多前身和先驱。清洁在外科手术中一直是一种美德。1847年,伊格纳兹·塞梅尔魏斯提出通过用氯水洗手及清洗仪器来预防产褥热,但他直到1860年才发表这一观点(见第十一章)。1867年,苏格兰外科医生约瑟夫·李斯特宣布了他在开放性骨折中使用苯酚的实验结果。基于法国化学家路易斯·巴斯德的理论(见第四章),李斯特提出了伤口感染是由细菌引起的观点。

关于李斯特观点的新闻迅速且广泛地传播开来,但在 19 世纪 80 年代微生物理论得到认可之前,反对者指出了各种方法的不一致性。起初,人们认为病菌潜伏在伤口处或空气中,于是将消毒剂喷洒在这些地方。但实际上,手术伤口从一开始就应该是 "干净的"。1877 年,恩斯特·冯·伯格曼提出了预防性无菌操作的观点,以避免手术操作人员造成伤口污染。次年,橡胶手套获得了专利。起初,李斯特坚持他最初的观点,但到 1896 年,他也认可了无菌操作比消毒更具优势。

19 世纪 60 年代末,蒙特利尔的托马斯·G.罗迪克和汉密尔顿的阿奇博尔德·爱德华·马洛赫在加拿大推广了消毒法。持怀疑态度的威廉·卡尼夫、威廉·辛斯顿和 F.J.谢泼德认为,消毒似乎对伤口愈合有好处,因为它使人们重新重视起清洁这个古老的好习惯。(见图 10.6)

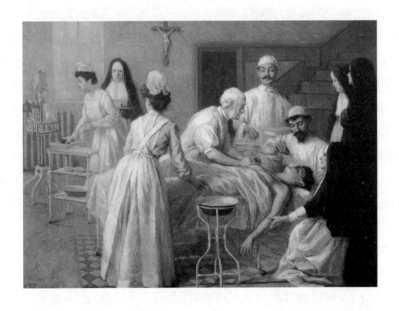

图 10.6 《辛斯顿医生和手术室》(Dr Hingston et la salle d'opé ration),F.C. 弗朗西埃,1905 年。在蒙特利尔最古老的医院的宗教背景下,这名外科医生由修女和新出现的专业护士陪同。他采用了麻醉法,但他裸露的双手表明他对消毒法尚存有怀疑。主宫医院博物馆(Musé e des Hospitali è res de l'Hôtel-Dieu),蒙特利尔。

在蒙特利尔进行的一次使用了消毒喷雾的手术

罗迪克医生协助芬威克医生，我在一边旁观。手术结束后，我问他们为什么喷在墙上而不是喷在患者身上——喷雾一直没有停过，但没有朝向病人——结果是：他们忘记了。但是，病人的状态却很好。

——F.J·谢泼德，引用于 W.B. 豪威尔，《F.J. 谢泼德》，多伦多出版社，1934 年，第 108 页

1870—1970 年，外科乐观时期及该时期的英雄

在针对麻醉和消毒的反对逐渐消失后，一段高昂的乐观时期随之而来——"属于外科医生的一个世纪"。人们用"胜利"和"征服"等军事术语来描述各种新成就，一些人甚至畅想外科手术的所有障碍最终都将被消除。没有任何一位医学英雄比 19 世纪末和 20 世纪初的外科医生更具盛名，这些外科医生针对体内病理学做出了大胆且从前根本无法想象的构思。他们发明的仪器和手术仍然以他们的名字命名，而他们的贡献列表也仿佛一连串源源不断的传奇事迹。

德国人赫尔曼·冯·亥姆霍兹于 1851 年发明的眼底镜促成了眼科手术的改善——尤其是由他的同胞 A. 冯·格雷弗设计的虹膜切除术（iridectomy）和斜视（strabismus）手术。同样在德国，路德维希·雷恩引起了人们对膀胱肿瘤手术的关注，并于 1896 年成功地为一名在河边散步时遇袭的年轻园丁缝合了右心室的刀刺伤，从而成为第一个在跳动的心脏上进行手术的人。19 世纪 70 年代和 80 年代，维也纳的西奥多·比尔罗斯于 19 世纪 70 年代欣然接受了无菌操作守则，并于 19 世纪 80 年代表示支持胃部及胆部手术。他的手术演示厅总是挤满了学生和仰慕者。据说美国参议员约翰·S.博布斯于 1867 年在印第安纳波利斯进行了第一次胆囊手术。另一位专门研究肠道手术的美国人查尔斯·麦克伯尼，于 1889 年对急性阑尾炎（acute appendicitis）进行了说明，人们因此在阑尾炎的相关命名中使用了他的名字。1902 年，伦敦的弗雷德里克·特里夫斯在爱德华七世加冕的前几天为他做了阑尾炎手术。可卡因及吗啡成瘾的威廉·霍尔斯特德在 W.H. 韦尔奇的鼓动下，与奥斯勒和凯利一同创办了约翰斯·霍普

金斯医学院（见第六章）。霍尔斯特德于 1890 年设计了乳腺癌根治术（radical mastectomy），该手术会同时切除癌变的乳房和所有具有局部复发风险的部位（见下文）。

手术这种改变内部结构的新能力进一步促进了疾病的解剖学定义的发展（见第四章）。比如，阑尾炎手术所依赖的疾病概念只有不到一个世纪的历史：1802 年，雷奈克描述了腹膜炎，而其病因阑尾破裂则是在 1812 年由詹姆斯·帕金森提出的。在麻醉和消毒出现之前，只有少数外科医生敢做腹部手术——比如纽约市的威拉德·帕克。而这些少数人的手术方案——比如希波克拉底的胸腔穿刺术（thoracentesi）——也仅限于刺破腹壁以引流脓肿。

手术治疗的全新潜力促进了针对相应解剖学问题的平行探索。比如，人们认为"内脏下垂"（visceroptosis）这种有趣的疾病会引发包括背部疼痛在内的许多病症，而通过各种手术使下垂的器官回复到原来的位置可以缓解这些病症。正如玛格达莱纳·碧尔纳可卡 ① 所指出的那样，关于内脏下垂的医学刊物始于 19 世纪 80 年代，并在两次世界大战期间出现暂时性衰落，而外科医生在这期间也分身乏术。为了应对内脏下垂而诞生的产物之一——肾固定术（nephropexy），仍然是现今内脏下垂公认的手术操作之一。内脏下垂的疾病定义是为了迎合它潜在的新型治疗方法而被构建出来的吗？换句话说，治疗方法本身是成为它的病因吗？关于它的话题热度的衰落与军事需求有什么关系？

针对包括大脑和心脏在内的最复杂的一系列器官的问题，外科医生们设计出了越来越精妙的手术，像圣人一样受人尊敬。1909 年，瑞士的西奥多·科歇尔因其对甲状腺手术和生理机能方面的研究而成为首个获得诺贝尔奖的外科医生。不久之后，在美国生活多年的法国外科医生亚历克西·卡雷尔因其血管吻合（vascular anastomosis）技术获得了 1912 年的诺贝尔奖，该技术为器官移植手术奠定了基础。

在美国，著名的外科医生变得很有名。比如：芝加哥的 J.B. 墨菲、明尼苏达州罗彻斯特市的 C.H. 梅奥和 W.J. 梅奥兄弟——他们的诊所拥有最早开放的麻醉科；还有直接输血法的先驱——乔治·克里尔、神经外科医生哈维·库欣以及心脏外科医生阿尔弗雷德·布莱洛克。布莱洛克曾与海伦·陶西合作治疗法洛四联症（tetralogy of Fallot）和其他先天性心脏病。1952 年，他们的年轻

---

① 医学博士，女王大学 1998 级。

同事 C. 沃尔顿·利勒海进行了首例开心脏手术（open heart operation），并在手术中面对心脏停止跳动时通过降低体温（hypothermia）来减慢新陈代谢。两年后，约瑟夫·E. 默里成功对罗恩·赫里克进行了首例肾脏移植手术，肾脏捐赠者是罗恩的双胞胎兄弟理查德。1990 年，默里因移植手术获得诺贝尔奖。

1967 年，南非外科医生克里斯琴·巴纳德成功移植了一颗人类心脏，为美国与其他国家的外科医生之间的竞争画上了句点。首个被移植者只活了三周，但媒体对这一成就兴奋的庆祝持续了远远不止三周。肾脏、肝脏、骨髓、肺和心脏的移植如今都已成为标准疗法，其他器官移植的相关研究也在继续，比如为了治疗糖尿病而进行的胰腺移植。通过 HLA 的遗传信息进行组织分型（见第四章），来自不同大洲的器官接受者可以通过国际器官"库"与健康或脑死亡的器官捐献者进行配对。美国的一些城市已经成为移植中心，这些城市的建筑及人文基础设施都充斥着各种杰出人才的影子，比如，匹兹堡的肝脏移植专家托马斯·E. 斯塔兹和诺贝尔奖获得者——西雅图的 E. 唐纳尔·托马斯，他也是骨髓移植操作的创立者。

加拿大也有自己的外科大师。内科医生兼历史学家威廉·卡尼夫是加拿大医学协会的创始成员之一，并且是加拿大第一本外科医学教科书的作者（1866 年）。安大略省费格斯的乡村医生亚伯拉罕·格罗夫斯声称，他在 1883 年以餐桌为手术台完成了加拿大首例阑尾切除。在西班牙内战期间，诺尔曼·白求恩协助建立了最早期的移动血浆输血装置之一。美国出生的神经外科医生怀尔德·彭菲尔德是著名的蒙特利尔神经病学研究所（Montreal Neurological Institute）的创始人，他在大脑病变定位（cerebral localization）方面的研究颇具名气。神经外科医生 E. 哈利·博特瑞尔和多伦多生理学家阿尔宾·朱斯进行了跨学科合作，为战后脊髓受损士兵的复健做出了创新。蒙特利尔人莫德·阿博特最先发现了先天性心脏畸形并对其做出了定义。肝素和低温手术（operative hypothermia）也是在加拿大发展起来的，并由 D.W. 戈登·穆雷和威尔弗雷德·G. 比奇洛应用于开心脏手术。后来，加拿大还涌现了一批创新者，包括：发明了先天性心脏病手术疗法的威廉·T. 马斯塔德、心脏移植专家威尔伯特·J. 基翁，以及罗伯特·B. 索尔特。索尔特促进培养骨科实习生，并设计了用于先天性髋关节脱位的骨盆截骨术（innominate osteotomy）和用于关节恢复的持续被动运动（continuous passive motion）。伦敦的西安大略大学在内科医生卡尔文·R. 斯蒂勒的指导下开办了多器官移植服务，并由斯蒂勒在 1984 年到 1996 年间担任该服务的负责人。

在此期间，战争持续影响着外科手术。18 世纪以来，英国陆军和海军对内科和外科的相关规定十分严格，在这些严格规定下产生的记录不仅为历史学家提供了内外科医疗实践的有用资料，也充分体现了与国内外平民之间的交流。美国内战发生在麻醉和消毒技术出现的间隙。据说，美国内战是所有战争中第一场留下了大量有关流行病学及术后患者护理的说明文件的战争——历史学家也对此进行了大量研究。由于目睹了 1859 年索尔费里诺战役（battle of Solferino）的恐怖，瑞士商人兼慈善家让·杜南于 1863 年至 1864 年创办了国际红十字会（International Red Cross）。国际红十字会制定了《日内瓦公约》（1864 年），以保证伤兵及其看护人员的中立地位。杜南与弗雷德里克·帕西共同获得了 1901 年的诺贝尔和平奖[1]。国际红十字会在 1917 年和 1944 年再度因战争救援而获得了这一奖项，但是，大多数学者认为该机构并未尽全力帮助大屠杀（Holocaust）[2]受害者。历史学家约翰·哈钦森认为，红十字会成立的目的是为战争伤员提供中立的医疗服务，但它很快就采用了军事结构，这可能阻碍了它的成功。

第一次世界大战期间各种残酷的创伤促使新西兰的哈罗德·吉利斯推动了整形手术的发展。在第二次世界大战期间，几个医学中心针对皮肤移植和重塑技术进行了实验，其中包括位于英格兰的东格林斯特德与自称为豚鼠俱乐部的一个团队。该团队由新西兰人阿奇博尔德·麦金杜带领，包括加拿大外科医生罗斯·蒂利及飞行员伤员们。神经外科医生路德维希·古特曼是一名犹太裔德国难民，他改善了脊柱康复疗法，并在斯托克曼德维尔创办了最早的特奥会（Special Olympics）。1917 年开始试点的战地输血，在第二次世界大战中已经变得司空见惯，并因为成分输血疗法的出现而变得更加便利。心血管外科在和平时期的最后一项突破性进展是安全输血（见第八章）。长期以来人们对战争抱持着"一丝幻想"，认为战争在某种程度上有利于外科创新。历史学家罗杰·库特大胆地对这一幻想提出了质疑：某些手术得以实施确实是迫于战争的压力，然而，这些手术有些早已存在，只是在战争中，它们变得必不可少。而更多恶毒的科技所造成的蓄意屠杀永远不值得庆祝。

---

① 1901 年诺贝尔和平奖为首届诺贝尔和平奖。

② Holocaust：20 世纪 30 年代和 40 年代纳粹对数百万犹太人的大屠杀。

日渐暗淡的乐观：少即是多？

冠状动脉搭桥手术无可争议的价值导致手术室全副武装，随时准备着一声令下便介入治疗。这些手术及器官移植非常昂贵，并且需求量很大。但是谁来买单呢？随着医疗成本的上升和金融萧条，20 世纪中期外科手术带来的乐观情绪开始消退。甚至当新的手术技术变得更加便宜，并且可以说比以前更好时，治疗人类疾病的外科手段依然备受质疑，尤其是在有公立医疗项目的国家。

在美国等拥有私人医疗保健体系的社会中，富人就算负担不起手术，却通常可以负担得起保险，但是这种两种阶级区别对待的制度意味着穷人得不到足够的照顾或根本不被顾及。在英国和加拿大，税收必须涵盖手术高昂的成本，然而只有大型医院税收报名才有手术费用，并且流程相当复杂。为了控制成本，选择性手术是定量配给的，不管患者是否有能力支付手术费，都必须排号等候——在这种情况下，失望和恐惧相继产生。最近，外科研究中最热门的话题之一就是等待时间。此外，手术本身在包括预防经济学和流行病学在内的几个方面就备受批评（见第六章和第十五章）。

政府在科学资助方面的记录乏善可陈（甚至日益减少），这使得患者和医生开始担心关于成本效益和人口健康的争论不过是政府不愿花钱的官僚借口。他们认为，手术和生物科学方面的创新不仅有拯救生命的可能性，更是一个高度重视思想和创造力的"健康"社会的体现。为患者从前无法克服的疾病提供手术解决方案是知识力量最具想象力的飞跃之一。既然外科手术的成就可以缓解痛苦，为什么还要压制它的发展呢？

在这种背景下，美容外科（aesthetic surgery）的兴起提供了一个有趣的案例研究。整形手术的起源可以追溯到妙闻和凯尔苏斯，它的出现主要是为了应对创伤和先天畸形，将整形手术作为私人选择以达到美容效果的做法，引起了人们对外科医生的抉择和文化价值观的质疑。拥有医疗保险体系的国家必须决定哪些手术是医学上必需的（并且需要被支付的），而哪些不是。举个例子，乳腺癌手术后的乳房重塑是否涵盖在医疗保险体系中，不同的司法管辖区的政策是不同的。研究表明，医疗保险对乳房重塑的涵盖比例呈上升趋势，但该手术在老年人、穷人和黑人中使用的频率较低。考虑到这种歪曲的人口结构，该手术从医学角度来说真的有必要吗？还是说，该手术是由乐善好施的外科医生强加给术后女性的一种源自社会构建的愿望呢？于是我们不得不重申，是治疗方法构建了疾病的定义吗?

流行病学也以几种不同的方式削弱了手术的发展势头,其中一些颇为有效。20世纪70年代,流行病学家曾担心,手术所带来的问题可能跟它解决的一样多,因为它削弱了基因库的作用。举个例子,一小部分新生儿会受幽门狭窄(pyloric stenosis)影响,如果不加以治疗,在婴儿期就会死亡。但人们很快发现,治疗过幽门狭窄的患者,其后代患幽门狭窄的风险会增加,从而导致更多的手术需求。然而,不给未出现症状的婴儿做手术的做法是完全不可取的。我们的医疗保健体系也没有因此而崩溃。到了20世纪90年代初,虽然幽门狭窄的发生率在一些地方有所增加,但在另一些地方却下降了。流行病学研究正致力于探究其原因,目前正在研究中的理论包括产前孕妇的药物治疗、婴儿饮食、睡眠姿势以及环境因素。

类似的,扁桃体切除术(tonsillectomy)的有效性也受到了来自成本效益分析的质疑。20世纪50年代,美国和加拿大约三分之一的儿童接受了扁桃体切除术。虽然大多数国家的这一比率一直在下降,但研究表明,该手术在某些地方仍存在使用过度的情况。曼尼托巴省的一组流行病学家提出了疑问: 较高扁桃体切除术使用率是否等同于较低的医疗保健标准?扁桃体切除术以及包括冠状动脉搭桥术和子宫切除术(hysterectomy)在内的其他手术在不同的地区和国家的使用率差异高达十倍,这也促使流行病学家探究经济因素与手术适应证之间的关系。

流行病学阻碍手术实践的另一个例子是乳房切除术(Mastectomy)(见图10.7)。乳腺癌自古以来就为人们所知晓,尽管死亡人数呈下降趋势,但至今仍然有至少10%的北美女性死亡是由乳腺癌引起的。关于乳腺癌的手术治疗方法几乎和手术本身一样古老,因为乳房同其他外附器官(appendage)一样,无须打开体腔即可切除。在17、18世纪,人们就乳房切除术如何快速、安全地达到预期的效果提出了各种各样的建议。包括前文的小插曲在内的一些精彩记录,描述了麻醉没有出现前乳房切除术所伴随的疼痛。

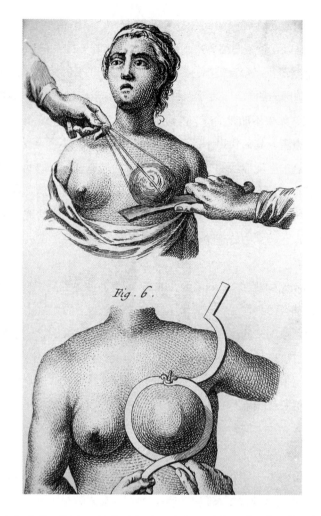

图 10.7 乳房切除术。德尼·狄德罗和让·勒朗·达朗贝尔，《百科全书》，木版画，第 3 卷，第 29 幅，1772 年。

　　人们对治疗乳腺癌手术的态度较为冷淡，这不仅是因为公认的手术带来的疼痛，也是因为局部切除永远无法治愈癌细胞的全身扩散。当外科手术于 19 世纪中期取得巨大发展时，乳腺癌作为一种局部或通过手术治疗的疾病再度得到了研究。外科医生们担心自己手术时切入肿瘤或切到肿瘤附近会引起癌的转移。他们推断，如果切除更多的组织和局部淋巴结，患者康复的可能性会更大。这种想法被霍尔斯特德的乳腺癌根治术发挥得淋漓尽致，该手术将深层的胸肌都切除了。接受了乳腺癌根治术的患者可能余生都会因淋巴水肿而手臂肿胀——

为了保住性命不得不承受的一点小困扰。七十多年来，霍尔斯特德的手术一直是治疗乳腺癌的主流手术方法。

20世纪70年代的流行病学调查表明，乳腺癌根治术可能可以防止局部复发，但它与生存率的提高没有相关性。基于这个调查结果，治疗方法逐渐从乳腺癌根治术转变为简单的乳房切除术。很快，人们开始提出疑问：切除整个乳房是否是延长寿命所必需的，尤其是该疾病的诊断为全身性疾病。"辅助"化疗的概念出现了，即在没有疾病的情况下，将化疗与可能有效的手术疗法联合使用。外科医生不得不成为统计学家、内科肿瘤学家和技术奇才。他们还研究了精神病学，以比较乳房切除术与更微创、费用更低、更不影响美观的乳房肿瘤切除术（lumpectomy）对患者心理的影响。20世纪80年代和90年代，隆胸手术的不幸经验再次表明，手术在于精而不在于多。但是，用更便宜、更小的手术挽救癌症患者的生命就一本万利了吗？到目前为止，统计数据持续表明，不管过去还是现在，手术都在于精而不在于多。

20世纪90年代初，随着腹腔镜胆囊切除术（laparoscopic cholecystectomy）的出现，手术实践发生了更迅速的变化。一场谁是首个进行该手术的争论蓄势待发。德国的埃里奇·梅希芝于1985年进行了该手术，但次年，他就被赶出了他所在的专业外科学会——可能是因为他不顾后果地尝试了什么新东西。巴黎的菲利普·穆雷也在1987年声称自己是第一个进行该手术的人，他所使用的腹腔镜技术至今仍在使用。然而，他后来也被禁止经营私人诊所，只能在公共救助机构——巴黎医院（Hopitaux de Paris）实施该手术。不管谁是第一个实施者，开放性胆囊切除术在短短的五年后就被微创技术完全取代，而胆囊微创技术也成为其他"洞眼"（keyhole）手术的参考模型。外科医生们互相培训这项新技能，其动力来源可能是该手术的安全性和便捷性、患者自身对该手术快速恢复的赞许，以及住院期较短所带来的成本优势。一些研究表明，随着手术时间的缩短和危险性的降低，胆囊切除术的实施率也在增加。

腹腔镜胆囊切除术取代其前者的相对速度与乳房肿瘤切除术取代乳腺癌根治术的缓慢形成了鲜明对比。为什么？这种差异是由于新技术和新器械所产生的吸引力（在腹腔镜检查中存在，而在乳房肿瘤切除术中不存在）吗？还是因为害怕恶性肿瘤复发（存在于乳腺癌，不存在于胆囊疾病）？这些有趣的历史问题的答案可能会告诉我们概念和社会因素在当代外科手术中的相互作用。

最后，在2000年之际，并非所有可以挽救生命的手术都需要外科医生。成像技术的进步使得放射科医生、肾脏科医生和心脏科医生可以完成一些曾经属于外科领域的工作。事实上，在十年前此书首次出版时，机器人手术还是想都不敢想的事。1997 年 4 月，布鲁塞尔进行了第一次远程手术——好像恰好也是一次胆囊手术。如今，远程手术已成为常态。当紧急需要某位专家时，地点可能无关紧要。还是那句话，手术在于精而不在于多。

　　拯救生命的急诊手术仍然是重中之重。传统手工操作的灵巧度和包括远程临场、显微手术以及激光在内的技术创新一直都很重要。手术与内科医学的联系越来越紧密，并且出于经济、伦理和流行病学方面的考量，手术可能已经变得比以往任何时候都更谨慎、更深思熟虑、更精确、更考究——虽然 20 世纪中叶的各种大手术都已被更简化、更小的手术所取代。

拓展阅读建议

　　参考书目网站：http：//histmed.ca.

第十一章
女人用的药和用药的女人：产科学史、妇科学史与女性史 [1]

＋

---
① 本章学习目标见第 416 页。

如果男人不得不生孩子的话，他们一定只会生一个。

——威尔士王妃戴安娜

历史看似与过去有关，但实际上，它是关乎现在的。好的历史并不只是将人物和事件按时间顺序排列而已。当然，准确的日期和事件必不可少，但历史同时反映了我们对自身所处的世界的满意或不满的解读。对过去的疑问来自当下的经验。一部好的历史会给出清楚的解读，并谨慎地加以证实。因此，根据研究人员、研究对象、研究时代以及研究动机的不同，相同的历史事件可能会具有不同的意义（见第十六章）。

为了阐明不同的人对产科历史的不同解读，历史学家兼哲学家雷·阿尼对产科历史上的不同解读模式进行了对比。其中一种解读模式是将历史重整为一系列渐进的阶段，使其逐步达到我们如今辉煌的顶点。1960 年西奥多·西安弗朗西绘制的图表就是这种解读模式的典型代表，该图将产科史描绘成一组数量成指数增长的历程（见图 11.1）。西安弗朗西图中 Y 轴的单位尚不明确，可能是粗略的"进步点"。这种解读模式被称为"现世主义（presentist）"或"辉格党主义（whiggish）"（见第十六章）：它不仅描述了历史，还以现代视角赋予了历史价值。

妇产科学发展曲线图

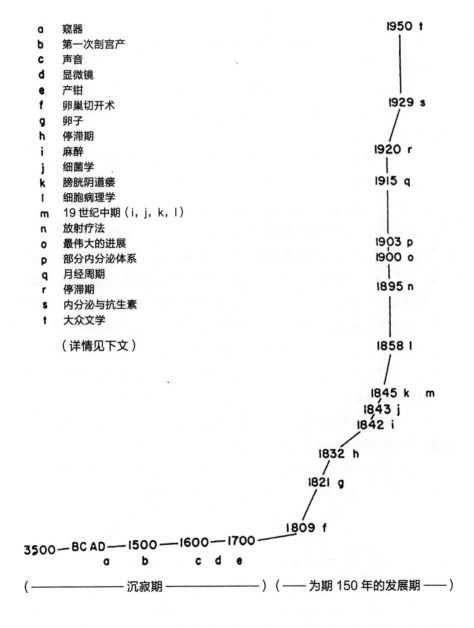

a	窥器
b	第一次剖宫产
c	声音
d	显微镜
e	产钳
f	卵巢切开术
g	卵子
h	停滞期
i	麻醉
j	细菌学
k	膀胱阴道瘘
l	细胞病理学
m	19 世纪中期（i，j，k，l）
n	放射疗法
o	最伟大的进展
p	部分内分泌体系
q	月经周期
r	停滞期
s	内分泌与抗生素
t	大众文学

（详情见下文）

图 11.1　执业医生眼中展示妇产科学发展历程的图。西奥多·西安弗朗西，《妇产科学简史》（*A Short History of Obstetrics and Gynecology*）。斯普林菲尔德：查尔斯·C.托马斯，1960 年，第 8 页。

　　一些历史学家反对西安弗朗西的解读模式，他们认为当今产科学并不值得赞颂。阿尼选择了女权主义哲学家玛丽·戴利作为这种批判观点的典型代表。戴利认为，"医生自编自导的疾病（doctored disease）正在增加"，而产科学则是一种"女性灭杀（gynocide）"的"父权项目"。认识到社会构建（见第四章和第七章）的概念后，一些人认同了戴利所说的女性气质已被"病态化"的观点，因为医生控制着言论，而大多数医生都是男性。布罗茨基、埃伦赖希和英格利希等所著书籍的标题中无不充斥着来自女权主义的对抗（如《女性与医学》或《为她自己好》）。

　　医学生们很容易就能找到反驳戴利的论据：20 世纪产妇（和胎儿）死亡率直线下降，因此产科学不可能是"女性灭杀"。而作为回应，戴利可能会争辩：存活率的提高并不是因为医疗，而是因为麦克翁假说（the Mckeown hypothesis）中提到的更好的卫生条件和营养水平（见第七章）。对此，医学生们可能会回应：医生乐于看到更高的存活率，即使这功劳不属于自己。

　　但别这么着急反驳戴利！西安弗朗西的图表也需要批评。他将窥镜、产钳、麻醉和消毒列为发展中的加分项。然而，这些技术中的某些虽然在面世之初被认为是安全的，但其实后来被证明是有害的。比如，产钳和麻醉都会对胎儿及产妇造成伤害。而且，西安弗朗西两次将曲线斜率最陡的地方标注为停滞期。因为完全认同他自己的时代，所以西安弗朗西没有相应地对其图表做出调整，从而暴露了他的偏见。

　　历史学家批评辉格派风格的历史既幼稚又具有"内在论主义"（internalist）风格，写出这种历史的通常是医疗保健从业者，他们试图在历史中寻找他们日常工作中耳熟能详的观点，并认为他们当代的做法不需要任何辩护（见第十六章）。毫无疑问，这两种历史都带有现世主义（presentist）色彩。偶然也好，运气也罢，历史上的发现和科学上的一样，只有在我们有意识地寻求它们时才会出现。

　　在这一章中，我们将从传统的和批判两个角度来仔细审查关于产科学以及医学领域中女性的两段相伴相生的历史。我们将探讨关于女性特征和生殖方面的科学研究史，并审视过往的社会史。一些医疗保健领域的女性由于为其他女性提供了适当的医疗手段，导致最终其自身的专业性获得了认可，本章末尾将对这些女性做一个回顾。首先，让我们以女性以及她们的身体作为文化现象来加以研究。

女人的领域——分娩

在史前社会中，女性身体能够生育孩子的能力使她们显得与众不同。史前的雕像及绘画对女性的第二性征做出了夸大处理。由于流血被认为可能具有危险，月经显得格外神秘。它循环的可预测性界定了女性的特征。一些社会将月经视为一种诅咒，且这种看法在我们的语言体系中依然可见一斑。在正统的犹太文化中，月经来潮后或产后的妇女是"不洁的"，必须接受沐浴仪式（浸礼，mikveh）（见第八章）。当女性被尊为神祇时，这些神祇的神职通常是女性化的领域：农业、生育（Procreation）、分娩（birth）、重生和治疗。在古埃及，滋养万物的大地之母哈托尔（Hathor）的化身是一头母牛，伊希斯（Isis）掌管着富饶的尼罗河和医学，守护孩子的塔沃瑞特（Tauret）的化身是一只河马。巴比伦的女神伊什塔尔（Ishtar）和希腊的阿佛洛狄忒（Aphrodite）是爱情的守护神，罗马的女神朱诺（Juno）是母亲的守护者。以弗所（Ephesus）古城描绘处女神祇阿尔忒弥斯（Artemis）[1]的雕像，将她的胸部塑造成覆盖着卵的样子，或者说将她的胸部塑造得像卵一样。随着处女圣母玛利亚被提升为上帝之母，阿尔忒弥斯的信徒已被基督教吸收。

数千年来，生育一直是女性的专属领域。如果男性对女性进行看护，就要遵守不同性别接触的特殊规定。比如，在 14 世纪的中国，医生和患者之间通过诊断娃娃（diagnostic doll）保持适度的距离。直到 20 世纪后，中国精英女性依然会把自己的症状映射在娃娃上，避免让医生看到或触摸她的身体。（奥斯勒图书馆收藏了一批精美的中国诊断娃娃。）在西方，男性专业人员直到 17、18 世纪才开始参与接生。

产科医生视角中的女性用药

虽然绝大多数助产士都是女性，但这并不妨碍医生对怀孕及分娩进行理论层面的研究。希波克拉底有几篇论文的核心就是关于女性和早产[2]。这些著作中提及了"游走的子宫"（wandering womb）的概念——一个用来解释许多病

---

[1] 或狄安娜（Diana）。
[2]《女性疾病 I、II 和 III》《女性的本质》《女孩》《孩子的本质》《七个月大的孩子》《八个月大的孩子》。

症的病原学假说。该概念的治疗目的是诱导子宫回到合适的位置。亚里士多德和其他古代作家认为，孩子的种子完全来自父亲，而只是在母亲那里成长。其他包括公元 2 世纪以弗所的索拉努斯（Soranus）在内的作者，都曾描述过胎儿从子宫里出来的不同姿势。不过，这种知识早在各类著作出现之前就由助产士口口相传了。

生育的医疗化的特点是通过使用仪器来预防、终止、加速[1] 或缓解分娩带来的痛苦。能否结束漫长的怀孕分娩过程，将女性从"阵痛"中"解救"出来，就是医生与护士的区别。西安弗朗西的妇产科发展曲线图中，公元 1 世纪的阴道窥器是古代唯一的"贡献"：该窥器发现于公元 79 年被火山喷发埋葬的庞贝古城，是一种三叶的窥器，通过沉重的螺丝开合。希腊罗马时期，配合手术器械共同使用的还有探针、声音、钩子、穿孔器和刀具。索拉努斯曾诠释过如何用钩子取出死胎。发明于 17 世纪的产钳在古代可能也有使用，因为它曾出现在发现于罗马附近的大理石浮雕上——但这幅雕刻物可能并非真实的古代遗迹。

剖宫产

剖宫产也起源于古代，但只有在产妇濒死或已经死亡时才会使用。这种死后手术是为了替国家拯救新生儿而由罗马法律（lex regia 或 lex caesaria）强制要求的。公元前 2 世纪的希伯来文献[2] 表明，古代犹太人也认可剖宫产。伊斯兰文献和 14 世纪的插图表明，中东地区不乏因剖宫产而濒死的产妇。在那个时代，这种致命的手术是在没有麻醉、没有消毒，且不了解组织层面及缝合的情况下进行的。在 13 世纪的欧洲，基督教会劝诫医生在母亲死后进行该手术，以使婴儿灵魂通过这种严酷的考验而得到救赎。这种做法在布列塔尼一直延续到 19 世纪。早期关于分娩的专著对剖宫产术有所提及，但其使用率很低。

---

① 即避孕、打胎、催产。

② 密西拿律法书（Mishnah），尼达篇（Niddah），第 5 章，第 1 节。

顺产对英雄来说太平庸了？

希腊医神阿斯克勒庇俄斯的母亲在未分娩时被诛杀，其略有悔意的父亲阿波罗（Apollo）从阿斯克勒庇俄斯母亲的肚子里将其取出。类似的，释迦牟尼（Buddha）从他母亲摩耶夫人（Maya）的侧腹出生。尽管关于凯撒大帝是通过剖宫产出生的传言比比皆是，但由于其母在其出生后依然活了多年，所以传言不太可能是真的。在《麦克白》（Macbeth）的最后一幕中，莎士比亚笔下的英雄麦克杜夫（Macduff）透露，他"过早地从母亲撕裂的子宫中出生"。

1581 年，弗朗索瓦·鲁塞发表了 15 例产妇未亡时进行剖宫产的案例。不过，根据普林尼（Pliny）的一段叙述，鲁塞从来没有亲自实施过他自称为"enfantement césarien"的手术 ①。据传，首个剖宫产后幸存的女性是 16 世纪一名叫努弗的瑞士屠夫的配偶，这名屠夫接生了自己的孩子并替妻子进行了伤口缝合。欧洲首次记录在案的剖宫产幸存案例发生在 1610 年，但产妇手术后只活了几个星期。由于剖宫产术死亡率如此之高，导致医生通常选择处理掉胎儿来挽救难产产妇的生命。直到 19 世纪后期，人们才设计出一些更安全的生育方法。

关于剖宫产的一段保守而巧妙的描述

这项旨在拯救产妇和胎儿的艰巨手术已经进行了许多个世纪，并取得了各种各样的成功。在英国，该手术从未完全达到预期的效果——所有接受手术的产妇都去世了。

——约翰·艾特肯，《助产学原理》（*Principles of Midwifery*），第二版，爱丁堡，1785 年，第 84 页

---

① 《博物史 VII》（*Natural History* VII），第 9 页。

近代早期的助产学

15 世纪印刷术的出现带来了一场"产科"文学风潮。1513 年由内科医生尤查里乌斯·罗斯林用德语撰写的《玫瑰花园》(*Rosengarten*)是欧洲最早的产科刊物。这是一本为助产士准备的手册,它阐述了分娩的方法及技术,其中包括分娩用的椅子或凳子——它们利用重力对产妇的助益,同时遮蔽了助产士的视线。《玫瑰花园》十分受欢迎,有一百多个版本和译本。

助产士专著似乎是由助产士或医生为助产士撰写的,这类专著体裁奇异并伴随着一个有趣的历史问题:它的目标读者是什么人?因为男医生不参与接生,而助产士也鲜少受过教育。最近,有历史学家提出,这些书的受众是那些受过教育且有窥阴癖的精英阶层。

安布鲁瓦兹·帕雷是 16 世纪最伟大的外科医生之一(见第十章)。他关于女性疾病的专著是用方言写的。虽未邀过功,但帕雷"创新地"采用了传统方法,比如用来治疗子宫脱垂(prolapsed uterus)的子宫托(pessary)和分娩椅。他还改善了手术器械,并重新引入了曾为索拉努斯所熟知的"胎足倒转术"(podalic version)。

胎足倒转术是用来接生横卧或其他姿势不当的胎儿的技术。胎儿的一只脚由一名助产士固定,其他助产士负责按摩母亲的腹部,如此一来,婴儿借由腿部的轻柔拉力转向并出生。在二十多年的教学生涯中,笔者发现,帕雷原著的不同读者对其产生的反应也各有不同。社会学科的学生们批评其著作冷漠、客观到缺少人情味;而医学及护理专业的学生则注意到,帕雷经常提及温柔关切地安慰病人。

帕雷的胎足倒转术:好人还是坏人?

但在外科医生(chirurgian)将婴儿从母亲体内拉出时,她不可感到疲倦,亦不可泄力或瘫软……让他把她的脚搁在床沿上,然后让旁边的人紧紧抓住她的腿和肩膀。然后,为了不让空气进入子宫,也为了更体面地完成这项工作,必须用双层亚麻布盖住她的私处和大腿。

　　然后，外科医生必须将指甲修剪得非常短，摘掉（如果他戴了的话）手指上的戒指，双臂裸露并涂满油，轻轻拉开阴唇，然后把事先用油浸润得柔滑的手探入子宫中。一旦他的手探入子宫，他就能知道孩子的形态和情况，是一胎还是双胞胎，或者有没有葡萄胎（mole）。

　　当外科医生发现胎儿头朝子宫口顺位而来时，他必须轻轻地将胎儿提起，使胎儿的脚朝前。在将胎儿的脚带到前面之后，医生必须将其中一只脚拉出子宫颈，然后，他必须用宽而柔软的丝带以一个活结绑住这只脚。绑好之后，他必须将这只脚再次放入子宫中，然后他必须再次将手探入子宫，找到胎儿的另一只脚，并将它拉出子宫。当它从子宫中露出之后，医生需再将刚才被系住的那只脚拉出，当两只脚都被拉出后，医生需将它们紧紧合拢，接着一点点将胎儿的整个身体拉出子宫。其他的女性或助产士也可以通过用手向下推按产妇的腹部来帮助外科医生将婴儿接生出来。

　　——安布鲁瓦兹·帕雷，基于托马斯·约翰逊（1649 年）译作《文集》，引用于 H. 汤姆斯，《妇产科学经典贡献》（*Classical Contributions to Obstetrics and Gynecology*），斯普林菲尔德，IL：查尔斯·C. 托马斯，1935 年，第 102—104 页

　　17 世纪，安东尼·冯·列文虎克发表声明称精子中含有"微小生物"（animalcules），这与古代亚里士多德派的祖辈观念相一致。观察者哈特索科在精子的头部画了一个微小的、卷成一团的、子弹状的胎儿，但他承认他并没有亲眼看到这种结构（见图 11.2）。虽然是女性怀胎九月并努力将孩子生出来，但大多数医学著作的作者依然认为种子是男性的——如果孩子有时像他们的母亲，那只是由于妊娠环境的影响，婴儿始终是他们父亲的产物。精子细胞的发现完完全全（毫不夸张！）地支持了古代父权制的观点。

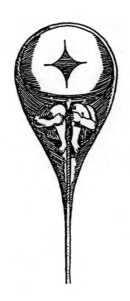

图 11.2　精子细胞中假想的人造人（homunculus）。尼古拉斯·哈特索科，《屈光学论文》（*Essay de dioptrique*），1694 年。

眼见为实，但想象力总是抢先一步

　　17 世纪，人们用最早期的显微镜观察到了人类精子细胞。虽然人类卵子比精子大几千倍，并且早先就有过相关假说，但是直到 1827 年，卵子才被 K.E. 冯·贝尔发现。一场孰先孰后的争论随之而来。于是我们再次认识到：尺寸的相对大小无关紧要。要想找到某样东西，必须先想象出这样东西并加以寻找。

　　17 世纪，男助产士开始服务于富裕的家庭。为了避免冒犯上流阶层的客户，男性助产士创造了新的习俗，如遮羞毯。为什么这个时期的女性允许男性从业者参与接生了呢？男性是被邀请参与的吗？还是他们在试图拓展业务市场？男性从业者和他们的患者是否认为手术仪器和书本知识比女性助产士更具优势？近期才出现生命来自男性的微观证据，男性就开始参与接生，这是巧合吗？是否像历史学家阿德里安·威尔逊所指出的那样：原先整齐划一的女性团体由于财富和不断提高的文化素养所划出的阶级界限而产生了裂痕？是因为皇室需要男性来见证继承者的诞生，所以才特别光顾了男性从业者吗？还是说，这仅仅是医生在各种医疗领域的接受度都有所提高而带来的一种趋势——一种我们的社会全面医疗化的早期步骤？

男性医生参与接生后的很长一段时间里，女性助产士继续蓬勃发展。她们所接受的教育类似于外科医生（见第十章），是一种不同于内科医生的学徒制。有些女性助产士在她们的团体中颇有名望，也富有争议，比如英国的简·夏普，殖民期美国的安妮·哈钦森，以及巴黎的维克托瓦尔·博文太太。生了 14 个孩子的哈钦森据说曾生下葡萄胎（hydatidiform mole），因此，她被控使用巫术，被逐出教会并流放，最后在一次当地袭击中被杀害。人们认为是博文发现了葡萄胎与绒毛膜相关的疾病起源。助产士的笔记和日记被视为医学及文化历史的宝贵资料 ①。但大多数产妇和她们的助产士都未受过教育，所以要想搞清楚她们的经验，学者们必须花些心思。

产钳

产钳的故事牵涉到 17 世纪英国某个姓张伯伦（Chamberlens 或 Chamberlain）的家族的几代人，该家族中最著名的是彼得和他的三个助产士儿子之一——休。张伯伦家族来自法国，他们于 1645 年左右发明（或重新发现）了产钳，但他们对这件工具秘而不宣。每当有产妇难产时，就会派人去请张伯伦家族的助产士来，然后张伯伦家族的人就会带着一个神秘的包裹前来。他们不允许任何人观看产妇分娩的过程，而有时产妇会生下死胎。张伯伦家族声称，他们不想公开该工具是因为他们不希望它落入技艺生疏的人手中。然而，他们多次出售该秘密的行为暗示着他们的动机不是为患者谋福祉，而是贪婪。这个秘密不久之后就泄露了，产钳也于 18 世纪早期被人们重新发现并针对不同用途发明了各种各样的设计。

----

① 例子可参见 Fuhrer 和乌尔里希（Ulrich）。

张伯伦自己的秘密

"如果有更好的办法,"翻译家张伯伦写道,"我一定会对莫利索用钩子将活胎或死胎勾出来的做法表示不喜。"(第十七章,第 270 页)张伯伦向读者推荐了他为此书撰写的序言,在序言中,他写道:

"我现在要向大家道歉,因为我有个秘密没有公布——其实我们也不得不用钩子将胎儿取出……因为我父亲和两个兄弟都还在世,他们都在做这个,所以我既不能自作主张将它卖掉,也无法在公布它的同时不对父亲兄弟造成伤害。而且,我认为我对我的祖国并非毫无用处,尽管我能做的只是告诉他们,我和家族中的另外三人,可以在这种极端情况下为他们提供更安全的服务。"

——"序言,"F. 莫利索,《产妇疾病》(The Diseases of Women with Child),休·张伯伦译,伦敦:达比出版社,1683 年

子宫和胎儿的解剖

自从解剖学开始变得受人尊敬(见第二章),产科医生便开始了对妊娠子宫结构的研究。18 世纪早期,苏格兰的威廉·斯梅利在伦敦教书行医,致力于为穷人服务。他关于助产学的插图专著记述了产钳的各种改进,以及它们对于臀位胎儿或改变胎儿头部胎位的应用。他测量骨盆的方法可以预测难产。

几年后,威廉·亨特成为伦敦著名的解剖学教师。他和他的外科医生兄弟约翰收集了一些解剖学标本,这些标本是伦敦和格拉斯哥壮观的亨特博物馆的核心藏品。在威廉最细致入微的一众解剖作品中,有一个系列名为"卵",这些精致的作品追溯了胚胎的发育过程。扬·凡·莱姆斯戴克为亨特的《妊娠子宫解剖》(Anatomy of the Gravid Uterus,1774 年)一书绘制了出色的插图(见图 11.3)。这些插图将解剖学引入了产科,并有许多人对其做出了各种解读。这些图画既是医学文献,也是文化文献:历史学家卢德米拉·乔达诺娃在被截断的大腿和被切开的生殖器中发现了隐含的暴力。在这种关注下,人们发现妊娠子宫独特的解剖结构、周期性变化以及相关的解剖病理学。不久后,它还将获得

生理学层面的相关认知。

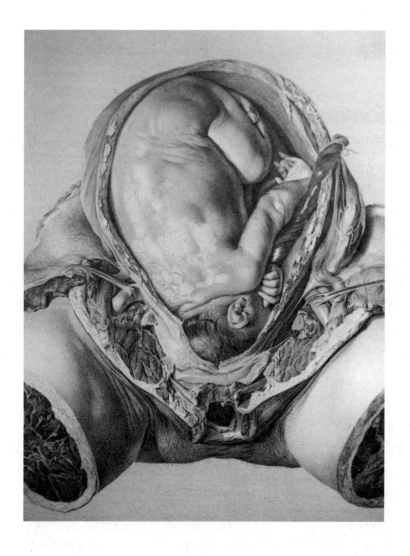

图 11.3　子宫内的足月儿。产妇死于胎盘早剥（placental abruption）。威廉·亨特的《妊娠子宫图志》(*Atlas of the Gravid*) 中，扬·凡·莱姆斯戴克所作版画，1774 年。

让·勒朱莫·德·克加拉德克在听诊发明后不久受到启发，开始对产妇的腹部进行监听。他描述了胎儿的心跳和胎盘的"杂音"(souffle)，也就是胎盘中的血液发出的杂音。听诊使得医生可以无视产妇对胎动的主观感受而直接对胎儿的生存能力做出客观评估（见第九章）。

控制出血

对妊娠和分娩的病理学层面的认知促使人们寻找系统的方法来纠正异常。当时和现在一样，临产女性面临的主要杀手是出血和感染，而手术治疗面临的主要障碍是疼痛。麦角胺（ergotamine）是一种从麦角菌（secale cornutum）中提取的药物，它能引起小动脉（arteriole）和子宫内平滑肌的收缩，对产后出血有效。德国人 H.F. 保利茨基和美国人约翰·斯特恩斯都提倡用麦角（分别在 1787 年和 1807 年）治疗由宫缩不足、胎盘滞留、产前及产后出血，甚至预期出血所导致的分娩延迟。斯特恩斯也留意到了麦角胺的副作用。但他和保利茨基是民间智慧的传播者，而不是创新者。麦角是面粉中的一种污染物，至少从 9 世纪开始，它就时常引发一种叫作圣安东尼之火（St Anthony's fire）的疾病。这种中毒症的典型症状是大范围血管痉挛、剧烈的烧灼感、抽筋，有时会导致死亡。民间治疗师和助产士可能是偶然观察到了该病患者的分娩情况，所以他们早已知晓麦角的止血作用。1822 年，斯特恩斯公布了一位不知名的前辈：我被告知，这种十分有效的物品在某个无知的苏格兰女人手上①。

控制疼痛

麻醉剂在产科的使用存在争议。早期关于一氧化二氮的实验曾被公开讽刺，称使用它可以令泼妇变得和颜悦色，以减轻那些长期以来饱受折磨的丈夫们的痛苦。1846 年后，乙醚麻醉逐渐被外科医生所接纳（见第十章）。次年，詹姆斯·杨·辛普森提倡在分娩时使用三氯甲烷。但是，产妇对麻醉异常排斥，这不仅是出于对胎儿的关心，也是出于哲学层面的原因：医生、神职人员和其他一些人认为分娩的疼痛有其内在价值。他们引用《圣经》②指明女人的痛苦是上帝对其性交"原罪"的惩罚，而分娩本身恰恰来源于性交。而支持使用麻醉剂

① 引用于汤姆斯的《经典贡献》1935 年，第 24 页。
② 《创世记》第 3 章，第 16 节。

的人争辩说，犯下这"原罪"的双方只有一人受到了惩罚。支持派的人们也引用了《圣经》：上帝在拿亚当的肋骨创造夏娃之前，先让亚当陷入了沉睡 [1]。

关于麻醉的争论至少在英格兰得到了定论——维多利亚女王的多次分娩中，有两次使用了三氯甲烷，分别发生在 1853 年和 1857 年，负责接生的是确定了霍乱暴发源头是布罗德街水泵的约翰·斯诺（见第七章）。斯诺在 1858 年的专著中刻画了一位正在吸入麻醉气体的优雅女士，像极了那位英国君主年轻且感性的样子（见图 11.4）。很快，欧洲和北美受过教育的女性开始向医生施压，要求他们使用三氯甲烷。

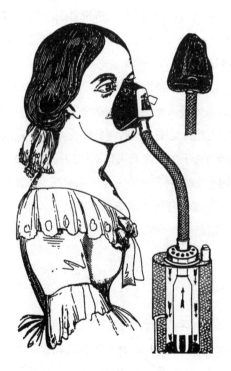

图 11.4　像英国女王一样的女性正在吸入三氯甲烷。摘自约翰·斯诺，《论三氯甲烷》（*On Chloroform*），1858 年，第 82 页。

只有部分医生愿意使用麻醉剂，而且也并不是每个患者都能负担得起麻醉剂的费用。在费城颇具影响力的查尔斯·D. 梅格斯就对麻醉剂保持反对态度。

---

[1]《创世记》第 2 章，第 21—22 节。

在研究 19 世纪安大略省农村的医疗实践时，他发现在分娩期间服用三氯甲烷的女性都是杰出的专业人士的妻子——如律师、部长、报纸编辑和医生本人。她们能够使用麻醉剂是因为比起贫穷的邻居，她们对麻醉剂更了解并且更懂得坚持自己想要使用麻醉剂的观点吗？还是她们的丈夫通过批准麻醉剂的使用或购买等方式拿到的？记录没有说明。但总而言之，使用麻醉剂使分娩的费用增加了一倍。

其他历史学家已证明，女性因为这项新技术能够缓解疼痛从而成为它的支持者。20 世纪中期，各种各样的全身麻醉被应用于分娩，包括半麻醉半镇痛（amnesic–analgesic）的"黄昏睡眠"（twilight sleep）①。1906 年，德国弗莱堡的 C.J.高斯以东莨菪碱（scopolamine）、吗啡或其他麻醉剂为诱导剂，首次对 500 名女性进行了半麻醉试验。

这些全身性的方法最终都被取代了，原因主要有两个。首先，局部麻醉对孩子的危险性和对母亲的侵入性更小。其次，对于自然分娩或准备分娩的女性来说，做好分娩的相关教育比准备缓解疼痛的药物更重要。

渐渐地，麻醉师们的任务从使人入睡延伸到使人苏醒。20 世纪中叶，纽约麻醉师维珍尼亚·阿普伽发明了一种快速可靠的新生儿评估方法，推动了新生儿学领域的发展。阿普伽在外科手术取得合格之后，她的导师把她转去了麻醉科。自此，她开始了围产期学与先天性残疾的研究。

产褥热

19 世纪中期，出血、疼痛和滞产已被麦角、麻醉剂和产钳部分控制。但产褥热（childbed fever 或 puerperal fever）依然具有致命性。如今，人们已经知道它是由细菌——尤其是链球菌（streptococci）——感染子宫内膜导致的。然而，在微生物理论之前，人们认为产褥热是由环境瘴气而不是患者之间的传染引起的。在某些医疗实践中，产褥热的发病率和死亡率比出血更高。历史学家指出，相比由医生接生的产妇，由助产士接生的产妇接触到危险细菌的概率可能更小，因为医生除了接触产妇，还会照看其他患者，并且会重复使用已经在其他患者身上使用过的工具。当初那些死于不当的医疗护理的产妇所占的比例永远无法

---

① 或半麻醉（Dämmerschlaf）。

再为人所知了。

统计医学用数据证实了这一想法：随着医生开始更多地协助接生，产褥热的发病率开始攀升（见第四和第七章）。一些医生认为产褥热具有传染性，其中亚历山大·戈登和奥利弗·温德尔·霍姆斯分别于 1795 年和 1843 年记述了产褥热经由医生和助产士在患者之间传播的情况。霍姆斯建议助产士不要对死于产褥热的女性进行尸检。然而，此时瘴气理论依然占据主导地位。

在维也纳工作的匈牙利医生伊格纳兹·塞梅尔魏斯也提出了类似的结论。他观察到，在医院中，由助产士提供服务的侧楼内产褥热发病率比由医生或医学生提供服务的侧楼内更低。两栋侧楼的大气环境——也就是瘴气——是相同的，唯一值得注意的区别是：医生做尸检，而助产士不做。塞梅尔魏斯推断，医生的手上携带着一种来自死去产妇的致病物质，并感染了下一个产妇脆弱且在分娩过程中受创的组织。早在 1847 年，他就引入了用氯水洗手的方法，并发现该方法使产褥热的发病率显著下降。

尽管取得了这样的成功，塞梅尔魏斯还是遭到了批判、嘲笑，并最终被解雇。十年后，他出版了一本内容重复、言辞激烈的书，此书直到 1983 年才被翻译成英文。在这段时间里，他的建议被口口相传。霍姆斯和塞梅尔魏斯提出的有效措施都早于微生物理论，这再一次证明，并不是一定要知道疾病的病因，才能控制其影响（见第七章）。顺便说一句，费城的查尔斯·梅格斯不仅反对麻醉，也反对在产科中使用消毒方法。

妇科手术：卵巢切开术（ovariotomy）及瘘管修复术（fistula repair）

妇科手术和所有外科手术一样，是由于 19 世纪中期麻醉和消毒技术的出现而开始兴起的。但有些诸如剖宫产和卵巢摘除的女性手术已经有很长的历史了。第一例成功的卵巢切开术由肯塔基州的医生伊夫莱姆·麦克道尔于 1809 年实施。在没有使用麻醉剂的情况下，麦克道尔为一名腹部肿胀且伴有严重腹痛的女性做了手术，摘除了她重达十公斤的卵巢。这位妇女后来比她的医生多活了许多年。麦克道尔也为其他人实施了手术，并于后期启用了酒精和鸦片酊（laudanum）来缓解疼痛。麦克道尔唯一的预防措施是清洁，他后来承认，他并没有想到他的患者还能活下来。

麦克道尔的成功宽慰了由于绝望而自愿成为实验对象的患者。然而，到了19世纪末，卵巢切开术已成为众多女性疾病的解药，包括精神疾病（见第十二章）。尽管在遥远的今天看来，此举弊大于利，但当时进行卵巢切开术的医生们都声称他们服务于女性的最大利益，并呼吁同事们同情女性所面临的严酷生物学处境。这些医生多数都深受患者尊敬。

子宫问题一直为人所知，但几乎没人在一千八百年以前尝试过子宫和子宫颈切除术，即使尝试过也是经由阴道进行的。1878年，德国的W.A.弗罗因德提出了一种经由腹部治疗子宫癌的手术方法。到1900年，奥地利人恩斯特·沃特海姆发明了结合卵巢切除术（oophorectomy）和淋巴结切除术的根治性手术。詹姆斯·杨·辛普森曾认为这种手术"毫无道理"，但很快它就成为宫颈癌、纤维瘤和子宫脱垂的标准治疗方法。这些疾病也曾被用来作为手术节育的借口。1928年，乔治·巴帕尼古拉发明了一种用于早期诊断的细胞学测试——"巴氏涂片"（Pap smear），该测试方法降低了对根治性子宫切除术的需求。在意图助长巴氏涂片接受度的试验中，试验者总是假定其有效，但其实该方法的成效还有待在对照试验中加以评估。

在19世纪中期，美国外科医生J.马里恩·西姆斯致力于修补膀胱阴道瘘，这是一种分娩后遗症，会引起失禁、慢性感染，给患者带来痛苦乃至被社会排斥。在1845年到1857年之间，西姆斯依靠侧卧位手术及他发明的窥镜、银丝缝合线和自流导尿管（self-retaining catheter）进行了各种各样的技术尝试。他还写了一篇关于阴道的生理学说明，并发明了一种用于切除子宫颈的"子宫断头台"（uterine guillotine）。他的手术治愈了被忽视的膀胱阴道瘘，而该病被忽视的部分原因是它并不致命。西姆斯死后受到了热烈的称颂，其欧洲和美洲的崇拜者还于1894年为其在纽约捐献了一座雕像。但在20世纪70年代，学者们对西姆斯的医德提出了质疑：他之所以能够完善他的技术，是因为他反复对奴隶进行手术。接下来，他的后辈们一番"话是这么说，但是"的套路读起来很是有趣——这又为"英雄与反派"的游戏提供了一位合适的人选（见第一章）。

霍华德·A.凯利是约翰斯·霍普金斯医学院的临床医学创始人之一，他改进了膀胱阴道修补术、子宫切除术和卵巢切除术，并发明了空气膀胱镜（air cystoscope）。凯利还对胃肠及泌尿外科手术做出了贡献。对于妇科手术的现状，他表现出了一些与性别相关的矛盾心理（见方框内的引文）。

性别认同与职业认同

如今影响妇科医学的关键问题是：她注定要一辈子单身吗？因为我们能看出来，她一方面受到她的产科前辈的追求，企图将她拉入……邪恶的、不生育的联盟，她的生殖力注定会被夺走，只得沉沦在产科的摇篮中虚度余生，吮吸着祖先枯槁的手指，徒劳地渴望得到滋养（为一语双关道歉）。而另一方面，我们能看到她的一位充满活力的、颇具男子气概的求婚者——普外科。普外科试图吸引她离开她的独立状态，到他自己的房子里来，归入他的名下，抹杀她的身份。

——霍华德·凯利，引用于 F.H. 加里森，《医学史导论》（*Introduction to the History of Medicine*），第 3 版，费城：桑德斯出版社，1922 年，第 652 页

社会对妇女的态度总是与她们的疾病所得到的医疗对策紧密相连：适当的治疗方法必须符合社会期望。比如，在 20 世纪 50 年代早期，克里斯蒂娜·乔根森（Christine Jorgensen）一事之后，变性手术引起了广泛的争议。人们发问：即使一个男人能够变成一个女人，他就应该这样做吗？如今，变性手术已被接纳，并且可以安全地实施，于是，它开始被用来治疗一种以前尚不为人知的疾病。类似的，最近的统计数据显示，即使在同一管辖范围内，子宫切除术的实施率也存在巨大的地域差异，马克·基尔斯戏谑地将这种情况描述为外部的"游走的子宫"①。是否实施手术的标准更多地取决于社会态度，而非生物学。就像扁桃体切除术一样，较高的手术率可能意味着较低的文化水准（见第十章）。

妊娠和分娩生理学

妊娠相关的生理学知识已渐渐明晰，同样地，分娩也成为研究人员的生理学研究对象，伦敦的约翰·布拉克斯顿·希克斯就是其中的一员。渐渐地，人

———————

① 《分娩》，1993 年，第 20 章：第 159—161 页。

们开始从物理和化学的角度看待自然分娩，并认为分娩相关的问题在成为紧急情况之前就可以被预测到。这些想法导致了将电极连接在产妇腹部和胎儿头部的做法，一些人强烈谴责此举。这种做法所展示出来的动机并不是剥夺女性的控制权，而是为了尽量减少出现无法挽救的问题的可能性，虽然这种可能性微乎其微。同巴氏涂片一样，这种监测的成效也缺乏对照实验佐证，一些人认为对照实验普遍缺乏的一个原因是经济压力。

月经周期和妊娠期间的激素是 20 世纪出现的概念。雌性激素的发现让人回想起了精子和卵子被观察到的时间差，同时也反映了一个古老的观念，即女性特质就是男性所缺失的某些东西。1775 年，法国医生特奥菲尔·波尔多提出了睾丸激素的假想。而早在 1845 年，德国生理学家 A.A. 贝特霍尔德就进行了动物实验，并指出移植雄性性腺可以逆转阉割带来的效果。但是直到 1923 年，美国生理学家 E.A. 多伊西和 E. 艾伦才提出了卵巢激素的假想。同时，20 世纪 20 年代末，几位研究者发现了垂体促性腺激素对妊娠和月经周期的影响，其中包括 1928 年开发了验孕法的 S.S. 阿什海姆和 B. 桑德克。加拿大人亨利·弗里森在 20 世纪 60 年代末发现了催乳素（prolactin）。

如今，验孕太过稀松平常，以至于人们很难回忆起过去在解读种种微妙迹象时所面临的猜测、滞后和神秘——不来月经、乳房胀痛、乳头颜色变深、子宫颈发青、晨吐、子宫不可避免地长大，以及胎动。

助孕及节育

如今，现代技术不仅用于分娩，也用于受孕。许多国家都出台了相应法律及民意调查，以回应是否应该获得生育相关的诊断检测的争议。这些检测包括：输卵管通畅检查、排卵期检测、子宫颈机能和预产期检查。此外，辅助生殖技术也存在争议，如体外受精和代孕。美国自 1981 年起可以使用辅助生殖技术，并于 1992 年出台了相关法案要求疾病控制中心每年公布其成功率。英国 1990 年颁布的《人类受精与胚胎学法案》（Human Fertilization and Embryology Act）于 2004 年通过官方调查的方式接受了审查，并在 2008 年进行了修订。欧盟的其他国家的做法各有不同。在加拿大，由温哥华遗传学家派翠西亚·贝尔德领导的皇家生殖技术委员会（Royal Commission on Reproductive Technologies）于 1993 年申请相关立法，但数次都以失败告终。澳大利亚的每个州都对辅助生殖问题进行立法：有些州没有最终出台法律，有些州则从 1983 年起就出台了法律。

了解女性的排卵周期是当代节育的必要条件。很多人都曾尝试过合成口服避孕药。通常认为，发明口服避孕药的功劳属于奥地利裔美国化学家卡尔·杰拉西，他在为工业界工作时合成了黄体酮类似物（progesterone analogue）——炔诺酮（norethindrone）。该药物于 1960 年获得批准，并对妇女运动、20 世纪 60 到 70 年代的性革命以及艾滋病和其他性病的传播中起到了一定作用。然而，世界卫生组织最近的统计数据显示，避孕的分布并不均匀，而且，尽管有了这些了不起的新技术，与限制生育最相关的依然是妇女的教育程度及儿童健康状况的改善。

独领风骚的妇产科学

妇产科学是最早使用循证医学的专业（关于循证医学，见第五章和第十四章）。1979 年，阿尔奇·L. 科克伦授予产科"木勺"（wooden spoon）①奖，因为它是受随机对照试验（RCT）影响最小的专业。自 20 世纪 80 年代初以来，牛津大学的伊恩·查尔姆斯同穆雷·英凯和马克·基尔斯开始将循证医学原理应用于产科。他们使用随机对照试验做出的严格评价为某些方法树立了信心，而对另外一些方法提出了质疑，并指出某些使用相当广泛的干预疗法缺乏证据支持。因此，围产期医学引领了循证医学运动，并最终形成了科克伦协作组织。也许这门学科比其他学科更早地接受了循证医学的挑战是有历史原因的：塞梅尔魏斯的发现来自死亡率的统计数据，其继任者们也很重视数字。

产科学还在另一个领域颇具先见之明。妇科医生很快就于 1970 年前后在诊断中采用了腹腔镜（laparoscope），并很快将其应用于盆腔手术，而普外科医生于 20 世纪 80 年代中期才开始使用腹腔镜（见第十章）。也许妇科医生更仔细地聆听了患者对微创手术的偏好。

---

① 木勺奖：即末名奖，颁给最后一名的奖项。

女权主义的看法：对传统医学观点的批判

到目前为止，妇产科学的历史似乎符合西安弗朗西所描述的指数型上升。历史学家爱德华·肖特在他的成功著作《女性身体史》（*A History of Women's Bodies*）中也提出了类似的观点。该书讲述了女性在拥有自身生理机能的控制权之前，无法奢望获得投票或工作的自由。对于这个关键时间拐点的判断，肖特可能是正确的，但女权主义者批判了他的书：女性和整个社会也在妇产科学的发展变化中起到了作用。而医生们非但没有起到帮助作用，反而常常反对妇女解放。现在，我们将从一个不同的角度来剖析这段历史，以说明本章开头所介绍的两种解读方法各执一词的原因。

医疗保健领域的女性

现代医学主要是男性的舞台，他们在 20 世纪前并不太欢迎女性同行。相比遥远的过去，女性在 19 世纪受到的各种明令禁止可能更为严苛。据 6 世纪医学作家阿米达的艾修斯说，伯里克利的情妇——阿斯帕西娅——曾于公元前 5 世纪在雅典行医。罗马也不乏女医生。中世纪萨莱诺学院的特罗特拉·迪·鲁杰罗 [1] 是一位备受尊敬的教授、医生以及助产士，目前普遍认为她是一篇关于分娩的专著的作者。随着近代早期男性助产士的出现，女性逐渐淡出了医学和产科学，这种情况在城市尤为明显。但是在郊区以及美洲，女性助产士仍然是主要的接生员。

自古以来，女性一直都希望学习医学并付诸实践。然而讽刺的是，虽然 19 世纪社会价值观阻碍了她们的这种愿望，但最终却由于男性对女性照顾的不足使她们赢得了工作的机会。男性助产士经常成为人们嘲笑的对象。比如，18 世纪，玛丽·托夫特假称自己生了一窝兔子，并说服几位颇有名声的医生相信了她的说法，这让这些医生日后相当尴尬。维多利亚时期社会对由男性照顾女性的情况尤其难以调和，特别是在涉及与女性私处相关的问题时。为了避免冒犯患者，医生接受的教育是，在进行内部检查时不得直视患者的裸体，而是要盯着她的眼睛或看向远处。

---

[1] 也称特罗夫人（Dame Trot）。

护理学

传统上，女性是为病患提供看护的主要群体，比如作为家庭成员照顾家人的身体，以及作为医院的修女看护病患的灵魂。19 世纪早期，女性进入了专业职业领域，开始是教师，后来是护士。19 世纪中叶，弗洛伦斯·南丁格尔以非凡的热情改善了克里米亚战争（Crimean War）中的士兵护理方法，此举可算得上是前无古人。她的本意是想以护理学完善医学，但她将这一职业建立在女性美德之上——清洁、耐心、秩序和服务。南丁格尔的遗赠受到女权主义历史学家的质疑，他们谴责南丁格尔麾下的护士（通常是女性）对她们的上级（通常是男性）所采取的顺从、无私的姿态。维多利亚时代的性别歧视从护理学出现伊始就深种其中。但不管怎样，从这一刻起，护理修女的未来中多了一条新的职业道路。

直到 20 世纪中叶，一些学院与大学结盟后，护士才开始在医院接受培训。即使身为学生，她们仍然要在紧张的环境下长时间地工作。劳工历史学家指出，这些护士是医院的重要资源。学生护士们要遵守严格的个人纪律——她们的制度充斥着各种要求、时间限制，并且不能结婚。在医院的等级制度中，医生被构建成父亲或一家之主，护士是恭顺的妻子，而患者和学生则是孩子。英国和其他一些欧洲国家的护士也接受过助产士的培训，且女性助产士的历史长达数百年。而在北美则不然，那里的男医生在分娩领域的控制力已经相当巩固。因此，各国之间的专业护士培训也各有不同。

护士通过教学并确保患者依从医嘱，使技术得以在医院中传播。与她们的前辈们一样，受过培训的护士也在战争的危险时期为军队提供服务，并且有许多人被杀害。护士们也接受在偏远的、没有医生的地区独立工作，代替医生开药、缝合以及固定骨头。有些人把这些在偏远地区工作的护士看作是今天执业护士的前辈，她们（和助产士）仍然面临着能否被医生接纳的问题。这些护士的信件和日记是一个新兴的文学焦点。随着旧有的医院学校关闭，怀旧心理以及诸多的回忆导致了一系列著作的产生，并因而带来了诸多有关这段历史的精彩故事。

女医生们

如果对医学感兴趣的年轻女性不愿接受护理这个职业，那她就没什么其他选择了。一些女性为了成为医生而隐瞒自己的性别，但究竟有多少人这样做就不得而知了。毕业于爱丁堡大学的医学博士詹姆斯·米兰达·巴里是一名英国军官兼外科医生，1857 年，她被任命为医院检查员。直到 1865 年葬礼时人们才知道她的性别。据说，她在 1816 年后不久就完成了大英帝国的首例剖宫产手术。由于她跟随英国军队旅行，她也因此成为第一个在多个国家行医的女性，其中包括英国、加拿大和南非等。巴里在克里米亚战争中遇到了弗洛伦斯·南丁格尔。这位医生骑在马背上居高临下地训斥了南丁格尔，并让她站在烈日下，南丁格尔因此十分愤怒。南丁格尔对这次相遇的记述体现了她对女性固有的柔弱特质的看法。

弗洛伦斯·南丁格尔对詹姆斯·巴里的评价

在我受到训斥的期间，（他）一直让我站在士兵、军需处仆从、随军流动的百姓等人群中间，他们每个人都表现得像个绅士，而（她）却像个暴君。（她）死后，有人告诉我（他）是个女人。我不得不说，（她）是我见过的最铁石心肠的人。

—— 引自 C. 哈克，《不屈的女性医生》（*The Indomitable Lady Doctors*），多伦多：克拉克欧文出版社，1974 年，第 10 页

一些杰出女性开始坚持认为，最好的妇幼保健医生应该是产妇以外的女性。这群积极女性团体也支持禁酒及选举权运动。1850 年以后，针对女性看护的问题，医学院开始慢慢地考虑让女学生们来负责此事。然而，正如历史学家托马斯·邦纳所写，想要接受医学教育的女性被迫"前往天涯海角"。1849 年，伊丽莎白·布莱克威尔成为现代西方医学院第一位公开的女性毕业生，她求学的地方是纽约州郊区的日内瓦学院。布莱克威尔的妹妹艾米丽也成为克利夫兰市的一名医生。1856 年，他们一同帮助生于柏林的助产士玛丽·扎克尔邹思卡

取得了行医资格。伊丽莎白·布莱克威尔和曾在巴黎学习过的伊丽莎白·加勒特·安德森是英国仅有的两位在 1877 年以前行过医的女性。1871 年，另外两名美国女性从欧洲毕业：巴黎的玛丽·帕特南·雅各比和苏黎世的苏珊·迪莫克。这些女医生中，很多人都开设了专门针对女性和儿童的医院。

但是很快，这扇只开了一条缝的希望之门开始紧闭。因此，费城（1850 年）和纽约市（1863 年，由布莱克威尔姐妹创办）分别建立了用于培训女性的隔离学校。约翰斯·霍普金斯大学医学院于 1893 年成立时，一位重要的（女性）赞助人玛丽·加勒特提出了一个条件，要求将医学院 10% 的名额义务提供给女性，这一条件在当时并不受欢迎，但玛丽没有让步。此外，关于黑人、犹太人和其他少数族裔的医学教育，也存在着类似奋力前行的故事（见第六章）。

有时，如果没有对后续实践加以规定，尽管接受了医疗培训，女性找到工作的可能性仍然很低。艾米丽·斯托是加拿大最早的女医生之一，她曾在多伦多求学但遭到了拒绝，最终于 1867 年毕业于纽约的一所隔离学院。虽然她有正式的文凭，但她在 1880 年前一直被拒绝授予（或者是她本人没有要求）行医执照。1883 年，艾米丽的女儿——来自多伦多的奥古斯塔·斯托 – 古伦——成为首位从加拿大医学院毕业的女性。古伦的母校在接下来的 25 年内再未招收过任何女性医学生，而是把所有女性申请者都转到了隔离学校。斯托 – 古伦的成就标志着女性高等教育的一个分水岭：就在不久前的 1875 年和 1882 年，蒙特爱立森大学（Mount Allison University）首次为加拿大女性颁发了本科学位。斯托和她的女儿直言不讳地提倡女性自我克制，并支持女性的教育权和选举权，而且，她们的行医对象只局限于妇女和儿童。

1883 年 6 月 8 日，将女学生纳入女王大学的尝试再一次失败后，加拿大最早的女子职业教育学校于加拿大安大略省的金斯敦创立。女子医学院在市政厅开课，其前三位毕业生是伊丽莎白·史密斯 – 肖特、爱丽丝·麦吉利弗雷和伊丽莎白·贝蒂。麦吉利弗雷成了一名产科学教授，随后将其职业生涯奉献给了安大略省汉密尔顿的妇女和儿童。贝蒂成了一名传教士，史密斯 – 肖特则在金斯敦市的协会中扮演重要角色。在这所女子医学院运作的十一年里，大约有四十名女性毕业成为医生。然而，另一所与之竞争的机构迅速在多伦多开业（1883 年 10 月），导致女子医学院最终因竞争而关闭。许多早期的女医生离开家成为传教士。一些历史学家认为，产生这种行为的动力不仅来源于男性同行的敌意所产生的驱逐，也是出于慈善心。1952 年，加拿大曼尼托巴大学

（University of Manitoba）的产科医生埃莉诺·F.E. 布莱克成为第一位领导学术的医学部门的女性。自 19 世纪中期以来，美国一直有女性担任医学院院长，但直到 1999 年，达尔豪斯（Dalhousie）和西安大略大学（University of Western Ontario）才打破了加拿大没有女性被选为医学院院长的僵局。

节育

女医生专注于妇女、婴儿和分娩，但她们也提倡公共卫生。她们尤其关注医院里的可怕环境。同样，女医生们所谓的"万能药"，这些万能药主要由酒精、鸦片或水组成，其夸下海口称能治愈一切。许多不知情的顾客对这些没用的产品上瘾，并逃避就医。医疗统计的出现揭露了产科护理质量的不平衡，从而引发了各种旨在改善女性健康的运动以及前沿助产士护理设施的建立。

无法控制受孕暗示着女性的地位。历史学家朱迪思·莱维特展示了美国妇女的一本日记，记述了她二十二年的婚姻生活中不是在怀孕就是在哺乳。1873 年，鲁汶市的一名天主教神学家建议通过将性爱放在女性安全期进行，从而实现节育。这种"规律性方法"结合禁欲与体外射精（coitus interruptus）达到了节育效果。其他包括阴道灌洗法（douching）、阴道避孕海绵（sponge）、避孕套、子宫帽、避孕膜（diaphragm）和堕胎在内的所有方法都不受赞成，甚至这些方法当时在欧洲和北美都是违法的。1873 年美国的康斯托克法（Comstock Law）或 1892 年加拿大的类似法律都意味着散播节育方法是一种足以被判入狱的秽乱之举。

女性在节育运动中起了重要作用。科学虽然为节育技术提供了手段，但是包括女医生在内的医学专业人士很少为人们提供这些技术。一些企图推动节育技术的拥护者因此被监禁或起诉，比如，美国护士玛格丽特·桑格、英国古植物学家玛丽·斯特普斯和加拿大志愿者多萝西娅·帕尔默（Dorothea Palmer）。

桑格因倡导自由恋爱而被指控，并逃离美国前往英国，但她在 1915 年回到了美国接受审讯，高调为她倡导的运动努力博取支持，她所受到的指控最终被撤销。一年后，她和她的姐妹因经营节制生育诊所（information clinic）而被定罪。争强好胜的玛丽·斯特普斯还开设了免费诊所，并撰写了指南：《婚姻之爱》（Married Love）与《睿智的亲子关系》（Wise Parenthood）。虽然斯特普斯经常被人威胁说要起诉她，但她自己也成功地起诉了一个在报道中写她应当被关进监狱的人，但此案的胜诉判决后来被上议院推翻。相比之下，帕尔默的生平则没那么有名，她曾因与 A.R. 考夫曼合作而受审。考夫曼是一位男性慈善家，也是安大略省基奇纳市的橡胶鞋制造商。考夫曼并没有被起诉。经过十九天的审讯，1937 年 3 月 17 日，帕尔默被宣告无罪释放。这是加拿大第一起以辩方从事公益事业为其辩护的案例。多伦多精神病学家布罗克·奇泽姆就是为帕尔默辩护的众多证人之一，他后来成为世界卫生组织的第一任总干事。

由于这些女性的努力，纽约布鲁克林（1916 年）、英国伦敦（1921 年）、温哥华（1923 年）、基奇纳（1930 年）和汉密尔顿（1932 年）都建立了免费的节育信息中心。两名加拿大女医生在促进节育方面做出了不同寻常的选择，她们是伊丽莎白·巴格肖和海伦·麦克默奇。麦克默奇 1901 年毕业于多伦多，是多伦多总医院的第一位女实习生，也是第一批担任高级行政职位的女性之一。她编写了有关节育的指导手册并关注婴儿死亡率和母婴福利，从而对节育相关教育做出了贡献。然而，关于史实的细致审查揭露了麦克默奇主要关注对穷人以及"低能人群"进行节育，这暴露了她与如今已名誉扫地的优生学运动的联系（见第十三章）。

虽然美国在 1960 年就已经批准了口服避孕药，但是整个国家或婚姻状况中的种种限制使得十年后所有美国人才能自由地使用它。英国也很快批准了口服避孕药。其他国家对于该药批准的迟滞更多的是由于社会因素，而非生物检测因素造成的。1969 年，在新教（Protestant）教会代表和公民积极分子的国际努力下，加拿大对 1892 年的法律做出修改，允许使用口服避孕药①。经过众多备受瞩目的抗议活动后，口服避孕药和避孕套终于在 1980 年于爱尔兰合法化。日本直到 1999 年才批准了口服避孕药，迟滞的部分原因是几十年来医生对该药施加的压力。

另一个富有争议的问题是堕胎。虽然希波克拉底誓言禁止堕胎，但其在古希腊罗马界内时有发生。在欧洲部分地区，直到产妇感到胎动，人们才认为胎儿正式成为一个生命体——英国传统中长久以来对堕胎的容忍就源于这种观念。19 世纪早期，考虑到未经培训的医疗服务提供者在进行堕胎时可能会产生安全问题，英国立法提倡反对堕胎。虽然自 1967 年以来，堕胎在英国就是可行的，但其在爱尔兰和北爱尔兰仍然是非法的。在美国，对堕胎的选择权在 1973 年罗

---

① 同年，年龄超过二十一岁的两人之间的自愿同性恋行为被合法化，而全美在直到 2003 年才达成这一点。

诉韦德案（Roe versus Wade）的判决之后得到了保障。但许多政治家对堕胎争论不休，导致了其地区接受度的差异。1988 年，加拿大管理堕胎的法律也因违反了权利和自由宪章而被废除。

堕胎也许是合法了，但诊所医生及志愿者却在"正当杀人"运动中遭到射伤甚至枪杀，死者包括 1993 年来自佛罗里达州的彭萨克拉的大卫·甘恩医生和 1994 年来自同一地区的约翰·布里顿医生，1998 年来自纽约阿莫斯特的巴尼特·斯特皮安，以及 2009 年来自堪萨斯州威奇塔的乔治·蒂勒。被杀害的还有美国和澳大利亚的诊所保安。加拿大的医生也中枪受伤，包括：1994 年温哥华的加森·罗马里斯、1996 年汉密尔顿的休·肖特、1997 年温尼伯的杰克·芬曼。诊所在这波反堕胎的暴力浪潮中不断受到纵火、爆炸和炭疽病菌的威胁，这种情况也被称为单一问题恐怖主义（single-issue terrorism）。而最终，也只有部分行凶者遭到逮捕。

然而，堕胎手术在其他社会体系中并没有像在北美某些地区那样臭名昭著。比如，美洲印第安人就通过宫颈的自然扩张来进行堕胎。现代技术变得越来越安全，但关于堕胎的争议并非针对产妇的安全，而是围绕着杀死胎儿的道德问题。宗教将堕胎视为一种罪，而这种观念也不可避免地影响着法律。同样，这种理念还限制了美国对人类胚胎干细胞研究的资助，直到 2009 年 3 月，奥巴马总统签署了行政命令，撤销了布什对干细胞研究的限制。在过去的四十年中，加拿大医生亨利·摩根塔勒因在几个省开设堕胎诊所而多次被起诉又无罪释放。当西安大略大学在 2005 年授予他荣誉博士学位时，遭到了一连串请愿、集会及威胁。个人理念的不同决定了他是被视为罪人，还是圣人。

对女性生物学方面的控制确实导致了变化：生育率下降的同时，女性也开始学习、工作并享有选举权。但是反对性别歧视的斗争仍在继续。女性劳动力占比仍然不到五成，并且其失业率更高，且在同等价值的工作中获得的报酬更低。虽然世界上有近七十亿人口，且每年有成千上万的儿童挨饿，但一些地区仍然对出生率下降感到担忧。基于排外主义与民族主义的恐惧营造了道德的两难处境。而在这种冲突中，女性首当其冲。

讲回助产士

多年来，医院分娩及介入疗法已成为发达国家的标准做法。1989 年，美国和加拿大部分地区的剖宫产率超过 25%，为世界最高。在不否认现代产科学好处的前提下，一些人提出质疑：我们对产科学的需求究竟有多大？是不是每一次分娩都需要进行医疗处理？越来越多女性直言不讳地表示对这件本应幸福而健康的事情遭到干扰而感到不满。

自然分娩运动起源于 20 世纪 50 年代，其"创新"让人联想起之前的人们如何进行分娩：非工业化社会中常见的分娩体位、家庭成员的协助以及家中分娩。著有《无惧分娩》（*Childbirth without Fear*）① 一书的英国产科医生格伦雷·迪克 – 里德与他的法国同行弗尔南德·拉玛泽是自然分娩的先驱，他们采用了一种俄罗斯的"心理助产法"（psychoprophylaxis）来为分娩做准备。这些自然分娩方面的技巧广受女性及助产士的欢迎，但在学术环境中常常遭到忽视。20 世纪 60 年代中期，加拿大麦克马斯特大学的产科医生穆雷·英凯率先允许孩子的父亲参与分娩，成为使用这些技巧的先驱者。美国的罗伯特·A. 布拉德利（Robert A. Bradley）在其 1965 年出版的著作《丈夫陪伴下的分娩》（Husband–coached Childbirth）② 中提到的方法也体现了类似的观点。法国男性助产士弗雷德里克·勒博耶或米歇尔·奥当支持通过特殊环境来缓解分娩创伤，比如光线朦胧的房间、温水浴和音乐。这些手术都是私人的，并且至少在法国收费昂贵。这些医生经常被同行批评，说他们使用替代疗法。并不是所有自然分娩的提倡者都受过医学培训，比如英国人类学家希拉·基廷格就因其分娩建议而闻名国际。

侧重家庭的家中分娩派支持者认为该方法并不比医院分娩危险：它避免了耐药型致病菌，并为产妇缓解了内心压力。家中分娩派的支持者还很乐于与助产士们分享工作经验。英国的护理助产士已经成为医疗体制的一部分，并且很快得到了人们的青睐。

虽然助产士一职由来已久，但是北美却不得不重新构建这一职业体系。并且，当地的医学界还提供不了太多帮助。1765 年，宾夕法尼亚医院开始进行助产学教育，但大多数北美助产士都曾在其他国家求学，如英国或荷兰。美国护理助产士学院成立于 1955 年，自它成立之初，就颇受纽约市的哥伦比亚长老会医院（Columbia Presbyterian Hospital）的认可。但是由于美国家庭医生和其他

---

① 1944 年首次出版，至今仍在发行。

② 仍在发行。

组织的反对，助产士在 1993 年之前很难得到职业保险的涵盖。20 世纪 90 年代末，助产士已经成为一种享有培训和考试的规范职业。尽管如此，它在一些州仍然是不合法的。

同样，在世界卫生组织成员国中，加拿大是仅有的几个直到最近才开始规范助产学的国家之一。和美国一样，加拿大每个省都有自己的决策。不顾许多产科医生的反对，安大略省（1987 年）、阿尔伯塔省（1988 年和 1994 年）、曼尼托巴省（1988 年和 1993 年）、不列颠哥伦比亚省（1993 年）和萨斯喀彻温省（1996 年）成立了工作小组来研究这个问题。1993 年，萨德伯里、汉密尔顿和多伦多开始了助产士培训，其第一批学员于 1996 年毕业。这一转变得益于公众对家中分娩的个人、心理及医疗层面的益处的认知，此外，医疗护理转移到薪酬较低的专业人员手中所带来的经济效益也进一步促进了这一转变。但不管我们喜欢与否，受国家资助的分娩依然会保持某种程度的医疗化。不想为灾难负责的政府在医学专家身上找到了慰藉。

相比一个世纪之前，分娩已经安全了很多，但技术手段并没有解决所有的难题。在提供了多种选择的同时，技术手段也滋生了新的道德问题。女性医生和女权主义历史学家发现，她们已经放弃了她们的前辈们所致力解决的问题——女性与儿童所面临的社会及生物学层面的需求问题。如今，人们认为选择医学的女性也不过是普通的医生，与她们的男性同行别无二致，并且同样保守。

如今，女性医学与行医的女性面临着一个令人兴奋的挑战：把两种历史悠久的传统整合成一个明确有效的整体。

拓展阅读建议

参考书目网站：http：//histmed.ca.

第十二章
与恶魔的较量：精神病学史 [1]

① 本章学习目标见第 417 页。

　　一旦唤出栖息在人类心底半驯服状的恶魔中最邪恶的东西，并力图与之搏斗，那么便无人可以全身而退，我也不例外。

　　——西格蒙德·弗洛伊德，《朵拉》(Dora)，1905 年，标准版，第 7 卷，第 109 页

　　精神疾病相当独特，因为它的定义仍然基于对患者症状或行为的评估，而不是基于物理、化学或解剖相关的测试。先前提出的许多话题都将在本章中再次登场。比如，由来已久的生命原力在解释生命体机能方面的重要性（见第三章），以及两组相互对立的疾病概念之间的紧张关系：1. 疾病的外派性与内源性；2. 个体疾病与群体疾病（见第四章）。

　　人们常将精神与生命元气画上等号。就像盖伦的生命原力概念被基督教神学家视为灵魂而得到共鸣一样，生机论也在疾病的心理学理论方面享有解释功效。生机论将先前情感层面的痛苦与身体上的病痛联系了起来，从而为身心理论（psychosomatic theory）打了一场翻身仗。因此，如果通过观察身体与其所处环境之间的紊乱关系来诊断精神疾病，就赋予了精神疾病生理学与整体环境层面的概念。

　　但是，精神疾病也与本体论思想有关，因为不管是由于恶魔还是化学因素，精神疾病的病因都是由外部因素引起的一系列体内变化。近期的研究都是基于对这种观点的认可，即通过分析外部诱因、药物为何有效以及如何达到有益效果来研究精神疾病。

　　精神病学（psychiatry）一词源于两个希腊单词，它们的意思分别是灵魂（soul，或精神，mind）和治疗师（healer）。这个词相对较新：它是由德国医生约翰·克里斯蒂安·赖尔创造的，在英语中使用还不足两个世纪。精神病学这个词暗示了这些疾病是灵魂（psyche）层面的，而不是躯体（soma）层面的。再者，根据精神疾病的定义，它是精神上的问题，而不是身体层面的。精神疾病可能会表现出身体层面的变化，但其鉴别依据却并不是这些身体变化，而是

行为、感知、思想或情感的变化。尽管如此，纵观历史情况却恰恰相反——精神疾病通常被认为是看不见的身体原因的产物，如饮食、中毒、超自然力量感染或机体结构及生理化学层面的变化。

解剖学与临床医学整合之前，所有疾病的分类——或疾病分类学——都是基于对患者症状的研究（见第四章）。随着生理病理学的发展，曾一度被认为是精神相关的某些疾病被重新归类为大脑、神经或代谢相关的疾病，比如：癫痫症（epilepsy）、三期梅毒（tertiary syphilis）、破伤风、先天性智力缺陷、克汀病（cretinism）及耳聋。如今，这些疾病只会因为诸如抑郁或焦躁等相关症状而出现在精神病学文献之中。精神疾病是被"挑剩下的"——它们还无法通过解剖学或生理学来解释其病因。

现代精神病学领域的疾病分类仍然停留在主观症状学的阶段，类似于18世纪的疾病分类学。尽管许多科学家都有令人兴奋的发现，但没有任何血检、活组织检查、超声、影像检查或电动力学相关的研究能够客观地证实精神疾病的诊断。

精神病学史上的主题

第一，精神疾病的生理和心理病因之间显而易见的密切关系贯穿了整个精神疾病的历史。直到最近，神经病学作为一门研究大脑和神经的学科，依然难以与精神病学区分开来。人们认为精神错乱是大脑的问题，但医生却没有能力在患者生前发现具体病变。事实上，自打进入20世纪以来，医生们常常同时专攻神经病学和精神病学。随着解剖学定义的出现，尤其是影像学出现后，神经系统相关的科学才开始出现显著发展（见第三章）。精神疾病生理和心理病因之间的两分法（dichotomy）逐渐发展，如今的精神病学中充斥着关于这两者相对重要性的争论。

第二，"正常"行为是由社会和文化决定的。因此，被标记为"异常""疯癫"或"精神错乱"的行为也可以由社会决定。在一种文化中被认为是正常的行为可能无法为另一种文化所接受，比如乱伦、食人、杀戮、生殖器割除、预测未来以及政治异议。因此，某些人如果做出一些所处社会无法接受的行为，根据其精神状态，人们可能将其视之为刑事犯罪、宗教或道德负罪，或只是视之为一种疾病。精神病相关诊断可以并且已经遭到社会构建。因此，精神病学很容易被当作一种社会控制手段而遭到滥用。当被选中的专家证人在法庭上无法就被告精神是否健全达成一致时，司法机构只能采用精神病诊断的主观特质加以判断。此外，不同文化对精神疾病的认知和经验也不尽相同。我们在这一章中的关注点和本书中其他章节一样，是西方精神病学的历史。[①]

最后，由于精神疾病患者显而易见的不可靠性、不可预测性、暴力倾向及对该病的责任意识，使得精神疾病恶名昭著。与大多数身体疾病不同，精神疾病有时是可以伪装的。《荷马史诗》中的奥德修斯（Odysseus）、《圣经》中的大卫王，以及其他古代英雄们都曾为了达到特定目的而假装疯癫。这一常识往往意味着，所有那些行为令人无法接受的人，可能只是故意选择了一些他们本来能够或理当能够控制或预防的行为。

历史回顾

人们对疯癫的认知由来已久，但它却并非一直是医生的分内之事。在古代，疯癫的定义基于一系列宽泛的症状，包括抽搐、痛哭、大笑、尖叫、暴力、情感痛苦以及无法进行学习或记忆。在古希腊和犹太基督教（Judeo-Christian）的传统中，受折磨的人有时会被当作先知，比如特洛伊公主卡珊德拉（Cassandra）和基督教的施洗者圣约翰（saint John the Baptist）。一些古代作家在解释这种行为时提到了心理或情感原因，但当时大多数人会通过与体液相关的自然和物理理论给出了身体层面的解释。比如，在希波克拉底的著作中：癫痫是由于大脑被黏液（phlegm）阻塞而造成的；抑郁症是由黑胆汁（black bile）淤积引起的，因此才有了术语"忧郁症"[②]；女性遭受的身体及精神上的折磨，都被归因于游走的子宫（hystera）——也就是"癔症（hysteria）"一词的词源，不过该词很晚才被发明（见第十一章）。如今专指对疾病过度担忧的"臆想症"（Hypochondria），最初是用来指代各种症状的，其中比较常见的是位于肋骨下方，即上腹部的疼痛。这个术语的创造与身体及心理上感知到的原因均无关。

公元 2 世纪，卡帕多西亚的阿雷提乌斯生动地描述了糖尿病和其他机体层面的疾病，他将"躁狂症"（mania）定义为不发烧的谵妄（delirium），并将该

---

① 关于其他医学的相关历史，请参见 http://histmed.ca 的在线资源。

② 源自希腊语，melanos（黑色），khole（胆汁）。

病与伴有发烧的谵妄——"脑炎"（phrenitis）区分开来。他还认识到躁狂或暴怒是会与抑郁交替出现的。希腊和罗马社会制定了法律，以保护家庭免受精神病患者的威胁，而这些精神病患者则承受着人们的惧怕、躲避与祈祷，多数情况下处于自生自灭的状态中。

最早对精神病人进行照顾的机构是 9 世纪和 10 世纪包括巴格达、开罗、菲斯和大马士革在内的伊斯兰教城市中的毛里斯坦人（mauristan）。穆斯林社会认为，精神病人是受到神的启示，而不是被魔鬼附体。描述这些精神病人的词是 majnoon（蒙着面纱的）或 majthoob（蒙上帝恩典牵引的）。因为疯癫的人是神圣的，所以这些机构的理念强调为患者提供舒适的住所，而不是治疗或监禁。据说毛里斯坦人很奢靡，但对暴动有严格的禁制。

欧洲最早的精神病院出现在受伊斯兰教影响的地方，尤其是 14 世纪西班牙的格拉纳达、瓦伦西亚、萨拉戈萨、塞维利亚、巴塞罗那和托莱多。一名由牧师转行成为商人的西班牙人曾在一段时间内罹患精神病，他成立了一个医院骑士团（order of hospitalier），该骑士团后来以他的名字命名为上帝圣约翰骑士团（the Order of St John of God）。该名商人被安葬在格拉纳达，并于 1690 年被封为圣徒。这些分布广泛的精神病院和它们位于中东的前辈们一样，起到了临终关怀的作用，它们为罹患各种身心疾病的人们提供体面的照顾，而非治疗（见第九章）。

一些学者依据文学资料指出，中世纪的医生曾构想过精神错乱的情感病因，并因此寻找过情感治疗方法。在中世纪晚期及文艺复兴时期，对异常行为的社会管控成为一个重要的关注点。人们认为行为异常的人放松了自己的道德警惕并被魔鬼附身。"治疗手段"更像是迫害，包括殴打、鞭打、流放及死刑。每个社区都有责任照顾精神失常的人，而患者如果只是被看护者忽视，就算得上是幸运了。据说北欧的一些社区雇用了水手来驱逐这些不受管控的人，这就是"愚人船"（Ship of Fools）——一种对 16 世纪德国精神疾病患者境况的隐喻——的由来。在长达三个世纪的时间里，不知道多少不因循守旧的女性被作为女巫而烧死，只因行凶者畏惧癫狂会传染——而最近，这些行凶者本身被描绘成群体癔症的受害者。那些身患精神疾病的人，无论是否危在旦夕，或者正在忍受痛苦，他们对医学能否帮助他们并不抱有希望。

精神和医学

什么样的药物，什么样的手术，什么样的财富、恩惠、权威，能够减轻、证实、平息或驱散混乱的意识？唯有平静的精神可以治愈一切。

——罗伯特·伯顿，《忧郁的解剖》（*Anatomy of Melancholy*）1651年，第3部分，4.2.4

本着人道关怀而成立的医院逐渐变成了恐怖的牢笼。在法国，由上帝圣约翰骑士团经营的森里斯救济院（Charité de Senlis）禁止监禁和惩罚性治疗，但这种宽容只是个例。一些所谓的医院，表面上是为了保护社会，实际上只是将罪犯、乞丐、妓女、穷人、慢性病患者和一些疯癫之人无限期地关押在肮脏、老鼠横行的地方，并对他们施以各种惩罚性"治疗"，旨在通过恐吓或羞辱迫使他们"理性"行动。在法国、德国和英国，这些所谓的医院的管理者对居住的病患享有绝对权力，不受法庭和警察的约束。

到了18世纪，建于1247年的伦敦伯利恒圣玛丽医院（St Mary of Bethlehem Hospital）成为可怕的"疯人院"（Bedlam）。威廉·霍加斯在其系列版画《浪子生涯》（*The Rake's Progress*）中，将疯人院描绘成一个荒淫无度的纨绔子弟悲惨而应得的结局。由于这些机构的目的是监禁而非治疗，所以它们很少雇用医生，并且完全无视患者的身体健康。这些过得如猪狗一般的居住者成了付费娱乐的对象，不过，人们常常提及的每年有9.6万观众花一便士参观疯人院病房的说法可能有些夸大其词了①。最近，J.安德鲁斯和A.斯库尔出版了约翰·蒙罗1766年的案例汇编，为这件事提供了一些线索。如今，学者们试图了解当时的监管人员对看诊和病患护理的关注度有多大（或多小）。

精神病院改革在18世纪末传遍了西方世界。"精神病院"（Asylum）的原意是庇护所，意味着一个得以避世、得到关怀与恢复的安全所在。费城的本杰

---

① 帕特丽夏·奥尔德里奇，引用于拜纳姆（Bynum）、波特和谢泼德，第二卷。

明·拉什、英国的威廉·图克①和德国的克里斯蒂安·赖尔推动了这场改革运动。在法国大革命后，菲利普·皮内尔被任命为巴黎两家医院的院长——为男性服务的比塞特（Bicêtre）医院和为女性服务的萨尔佩替耶（Salpêtrière）医院。皮内尔在这两所医院中实施了一种象征性的精神病患者的"解脱"。皮内尔受到英国作家的影响，认为许多患者是由于情感或"精神"（moral）层面的原因而生病的，并认为他们的治疗应该基于情感或"精神"原则。就皮内尔的工作而言，"解脱"确实是个恰到好处的隐喻。医学艺术中也对此隐喻进行过多次刻画，尽管所谓解脱可能并未如其字面上的意思那样真切地发生过。精神病院改革之后，

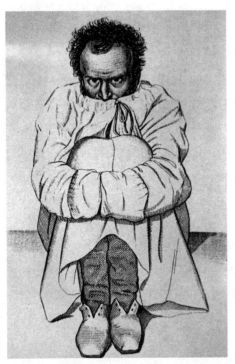

图 12.2 《躁狂症继发痴呆》（*Mania Succeeded by Dementia*）。安布鲁瓦兹·塔迪厄所作版画，摘自 J.E.D. 埃斯基罗尔，《精神疾病》（Les maladies mentales），第 2 卷，1838 年。

医院并没有摒弃控制手段。患者依然受到监禁，并通过改良的紧身衣和其他如水疗法（沐浴）等形式的强制手段抑制他们的暴力行为。不过，R.J. 埃丝特对 19 世纪后期美国一所州立医院对禁制手段使用度的分析表明，上述这段时期医院中的禁制手段的使用呈减少趋势：使用禁制手段的时间大约占 10%，这一比例与埃丝特撰写此分析报告时代的比例相似（1997 年）。

精神病院聚集了许多有类似症状的人，使得医生们有机会观察精神疾病的模式。这些医生的任务是保护患者，并对其进行"安慰和分类"。结合当代科学的时代精神，精神病②的分类法成为精神障碍研究的前沿。爱丁堡的威廉·库伦创造了一个名为"神经症"（neurosis）的类别，该词是神经质

---

① 他是贵格会教徒，而非医生。

② 也被称为异化（alienation），或躁狂症（vesania）。

（nervousness）的拉丁化版本。库伦推断，神经为了调节外界刺激因素引起的高度敏感反应而导致了这些功能性疾病。他将抑郁症、癔症、臆想症和性偏离（sexual deviation）等较早期的概念归入了神经症的生理学范畴。在法国，皮内尔和他的学生让－艾蒂安－多米尼克·埃斯基罗尔也设计了分类法：他们将智力缺陷、克汀病、衰老（senility）所导致的精神问题和抑郁症与一种叫作偏执狂（monomania）的疾病区分开来，现今神经症所包含的诸多疾病均可纳入这一类别（见图 12.2）。这些医生被称为"精神病学家"（alienist）——专门研究使患者脱离现实生活的疾病的专家。

正如第四章和第九章所解释过的，所有的疾病概念都在 19 世纪变得越来越解剖学化。在救济所改革运动的配合下，科学家们开始试图将某些行为混乱与神经系统的物质变化联系起来。渐渐地，人们发现了一些如今已不属于精神类的疾病与机体之间的关联性，包括癫痫、三期梅毒、血管炎、过敏及中风。对神经系统中特定变化的严谨的解剖定位促进了神经病学这门相关但独立的学科的发展。库伦的研究方法中特征性的解剖生理学解释已被纯粹的病生理机能性解释所取代。神经症的类别仍然存在，但由于缺乏生理生化机制相关的发现，导致该类别出现"去神经病化"（denervation）。19 世纪中期，人们用术语"精神错乱"（psychosis）来指代严重的精神疾病或彻底的定向障碍（disorientation）。"神经症"或"偏执狂"的类别只作为单一层面的精神疾病而被保留。

精神病学处理的是神经系统疾病被治愈后"剩下"的问题。赖尔所创造的新词"精神病学"（psychiatry）[3]指的是灵魂的"治疗"，而大多数其他的医学命名都是以后缀"–ology"（意为词语或理论）结尾。词源学上的选择很有寓意：19 世纪初，新生的精神病学满怀信心，乐观地认为自己不仅能提供照顾，还能带来治愈之法。

精神病院的建筑风格设计旨在彰显这个前途无量的新职业的威严、力量和权威。历史学家一直将建筑风格设计作为各个社会愿景的重要参考来源。与欧洲那些或多或少沦为精神病患者仓库的古老医院不同，北美的精神病院是本着改革运动中的善意原则而专门建造的。

美国有几家精神病院的成立是以有尊严的关怀为基础的，包括马萨诸塞州的麦克林医院（Maclean Hospital，1811 年）、康涅狄格州的哈特福德静修

---

③ 如儿科学（pediatrics）和足科学（podiatry）。

院（Hartford Retreat，1822 年）、佛蒙特州的伯瑞特波罗静修院（Brattleboro Retreat，1834 年）和宾夕法尼亚州精神病医院（Pennsylvania Hospital for the Insane，1841 年）。这些医院深受贵格会理念和欧洲道德治疗观念的影响，并以威廉·图克的约克静修院（York Retreat）为榜样。曾经历过一次"神经衰弱"的改革家多萝西娅·迪克斯与费城的内科医生托马斯·柯克布莱德（Thomas Kirkbride）努力在更大范围内实施这些计划。

　　在加拿大，第一个专用的精神病院于 1850 年在多伦多皇后街西 999 号竣工（见图 12.3）。很快，从其他医院、阁楼、地下室、棚屋和收容所转移来的五百多名病人就把这里填满了。汉密尔顿于 1875 建立的可容纳二百名患者的精神病院，到 1914 年底已收容了一千三百多名患者。同一时期，伦敦精神病院的床位从一百二十个增加到一千一百三十个。多伦多和伦敦精神病院的监管员约瑟夫·沃克曼和理查德·莫里斯·巴克，同其他地方的监管员一样，因其遵循道德制约的做法而闻名。

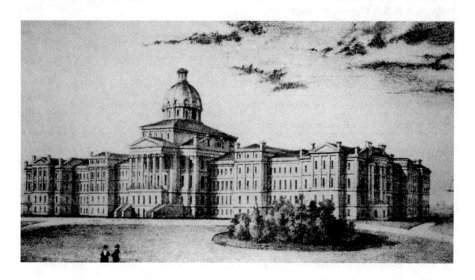

图 12.3　精神病院的设计图，多伦多省，约 1854 年。摘自亨利·赫德，《美国与加拿大机构对精神病人的护理》（The Institutional Care of the Insane in the United States and Canada）。共 4 卷。巴尔的摩：约翰斯·霍普金斯大学出版社，1916—1917 年，第 1 卷。

"精神病院"（asylum）一词从政治角度来讲仍能让人联想到安全与庇护的概念，但它逐渐沾染了精神疾病的污名，于是，人们用各种其他术语来称呼这个机构（见表 12.1）。奇怪的是，人们非但没有摒弃这种负面的成见，反而每个新名字最终都沾染了这种污名，然后继续选择下一个新名字。对于多伦多精神病院来说，它所在的地址本身也成了疯癫的同义词，最终在 20 世纪 70 年代被更名为皇后街西 1001 号，以求消除它的负面联想。同样，安大略省的其他精神病院也经历了类似的典型的迅速扩张。

表 12.1 1850—2000 年，安大略省精神疾病医院的名称变化

精神病院（Lunatic Hospital）
精神病院（Lunatic Asylum）
精神病院（Asylum for the Insane）
精神病院（Insane Asylum）
疗养院（Sanatorium）
安大略省医院（Ontario Hospital）
心理健康中心（Mental Health Centre）
精神病院（Psychiatric Hospital）
区域中心（Regional Centre）
静修院（Retreat）
发展中心（Developmental Centre）
持续护理中心（Continuing Care Centre）

由于这些精神病院都有详细的记录，揭示了大量关于社会和医学的信息（参见进一步阅读的建议），因此，近期对这些医院的做法及院长的研究掀起了对相关历史著书的热潮。有些人选择精神病院监管员的生活和工作作为研究特定时期与地区的实践做法的切入点：柯克布莱德、蒙罗、沃克曼、巴克、科顿及其他许多人都用这种方法进行了研究。更近期的一些学者，如凯利·戴维斯、艾伦·德怀尔和杰弗里·雷奥姆，利用患者提供的珍贵资料来揭露精神病院内病人的个人经历及生活状况。

这些精神病院监管员究竟算是英雄还是反派？历史学家们对此意见不一。在更为传统的历史中，他们被描绘成英雄，因为他们试图改善精神病院的条件、力求更好地理解精神疾病、寻找精神层面的病因，并用更道德的方法对待患者，最终找到治愈他们的办法。尽管在医疗、用词以及建筑风格上都存在各种障眼法，精神病院仍然是一个监禁场所，在那里，看诊常常包含对阶级、性别和种族的偏见。一些新的治疗方法最终被证明是有害的——比无效更糟糕。然而，这些疗法并不是故意设计出来伤害患者的。为什么它们曾经看起来合情合理、有理有据而且十分有效呢？可能是由于 19 世纪和 20 世纪人们普遍接受的精神疾病的概念，也可能是由于自发性复原的频率——目前的估计是 30%。疾病的自发性复原会导致人们认为治疗方法是有效的，而这种观念的逻辑谬论就是 "post hoc ergo propter hoc（一件事在另一件事之前发生，这使它开起来像是另一件事的原因）"。

19 世纪后期，精神病学逐渐失去了专业信誉。麻醉、消毒、微生物理论和公共卫生促进了针对其他人类疾病的有效干预措施，并为外科医生、内科医生、产科医生和他们的患者带来了极高昂的乐观心态。而精神病学家却还没有同等的发现——能够解释、预测、治疗或预防精神病的发现。一位加拿大学者（道比金，Dowbiggin）将这种近乎绝望的职业前景作为精神病学家热衷且固执地坚持某些病原学理论的原因。这些病原学理论包括遗传、简并（degeneracy），以及自毁——一种倾向于责怪患者无法被治愈，而不是责怪医学的假说。自毁假说后来助长了优生运动。

尽管有精神病因及精神疗法的假说，人们越来越觉得精神疾病就是大脑的紊乱，而不是"灵魂"的紊乱。如果说精神运作进程发生于大脑之中，那么物理及生理疗法似乎合情合理。约翰内斯·B.弗里德里希对精神障碍患者采取了一种有力的躯体论（somatist）方法，威廉·葛利辛格则结合了物理疗法和情感疗法。法国神经病学家让－马丁·沙可通过催眠术研究了癔症及其改善方法，但一些与沙可同时代的人们及历史学家证明，他寻找癔症的愿望促使他的患者为他重现了这种疾病。

对精神病患者的复杂观察继续延伸到了对个人病史及尸检的纵向研究中，其分类方法也得到了改善。1899 年，埃米尔·克雷佩林将两种主要的精神疾病定义为躁狂抑郁症（manic depression）和早发性痴呆（dementia praecox），并将后者细分为青春期痴呆（hebephrenia）、紧张症（catatonia）和妄想症（paranoia）。两年后，早发性痴呆被保罗·尤金·布鲁勒命名为"精神分裂症"（schizophrenia）。虽然经过大量修改，但这几种分类方法仍在使用中。

20 世纪的精神病学

在 21 世纪初，精神病学研究向三个不同的方向扩展，并且每一个都仍在继续发展：精神分析学（psychoanalysis）、心身医学（psychosomatics）和精神生物学（psychobiology）。

精神分析学

精神分析学有数个前身，但在西格蒙德·弗洛伊德的研究之前都未得到医学界的认可。弗洛伊德是犹太裔维也纳人，其职业生涯始于内科医生，那时他对机体及神经紊乱很感兴趣。1885 年至 1886 年期间，他在巴黎与沙可和皮埃尔·让内一起度过了几个月，并将兴趣点从神经病理学转向了精神病理学。但正如弗洛伊德本人后来所声称的那样，正是通过那些大多富有且患有神经症的病人的"教导"，他的潜意识理论才得以建立起来。

弗洛伊德大量的出版物所表达的观点已经成为一种文化标志：梦的解析、潜意识、自我与本我、童年经历的重要性、两性冲突、神经防御机制的液压理论、压抑（repression）、固恋（neurotic defence mechanisms）①、幻想（fantasy）、实现愿望（wish fulfilment）、象征物（symbols）②、精神宣泄（catharsis）、自由联想（free association）、分析（analysis），以及各种以古代神话人物命名的复杂观点。批评家们称弗洛伊德的著作只适用于他自己或 19 世纪末 20 世纪初欧洲的中上层阶级男性。而且，其带有种族优越感及男性中心主义的概念——如阴茎嫉妒（penis envy）——使其无法关联其他文化。然而，不管弗洛伊德是受到赞扬还是谴责，医学、精神病学以及整个西方文化都因为他而发生了不可逆转的改变。他的观点的迅速传播，证明认识非物理病因是医学发展中的必要的一环。

弗洛伊德在 19 世纪 90 年代开始发表著作。他的观点遭到了一些反对，但他和他的合作者卡尔·荣格及阿尔弗雷德·阿德勒几乎是立刻就找到了支持者。他影响深远的著作《梦的解析》（*The Interpretation of Dreams*）于 1900 年出版。

---

① 肛门期（anal）、口唇期（oral）、性器期（genital）。

② 阴茎及其他。

1908 年，第一届国际精神分析学大会在萨尔茨堡召开。1911 年，美国精神分析学协会（American Psychoanalytic Association）成立。

精神分析学的相关疾病理论在两次世界大战期间得到了重大推动，当时的精神病学家对士兵在战争压力下的精神衰弱状态进行了分析：原因在于那些看似健康的士兵，不断在杀戮与被杀的威胁下，经受着痛苦与恐惧的折磨。与其他专业不同，精神分析学可能是由于荣格的影响，所以有时也乐于接受女性的领导，比如卡伦·霍妮、安娜·弗洛伊德①、梅兰妮·克莱因，以及加拿大的格蕾丝·贝克。

弗洛伊德和克雷佩林的观点是通过阿道夫·迈耶传到美国的，迈耶出生于瑞士，在约翰斯·霍普金斯大学任职。他坚持认真记录，影响了作为他的学员的两代精神病学家，并在他任职的国家协会中也产生了影响。美国精神分析学协会的八位创始人中，有两位来自多伦多：出生于威尔士的欧内斯特·琼斯和出生于加拿大籍的约翰·T.麦克考迪。琼斯于 1903 年首次听说了弗洛伊德。1908 年，他将弗洛伊德的分析理论带到了多伦多，当时他开始为精神病研究院院长兼首位精神病学教授——查尔斯·柯克·克拉克——工作。这所著名的精神病研究院也是以克拉克的名字命名的。琼斯多次被控性行为不端，但从未被定罪。也许在这个缺乏信任的社会里，这些指控是热衷于应用新的精神分析学说所带来的一种职业危害。琼斯是弗洛伊德众多的传记作者之一，他与弗洛伊德的私交为他的观点提供了权威性，直到最近，他的观点才受到一些没有盲目崇拜情结的新晋历史学家的质疑。由于不少加拿大分析学家都参加了美国精神分析学会，导致加拿大精神分析学会直到 1952 年才成立。

精神分析学在发展过程中不时出现理论分歧。但弗洛伊德的观点就算不是所有心理治疗②的基础，也是一个重要的标准。心理疗法通常被认为是用来帮助受过教育、中产阶级或上层阶级的神经症患者，而对未受过教育的人、穷人或精神病患者则几乎没有帮助，这反映了其创造者的偏见。分析学家之间的分歧反映在对弗洛伊德的医学史层面的研究中，他的生活、他的患者，以及他理论的演变都受到了激烈的讨论。对获取其论文的限制还引发了媒体丑闻③。

在过去的二十年中，尽管其他地方仍可以看到弗洛伊德的观点，但在医学

---

① 西格蒙德的女儿。

② 即谈话疗法，不使用药物或其他物理疗法。

③ 见马尔科姆（Malcolm），1985 年；盖尔芬德和克尔（Gelfand and Kerr），1992 年。

院的课程中已经几乎找不到他了。包括爱德华·肖特在内的一些医学史学家认为这是一种合理的转变，是事态从一段短暂反常时期的脱离。在这段时期内，情感原因代替身体占据了显著位置，信以为真的医生们将时间都放在与患者漫无边际的闲扯上，而不是用手术刀、电击和药物去调查他们的大脑。

解决冲突

幸运的是，分析并不是解决内心冲突的唯一方法。生活本身依然是一位非常有效的治疗师。

——卡伦·霍妮，《我们内心的冲突》(*Our Inner Conflicts*)，纽约：诺顿出版社，1945 年，第 240 页

心身医学

精神病学研究的第二个方向是心身研究，它始于 19 世纪晚期，并于 20 世纪 30 年代随着其专业刊物的创办而蓬勃发展。由于对精神和身体之间来自历史及人为方面的差异性抱有疑问，人们对强烈情感引发的身体效应进行了研究。换句话说，身体的变化不再是病因，而是精神错乱所导致的结果。调查的重点从精神上的变化转变为长期精神刺激所造成的躯体损害。这一领域的先驱包括：纽约的偏头痛（migraine）专家哈罗德·G. 沃尔夫医生 [1]，出生于德国、曾效力于美国太空计划的生理学家詹姆斯·P. 亨利，维也纳籍蒙特勒人汉斯·西利 [2]。

这些科学家专注于长期精神压力带来的身体反应。继荣格之后，性格（personality）被划分为各种"类型"（type），并通过新设计的度量标准进行衡量，衡量结果反映的是正常的范围，而不是病理学指征。某些性格类型被认为易于引起某些疾病，比如："A 型性格"（Type A personality）的相关精神压力源与溃疡和冠心病有关。最近，研究人员开始研究压力、过劳（burnout）、日照

---

[1] 著有《压力与疾病》（ *Stress and Disease*，1953 年）一书。

[2] 其事业始于内分泌学，那时人们刚认识到肾上腺素是受到精神压力后的一种产物。

及抑郁对免疫系统和其他机体功能的影响，以求解释慢性疲劳综合征（chronic fatigue syndrome）和季节性情绪紊乱（seasonal affective disorder）等疾病。

身体与精神

作为医生，如果我们想试着理解精神疾病的本质，并学着将其成功治愈，那么我们就绝不能忽视精神状态所对应的身体因素。

——亨利·莫德斯利，《身体与精神》（*Body and Mind*），纽约：阿普尔顿出版社，1870 年，第 94 页

精神生物学

20 世纪精神病学的第三个研究方向是对身体本质的极端治疗方法（radical treatment）。梅毒螺旋菌的发现完善了神经梅毒的解剖学临床定义。1917 年，病毒性脑炎（encephalitis）的病因也被发现。这些曾经的"精神"疾病都找到了其与病菌和器官之间的联系，使得人们更加期望所有其他精神疾病都将最终找到它们与机体层面的关联。

有时，在病因还未被知晓时，人们就开发出了治疗方法。历史学家试图在精神病学史中寻找到与这种情况相对应的方面进行介绍，然后他们想起，那些在 19 世纪末 20 世纪初照顾精神障碍者的精神病学家一定倍感沮丧，因为他们并没能找到精神疾病有效的治疗方法。如今，人们以略带嫌恶的眼光看待疾病治疗方法的发展历程，这里面形成了一系列有趣又发人深省的临床小插曲及富有想象力的推论。

卵巢切开术——或摘除卵巢——是最早的妇科手术之一，起源于 19 世纪早期，那时麻醉还未面世（见第十一章）。1872 年，美国外科医生罗伯特·巴蒂建议将卵巢切开术用于患有从精神病到月经不调等各种病症的女性的健康卵巢。该手术还被德国妇科医生阿尔弗雷德·海格作为治疗癔症的方法而大力推广。到了 19 世纪末，摘除正常卵巢以造成提前绝经已成为北美和欧洲女性精神疾病的标准治疗方法。包括一些医生在内的评论家对其危险性提出了警告，并谴责

该方法明显缺乏积极的效果。另一些人则认为这种干预疗法是合理的，他们声称如果女性保留卵巢，那么她们的生活才是难以忍受的，因为她们会遭受月经、分娩和激素变化的影响。认为女性割礼合情合理的辩护源于古代疾病概念，以及维多利亚时期对女性性行为表现的抵触。

人们也会通过故意引发身体疾病来治疗精神疾病。奥地利精神病学家朱利叶斯·瓦格纳－尧雷格注意到，发热时梅毒的症状会有所缓解，于是他为三期梅毒患者实施了疟疾疗法。他的目标是制造一种"治疗性"发热。他选择疟疾的原因是因为它可以被根治。他的成就在当时被誉为精神病学的未来典范——通过器压性疾病治疗精神。1927 年，朱利叶斯被授予诺贝尔奖，他是唯一一位获得此殊荣的精神病学家。朱利叶斯认为感染是精神障碍的病因而非治疗方法，这促成了各种极端的手术疗法，新泽西州的亨利·A. 科顿就是个典型例子。

胰岛素休克疗法（Insulin–shock therapy）也是在类似的机缘巧合下发现的。曼弗雷德·萨克尔出生于波兰，并于 1927 年到 1933 年之间在柏林的一家医院工作，治疗麻醉剂成瘾者。他注意到，戒除麻醉剂之后患者会出现过度兴奋，推断是由肾上腺和甲状腺的过度活跃所引起的。然而这两种腺体的激素产物是最近才被发现的。据说，他的灵感来自一位德国著名女演员的临床经历，这位女演员患有糖尿病，并且使用麻醉剂成瘾：一次意外的胰岛素休克降低了她对吗啡的渴望。起初萨克尔使用胰岛素作为麻醉剂成瘾患者的治疗手段，但有一次当他对一名同时患有精神病的成瘾者进行治疗时，他发现患者的精神障碍有了相应的改善。从 1933 年到 1935 年，萨克尔写了一系列的论文，声称已经发现了首个能够有效对抗精神分裂症的武器。心理学和生理学都对胰岛素休克造成的精神分裂症症状缓解做出了解释（但从未被证实）。胰岛素休克疗法风靡了一段时间，但因危险性和成本太高，它在 20 世纪 40 年代遭到摒弃，并被更安全的休克诱发法所替代。

匈牙利精神病学家拉迪斯拉斯·约瑟夫·冯·梅杜纳在一系列针对癫痫和精神病的研究中得出了这样的结论：癫痫患者永远不会罹患精神病（现已证明此观点是错误的）。于是他推断，诱发惊厥（convulsion）的药剂可能能够治愈精神分裂症。梅杜纳对早先的报道并不知情，因此他认为自己是首个在 1933 年用樟脑（camphor）诱发惊厥的人，后来他又采用了相比樟脑毒性较小的衍生物——卡地阿唑（metrazol）。这些药物引起的反应不可预测且不受控制：在给药之后，每隔一段时间患者就会出现惊厥，且间隔时间不等。突然发作的惊厥力道十分强劲，甚至可能引起骨折、舌头被咬，以及牙齿崩落。

　　电惊厥休克疗法（ECT）是由意大利人卢西奥·比尼和乌戈·塞莱蒂开发的，同梅杜纳一样，他们也一直在研究癫痫。1938 年 4 月，他们在屠宰场对猪进行了实验，确定了安全的电击剂量，并对一名精神分裂症患者进行了首次电击疗法。1941 年，箭毒（curare）被用来控制剧烈的惊厥。由于 ECT 较易监测，人们认为其比化学休克疗法更加安全有效。尽管 ECT 常常在流行文学和电影中遭到妖魔化，但其至今仍被应用于某些精神疾病及难以治愈的内源性抑郁（endogenous depression）的治疗。如今，该疗法所普遍选用的电量介于七十到一百三十伏特之间，通过大脑的时间控制在 0.1 到 0.5 秒，但过去使用的电击剂量更高。比如，1948 年，L.E.M. 佩奇和 R.J. 罗素开发了一种强化电击疗法，使用一百五十伏特持续一秒钟的剂量，并在惊厥期间继续使用五次一百伏特的电击，这一过程每天重复一到两次。随着电击剂量的降低，精神病学家、历史学家和患者正负隅顽抗，企图打破与 ECT 有关的神话。患者对电击疗法的满意度通常较高，但调查结果与作者本身的观点有关。就像其他科学调查一样，未发表的失望结果比比皆是。

　　1935 年，安东尼奥·德·埃加斯·莫尼兹和佩德罗·曼纽尔·德·阿尔梅达·利马进行了首例脑前额叶切除术（prefrontal lobotomy）。埃加斯·莫尼兹出生于葡萄牙，是一位神经外科医生，1927 年，他发明了脑血管造影术（cerebral angiography），此外，莫尼兹还做了二十年的自由党派政治家。他和利马推断，精神病患者的大脑中反复循环着病态的思维，从身体层面打断这种循环可能对病情有所助益。他们从美国人对黑猩猩的实验中了解到，动物在接受了脑前额叶切除术后，变得更容易控制并更不容易沮丧。根据外推法（extrapolation），莫尼兹和利马预测，那些难以被电击疗法治愈的偏执症患者（obsessive person）可以通过手术达到一种漠然但可控的状态，从而获得“解脱”。他们于 1936 年发表的关于额叶切除术的初期报告囊括了二十名人类患者：他们声称其中七人被治愈，七人情况好转，另外六人没有变化。

　　脑前额叶切除术（切除额叶组织）和它侵犯性更低的后继者——脑白质切断术（leucotomy）[1]在 20 世纪 30 和 40 年代得到了广泛应用。美国人沃尔特·J.弗里曼做了三千多例额叶切除术，把自己的职业生涯都押在了这个手术上，他声

① 切除组织神经束。

称，该手术可以通过使用类似碎冰锥的工具在眼眶处完成。公众的强烈抗议逐渐让医疗机构认识到，一些接受了额叶切除术的患者发生了严重的变化，变成了呆板、毫无感情的"僵尸"。这种不可逆的手术远远不能称为治疗方法，它与过去的紧身衣别无二致，只不过是披了一层外科手术的伪装。然而，20 世纪 70 年代如此显而易见的事情在二十年前几乎是不可洞察的。1949 年，埃加斯·莫尼兹同之前的瓦格纳－尧雷格一样，被授予了诺贝尔奖。医生们撰写的精神病史中常常对埃加斯·莫尼兹获奖这一尴尬往事避而不谈，这一举动不仅令人惭愧，也同样发人深省。

弗洛伊德相信精神进程最终会找到生物物理学层面的解释。事实上，一些心理疾病的物理模型确实取得了成功，尤其是在遗传学和精神药理学（psychopharmacology）方面。20 世纪 60 年代，通过研究患有精神分裂症的双胞胎，人们以现代遗传学检验了旧时的遗传理论。同样在 20 世纪后半叶，阿尔茨海默病（Alzheimer's disease）和其他痴呆症（dementia）从精神病学领域转移到了神经病学、遗传学和药理学领域。

精神药理学

上述的大多数精神生物学方面的干预疗法，都没能成为人们所期盼的灵丹妙药，但对治疗精神疾病的最新尝试是无处不在且颇具成果的精神药理学。虽然只能起到镇定作用，但是某些药物确实可以有效应对多种精神疾病。19 世纪，溴化物作为镇静剂被引入，到 1928 年，它们就已无比盛行并占据了所有处方的 20%[1]。但是镇静剂对严重的精神疾病作用甚微。20 世纪中期，精神病院里仍然挤满了生活不能自理的人。有效精神药物的出现为这种情况带来了翻天覆地的变化。

第一种强安定药（tranquillizer）来自蛇根木（Rauwolfia serpentina），亚洲一直将这种植物作为镇静之用。它的产品也被用于治疗高血压，不过有很多副作用。吩噻嗪（Phenothiazine）是在抗组胺研究过程中发现的一种副产品，并于 1952 年由法国精神病学家皮埃尔·G. 丹尼克和让·德莱以氯丙嗪（chlorpromazine）的形式引入。吩噻嗪有许多副作用，包括并发肝炎、光敏感

---

[1] 亚历山大和塞勒斯尼克 1996 年，第 287 页。

性（photosensitivity）和迟发性运动障碍（tardive dyskinesia），以及增加癫痫（seizure）风险。但是，吩噻嗪不像以前的药物那样会引起严重嗜睡，它们能让激动的患者平静下来，降低他们出现幻觉的频率并在一定程度上修复他们紊乱的思维模式。1954 年，德国籍加拿大人海因茨·莱曼将氯丙嗪带到了北美，并在蒙特利尔的凡尔登新教医院（Verdun Protestant Hospital）首次使用了它。

其他精神类药物也对我们认识精神疾病做出了贡献。1956 年至 1957 年间，人们针对抑郁症的治疗启用了两种情绪提升类药物（mood elevatior），一种是单胺氧化酶（monoamine oxidase，简称 MAO）抑制药，另一种是三环类抗抑郁药（tricyclic antidepressant）。苯二氮卓类（benzodiazepine）弱安定药中，首先出现的是氯氮卓（chlordiazepoxide）①，然后是苯甲二氮草（diazepam）②，二者最初都被应用于抑郁状态。如今，人们用它们来控制焦虑，但在 20 世纪 60 年代它们被过度使用，尤其是针对女性。

锂对躁狂抑郁症的作用更令人印象深刻。1949 年，澳大利亚人约翰·F.J.凯德试图寻找导致躁狂症的毒素。他做了一个奇怪的实验，研究了杀死豚鼠所需的人类尿液的相对剂量：躁狂症精神病患者的尿液比正常人的尿液更加致命，但其致命度在与锂混合后有所下降。凯德先后对豚鼠和他自身做了锂（不含尿液）实验，进而将锂用在了躁狂症患者身上，并取得了惊人的成功。锂所带来的改善是如此显著，以至于它成为双相障碍（bipolar disorder）这种精神疾病与人类身体本身有关的强有力证据。在本书撰写之时，神经影像学的相关研究报告开始表明，双相障碍患者的脑功能都存在一致性差异。

吩噻嗪和锂的出现导致了一场去机构化（deinstitutionalization）运动，也就是历史学家所说的"去监禁化"（decarceration）——因为精神病院在 20 世纪 60 年代末到 70 年代初被清空了。在普通社区建立教养院（group home）和门诊设施引起了公众的恐慌。包括麦角酸二乙基酰胺（LSD）③ 在内的致幻剂似乎可以模拟精神病状态，并因此被用于精神病研究。但是在这些药物取得成功时，其他如安非他命和维生素 B_3 等药物的情况则并不明朗。

---

① 利眠宁（Librium）。

② 安定（Valium）。

③ 麦角胺和麦司卡林（mescaline）的衍生物。

加拿大精神分裂症大论战

从 20 世纪 50 年代中期开始，来自萨斯喀彻温省的亚伯拉姆·霍弗和汉弗莱·奥斯蒙德的研究小组开始研究大剂量服用维生素对急性精神分裂症的治疗效果。他们进行该项实验的动机是对新型精神药物副作用的担忧，以及对精神分裂症生物化学层面的了解。他们的观点很是流行，且自称这些观点很成功，但加拿大和美国的精神病学相关机构并不认可并最终驳回了他们的观点。1976 年，他们争得了诺贝尔奖得主莱纳斯·鲍林的支持，并对那些批评者的客观性、对他们进行精神病学研究时筹资方式的质疑，以及随机对照试验中双盲方法论的假想价值做出了言辞激烈的抨击——这是最早反对循证医学的认识论观点之一，而循证医学这个术语在那时还远未出现。

20 世纪 90 年代面世的一批药品成为过去二十年中最赚钱的医药产品之一。这批被称为选择性血清素再吸收抑制剂（Selective Serotonin Reuptake Inhibitor，简称 SSRI）的药物包括左洛复、百忧解和帕罗西汀（Paxil）。从某种意义上说，它们属于设计药物，是对于大脑中的化学物质——多巴胺和血清素（serotonin）——三十多年来不断加深理解的产物。1957 年，瑞典神经学家阿维德·卡尔松首次发现多巴胺是大脑中的一种神经递质（neurotransmitter）。卡尔松还指出，多巴胺可能与精神分裂症有关。作为一种药物，多巴胺可以改善情绪，但它也有很多副作用。其他药物似乎是通过一种更稳定的方式来提升血清素水平，并以此来改善情绪。在思考精神药物是如何通过血清素系统神秘地工作的同时，卡尔松提出，使用药物抑制血清素再吸收可能会增强其有效性，从而对抑郁和焦虑产生效果。他的观点停滞在进一步的假设中，即精神疾病中的血清素系统可能出了问题。

卡尔松在 20 世纪 70 年代早期开发了最早的 SSRI 类药物，但它们有许多副作用，现在已不再使用。诚然，百忧解在 1974 年申请了专利，但它直到 1988 年才上市。此外，即使大脑血清素系统没什么毛病，这些药物也可以对人们的情绪及性格产生影响——它们并不能纠正机体紊乱。因此，比起生物学疾病，这些药物反而被广泛应用于由社会及文化压力滋生的一系列问题。人们指责制药商为了扩大市场而构建了疾病，如经前烦躁症（premenstrual dysphoric disorder）。但是，很多人认为这些药物的有效性证明了精神痛苦源自生物学相关因素。2000 年，卡尔松因其在多巴胺方面的研究而共享了当年的诺贝尔奖。

爱尔兰精神病学家大卫·希利对 SSRI 类药物的过度使用及其导致自杀的可能性表示担忧，但当他公开表达了自己的担忧后却受到了惩罚——多伦多大学于 2000 年撤销他的一份工作邀请。观察人士猜测，该大学已经预见到聘用希利将威胁到制药业对学校的资助。在对这种侵犯学术自由的行为进行了激烈的抗议之后，希利在庭外和解中得到了一个客座教授的职位以及一笔数目不详的钱作为补偿。

如今，很多轻微精神障碍都依靠药物作为主要治疗手段。药物也被用于治疗精神病，并辅助其他疾病的心理治疗。一些精神病学家发现，他们如今的工作是为精神疾病提供生物学层面的疗法，而心理层面的疗法则应留给心理学家。由于财政及药理学方面的原因，大多数精神病患者都在医院以外的地方接受治疗，但社会评论家认为，由于精神病院关闭后，未经治疗且无人照料的精神病患者无法自理，导致近来无家可归者的人数有所攀升。

反精神病学（Antipsychiatry）运动

精神疾病的诊断模式仍然是基于症状及行为观察的"18 世纪风格"。美国精神病学协会（American Psychiatric Association，简称 APA）完全认同这种方法具有主观性，并因此赞助了第一本《诊断与统计手册》（*Diagnostic and Statistical Manual*，简称 DSM，DSM–I，1952 年）的出版。DSM 像一套有注解的疾病分类学树形图，力求通过对众多相似病例的分析建立精神病命名及诊断方面的标准。自 1952 年首次出版以来，DSM 通过很多后续修订版（1968 年、1980 年、1987 年、1994 年、2000 年）对各种疾病进行了发现、定义和细分，从而得出了各种新的疾病，同时也淘汰了一些疾病。类别的设立或删除由一个优秀专家组成的小组决定。考虑到精神疾病自身的污名及其容易遭到社会文化偏见的可能性，DSM–IV 强调，如果没有证据显示某种症状或行为对日常生活造成损害，那么它就不能被诊断为精神疾病。APA 于 1999 年开始规划 DSM–V，并预测其将于 2012 年出版。

在以上这些规范诊断及消除偏见的努力发生的同时，物理疗法的滥用和精神分析学的失败激发了一场反精神病学运动。讽刺的是，有些人发现反精神病学的发展时期恰恰是精神药理学成果颇丰的时期——反精神病学运动从未承认过精神病学的这些功绩。反精神病学以包括女权主义和马克思主义在内的社会批判哲学为基础，力求揭露并防止权力的滥用。反精神病学将从前的精神病患者称为"幸存者"，并对过往的诊断持怀疑态度。反精神病学将所有包括心理疗法在内的治疗都视为社会控制手段，比起精神疾病，精神病学本身更像是它的敌人。备受赞誉的好莱坞电影《飞越疯人院》（*One Flew Over the Cuckoo's Nest*，1975 年）生动地呈现了精神病学的权利和自我决定论（self-determinism）之间的冲突。这部电影大体上是根据肯·凯西的小说改编的。像精神分析学一样，反精神病学也因一些作家成为流行文化的标志，如凯特·米利特和保拉·凯普兰。

反精神病学的支持者中也不乏知识渊博的业内人士，比如托马斯·萨兹就声称精神疾病纯属虚构，因为它不符合医学模式。萨兹的立场证明了以机体为基础的诊断已经渗透我们的世界观，但他的观点有一个根本性的弱点——如果有一天人们发现了这些萨兹认为"非疾病"的物理原因，它们又会如何呢？它们会就此变成真正的疾病吗？就像快速转变为神经、代谢或化学类疾病的许多精神疾病那样？例如，在脑电图出现的十年内，人们发现癫痫与癔症的抽搐是不同的。同样地，锂的功效佐证了双相障碍的化学相关病因。组胺 −2 拮抗剂、幽门螺杆菌和 β − 受体阻滞剂的出现，结束了人们关于某些性格的人更易罹患溃疡类疾病及高血压的漫长讨论。早期的心理观察及相关的研究会因为新型诊断方法或有效药物的出现而失去意义吗？这是否意味着患者的主观描述是错觉或捏造呢？"在机体相关的病因确定之前的"痛苦就应该被忽视吗？还是说，精神病学的智慧在简化论盛行的医学界中已经无足轻重了呢？

反精神病学：谁出钱？

20世纪80年代，安大略省的一份反精神病学期刊《凤凰涅槃》（*Phoenix Rising*）发表了一系列充满话题的报道，标题都非常博人眼球：《精神病学导致的死亡》（*Death by Psychiatry*）、《近距离观察敌人》（*A Close Up Look at the Enemy*）[①]、《致命的精神病学》（*Psychiatry Kills*）和《强制废除精神病治疗》（*Abolish Forced Psychiatric Treatment*）。这本书激发了一些衍生出版书，其中包括大卫·雷维尔（David Reville）在金斯顿精神病院（Kingston Psychiatric Hospital）六个月的亲身经历——《别偷窥我》（*Don't Spyhole Me*）。直到1988年底，政府自己出资批判自己资助的医学事业的愚蠢举动遭到曝光，安大略艺术委员会（Ontario Arts Council）才停止了对《凤凰涅槃》的支持，撤回了资助资金，《凤凰涅槃》随即陷入了回天无力的死亡旋涡。

过去的偏见使精神病学背上了污名，并助长了反精神病学运动。比如，苏联利用精神病院来监禁政敌。在北美，成百上千的女性因为行为不符合社会规范而被施以割礼。穷人和罪犯没有得病也会被监禁，有时还要遭受精神病院监管员的白眼。诸如恶魔之眼和伏都教等文化信仰，也曾遭到不同时期的主流社会的排斥，被视作精神病患者的一员。确诊只是为了对病患进行控制——精神障碍者被剥夺人身权利并在不正当的实验中饱受摧残。评论家指出，一经诊断，精神病患就会被死死地从生理学角度同化为疾病本身（见第四章），比如：这人是"一个精神分裂症"、这人是"一个躁狂抑郁症"——而其他医学分支则早已摒弃了诸如"这人是个麻风病"或"这人是个艾滋病"这样的形容，而是用"携带麻风病菌/艾滋病毒携带者"来代替。

过去极端的物理疗法也是滋生反精神病学运动的一个原因，比如：亨利·科顿认为造成精神疾病的一个原因是感染，这个理论促成了移除"局灶性脓毒症"（focal sepsis）的手术。他进行了各种去除感染点的手术，包括拔牙、扁桃体切

---

① 敌人即精神病学家。

除术、引流术（sinus draining）、宫颈清洗（cervix cleaning）和腹部手术。1925年，他糟糕的监管以及惨重的手术死亡率遭到曝光。

另一个关于极端物理疗法的例子来自唐纳德·埃文·卡梅伦，他于20世纪50年代中期在蒙特利尔艾伦纪念研究所（Allan Memorial Institute）进行了精神驱动（psychic driving）实验。卡梅伦出生于苏格兰，在美国约翰斯·霍普金斯大学和瑞士接受培训。他的第一份工作是在马尼托巴省组建一个精神健康诊所。1943年，他被耶鲁大学训练有素的神经外科医生怀尔德·彭菲尔德招聘至麦吉尔大学。两年后，三位北美精神病学家受邀前往纽伦堡对纳粹领导人鲁道夫·赫斯的精神状态进行评估，卡梅伦便是其中之一。在那里，他知悉了纳粹医生以科学的名义犯下的暴行。医学史学家维尔纳·莱布兰德曾是纽伦堡审判的控方证人之一，他认为纳粹医生 ① 均处在一种被称为"生物思维"（biological thought）的心态下工作，在这种心态下，病人只是科学研究的对象。尽管有了这次纽伦堡之旅，卡梅伦却还是犯下了类似的罪行。

在战后的氛围中，卡梅伦和他的同事们非常害怕共产主义敌人的精神控制能力。这种紧迫感和国际重要性的光环，促使他研究通过创造精神控制来预防精神控制。简而言之，他对精神病患者进行了实验，并美其名曰治疗，然而这些治疗不仅不必要，而且有害于患者。他的研究得到了加拿大政府和美国中央情报局的秘密资助。

卡梅伦曾希望他所在的麦吉尔大学研究院能成为首个成功的身心精神病学或生物精神病学中心。20世纪50年代中期，他和同事哈桑·阿兹玛改进了俄罗斯的一种睡眠治疗技术，从而开发出了"精神驱动"：患者被施以大量新发现的安定药，偶尔还会与致幻剂和电击法结合使用。在进入深度镇静状态并陷入昏睡的几个小时、几天或几周内，他们被迫反复地听那些个人信息录音带——往往都是在讲述他们所犯的错误。而为这种折磨正名的理论是：通过这种诱导造成的退化可以瓦解患者对心理治疗的抗拒。

1956年，卡梅伦宣布他的技术获得成功。然而，仅仅30年后，真相就浮出了水面——他的很多患者都因洗脑而遭受了无法弥补的伤害，失去了他们的个性、生计以及家庭。在与彭菲尔德的关系开始降温后，卡梅伦于1964年离开了蒙特利尔，前往纽约奥尔巴尼管理一所实验室。三年后，卡梅伦带着精神病学

---

① 占德国医生总数的 45%。

领域的至高声誉离开了人世，那时他已在不同时期担任过各种协会的主席，包括魁北克精神病学协会（Quebec Psychiatric Association）、加拿大精神病学协会（Canadian Psychiatric Association）、美国精神病学协会（American Psychiatric Association）、世界精神病学协会（World Psychiatric Association）、美国精神病理学的协会（American Psychopathological Association），以及生物精神病学协会（Society for Biological Psychiatry）。1992 年，加拿大政府对卡梅伦精神驱动实验的受害者们进行赔偿。

正是以上这类故事滋长了反精神病学运动，它们还深受历史学家和社会评论家的关注。正因如此，反精神病学渗透进医学史领域，其支持者与反对者促成了精神病学领域的各种争论。正如支持生物精神病学的历史学家爱德华·肖特所指出的那样，"历史学家中的极端分子"（zealot historian）充满了扭曲的弗洛伊德式思想，通过有色眼镜去审视历史上的不光彩事件。很多与肖特观点相同的医生反对在描述历史时使用"疯子"（mad）、"癫狂"（madness）和"疯人院"（madhouse）这些不尊重人的词汇。相比之下，包括安德鲁·斯库尔（Andrew Scull）在内的历史学家则提醒我们，肖特所提到的极端分子只是在特定语境中使用了过去那些词汇。现在就宣称战胜精神疾病还为时过早——斯库尔曾经写道："氯丙嗪不是青霉素。"有些事件的记忆可能令人不快，但它们不应该被忘记。如果认为我们如今的制度没有偏见，那就太天真了。至于"疯子"这个带有贬义的词语如今被幸存者运动以及像杰弗里·雷奥姆这样的教师所采用，他们决心为病患的遭遇发声，并举行了"疯子尊严"（Mad Pride）运动。

在这种背景下，近代国家为建立精神病学所做出的努力就显得很耐人寻味，尤其是诸如俄罗斯、阿根廷和非洲殖民地等专制政权国家。对精神病患者和其他弱势群体的管理与一个国家对自身的看法息息相关。事实上，通过历史学家对过去精神疾病历史中那些令人不安的时刻的研究，其他领域之前被忽视的话题被富裕了新的意义，包括残疾、行为异常、犯罪和衰老。

心理治疗的矛盾状态

精神病诊断的定义以及对其疗法的认可引发了重要的问题。部分司法管辖区正在重新考虑是否支付门诊患者的心理治疗费用，各国现有的支付状况各不相同——加拿大医疗保险涵盖部分精神分析费用，但大多数患者必须自己支付昂贵的治疗费用。包括精神分析在内的"谈话疗法"现在正在接受循证医学的分析，科克伦数据库中有两百多篇关于心理治疗的回顾。

然而，为什么心理疗法不应该被医疗保险涵盖呢？太昂贵？没效果？这样一个对于任何人和事都要求平等的社会开始赞成不平等了吗？其实，这是因为心理治疗倾向于淡化精神疾病的生物学病因吗？如果医疗保险不涵盖心理治疗，那么，这是否意味着将来只有富人才负担得起它，而穷人和中产阶级则将越来越偏向药物治疗呢？心理治疗的报销状况代表着公众及政治层面对精神疾病的肉体相关性的判决。

没有有效药物治疗的疾病

排除了可识别的机体病因引起的疾病之后，精神病诊断便只能依赖于观察。基于该观察，医生必须判定患者的行为、思维及情绪是否正常、健康。精神病学将非正常行为等同于疾病的特性，使得它容易受到上述文化、种族、宗教、政治和阶级偏见的影响。换句话说，与其他医学领域相比，精神病学对正常的定义可能更偏民族中心主义。

不仅不同的文化之间对正常的定义存在变化，同种文化在不同时期内对正常的定义也不同。一些从前被认为是疾病的情况已经成为某种正常的形式，比如同性恋。在古希腊，同性恋是可以接受，甚至是被正式批准的。而在犹太基督教文化中，这是一种原罪，并进而延伸为一种犯罪。19 世纪晚期，理查德·冯·克拉夫特·艾宾和亨利·哈夫洛克·埃利斯将同性恋从失德（或者法律）的谴责中解救出来，并将其重新构建为一种疾病。20 世纪 70 年代初，笔者还在医学院读书，那时同性恋仍是一种疾病，但医生们却不怎么认同这个标签。作为一种疾病，同性恋从理论上来说需要被治疗，如果没有可用的疗法，那么就应该对其进行研究。但是同性恋并不会危及生命，它很少能被"治愈"，而且极少有同性恋"患者"想要被治愈。相反，同性恋者希望能治愈社会对同性恋不接受的态度。

有一种方法可以治疗"不治之症"，但又不用杀死患者——那就是判定那些患有"不治之症"的人并没生病。1973 年，一场主要由白人、男性以及异性恋精神病学家参与的票选一致决定——将同性恋从 DSM 中剔除。一场同性恋者是否为自己的性取向感到身体不适的激烈辩论随之而来。如今，同性恋被认为是另一种正常形态。这种判定得益于文化和社会政治风气的变化。

是否应该由受过高等教育的中上层专业人士来决定精神疾病的存在？机体相关的疾病的诊断也是这样决定的吗？还是说精神疾病最初的定义就已经暗含了对这种票决方法的普遍认可？关于阑尾炎、糖尿病、白血病、癫痫、癌症、关节炎等疾病的存在状态的投票频率如何呢？我们应该承认精神病学特有的弱点和文化主观性，否决这种票决诊断方法吗？笔者的答案是不能。

精神病学是敏感的人道主义理想与最新的药理学及神经学研究的奇妙结合。它的目标是帮助不幸福的人，使他们从长期心理无力的状态向心满意足且自我实现的生活转变。积极的治疗结果恢复了患者的身心健康，并使他们再次为社会做出了贡献。也许从前那种始终未能实现的追寻"疾病"根治方法的雄心壮志已经衰退，变成了一种更现实也值得追寻的目标——帮助人们适应他们自己以及他们所处的世界。精神病学在医学专业中独树一帜，它承认精神病对社会构建的敏感性，并针对这点做出应对。通过精神病学史上的胜利和过失，人们认识了它的弱点，但承认它的弱点并不会影响它的成功实践。不管从历史还是从统计学角度来看，"对自己完全诚实是一种很好的做法"。(being entirely honest with oneself is a good exercise.)[①]

拓展阅读建议

参考书目网站：http：//histmed.ca.

---

① 弗洛伊德，1897 年 10 月 15 日，引用于《精神分析学的起源》(*Origins of Psychoanalysis*)，纽约：基础图书出版社，1954 年，第 223 页。

第十三章
没有婴儿就没有国家：儿科学史[1]

儿科学不是靠降低药量来治疗生病后的小男孩和小女孩的，也并非只是用来针对罕见病的学科，相反……它拥有自己独立的领域和眼界，对综合内科做出的贡献与它从综合内科处所获得的一样多。

——亚伯拉罕·雅各比，1889 年，引用于 P. 英格里希《是微型男女》（Not Miniature Men and Women）"，1989 年，第 254 页

自古以来，人们就知道婴儿及儿童容易受到某些特定疾病和问题的影响。但是，儿童医疗服务直到 17 和 18 世纪才出现，在此之前儿童一直靠父母照顾，与此同时，社会对儿童的态度也发生了明显的转变。儿科学 ① 这一专业直到 19 世纪才出现。该专业的历史与童年（childhood）概念的历史变迁息息相关——我们将在这一章对这两者进行简要研究。

儿科学既注重治疗，也注重疾病和残疾的预防。为了实现这一目标，它不得不比其他所有医学事业，更迅速且更有效地应对各种影响健康的社会及经济决定因素。

所有的人都爱他们的孩子吗？儿童和童年的历史

菲利普·阿里斯在他 1960 年出版的颇具影响力的著作《童年百年史》中声称，童年是受文化影响的——是一种社会构建的产物（见第四章和第七章）。婴儿应该多久喂一次？他们应该吃什么？他们应该如何着装？他们应该玩什么游戏、在哪里玩、多久玩一次？他们可以听些什么故事呢？他们应该在何时何地睡觉？对于阿里斯来说，最重要的问题是：他们是否应该接受教育？如果是的话，应该如何教育他们？阿里斯研究了从中世纪到 20 世纪的各种证据，发现这些问题的答案千变万化，并随着时间的推移缓慢演变。最后，阿里斯得出结论：童年是一个纯真、玩耍及学习的时期——这一观念完全属于现代。

一些作家对阿里斯的观点做出了修改，他们中的一部分引用了一些早期作

---

① 来自希腊单词"儿童"（child）和"治疗师"（healer）。

者的言论，这些作者曾对阿里斯的观点有过预测。劳埃德·德·莫斯 [1] 曾声称，儿童保育是人类文明的一项指标，因为它经历了人类文明的六个积极的进步阶段——始于古代暴行，止于现代援助。还有一些人将这些刻板且自满的分类简化为不同时间地点的经济状况所对应的现象：孩子被视为"金融资产"——生来就是为了增加家庭财富和赡养年迈的父母，还是"金融负债"——其成长需要承担投资和债务？社会对这两种态度的接纳程度决定了儿童能获得的童年的长度。

某些观点认为虐待儿童是许多社会传统观念的一部分，诸多学者对他持反对意见。他们指责这种观点是对鲜为人知的过去的一种现世主义推测，而这样的推测并没有得到证实。这些学者们还指出，在 21 世纪看似文明的发达世界，杀婴和施虐仍然是造成儿童死亡的重要原因。不过，所有撰写儿童相关著作的历史学家都发现，如今童年的长短和性质都已发生改变。

古代的儿童保育与健康

古代的儿科学并没在医学知识体系中自成一派。一些历史学家搜罗了现存的古代文献，以挖掘儿童的相关资料。希波克拉底文集（*The Hippocratic Corpus*，公元前 5 世纪）中囊括了出于及早产儿的相关专著，而著名的《神圣疾病》（*Sacred Disease*）中也包含对儿童病患的敏锐观察。

关于儿童癫痫

那些已经习惯了这种疾病的人，会在即将发病时产生一种预感 [2]。小孩子最初发病时，由于不熟悉这种疾病，会不分地点突然栽倒。但是当他们经历了几次发病后，他们就会因为惧怕那恐怖的病痛，而在产生预感时跑向他们的母亲或某个他们非常熟悉的人。

——希波克拉底，《神圣疾病》，第 XV 页

---

[1] 《童年史》（*History of Childhood*）。

[2] 或预兆（aura）。

凯尔苏斯（公元 1 世纪）、以弗所的索拉努斯、阿雷提乌斯和盖伦（都来自 2 世纪）和奥里巴斯乌斯的著作中都曾提到关于儿童的典故。古代发现的儿童疾病包括口疮（aphthae）[①]、脑积水（hydrocephalus）、佝偻病（ricket）、眼炎（ophthalmia）、皮疹（rash）、"癫痫"（epilepsy）[②]和日射病（seiriasis）[③]。然而，由于这样的文献非常少，所以说明古希腊的专业医学通常并没有针对儿童进行系统研究。仿佛是为了呼应这一观点，梅特勒曾回忆说，古代关于人类分娩最详细的记录之一来自亚里士多德的《动物史》（*History of Animals*）。在过去，孩子们可能和他们的母亲以及奴隶一样，都是他们父亲的财产。但是，照顾孩子的责任却是由包括母亲、助产士和乳母在内的女性而非医生承担，而且过去的大多数女性都目不识丁。

古代的婴儿保育是什么样的？刚出生的孩子会被用碱性苏打灰"腌制"，并避免接触眼睛，然后清洗以去除其胎儿皮脂。这种做法可能起源于史前时期，并一直持续到公元 1000 年左右。阿拉伯作家更偏向于用油而不是苏打灰，后期也有作家推荐使用稀释的红酒。婴儿被褓襁裹紧以防止其乱动，并在保持温暖的同时确保他们能够笔直地成长。有时，为了不碍事，婴儿们就被这样裹着挂在钩子上。母乳是首选食物。以弗所的索拉努斯的产科专著描述了评估母乳质量的"指甲测试法"：滴一滴母乳在指甲盖上，这滴母乳应该保持其形状，既不太稀也不太稠。这一检测方法在 18 世纪威廉·斯梅利的著作（见第十一章）中仍有提及。一岁的时候，孩子们会得到由蜂蜜、豆芽和大麦做成的稀粥以及羊奶或牛奶。婴儿在出牙期及其他小病的影响下变得躁动哭闹时，会被喂下鸦片或红酒。

文学及人口统计学上都有证据表明古希腊人和古罗马人可能存在杀害畸形婴儿及女婴的做法，不过这些证据具有争议，有多少新生儿死于这种方式尚不清楚。即使在古代，富有的女性也会雇用乳母，而且，这种做法最终蔓延到了包括奴隶在内的所有社会阶层。过去的人们知道母乳喂养有避孕作用。如果一个奴隶的孩子被送去别处喂养，那么这个奴隶就会更"有用"，因为这样她就可以一边工作，一边哺育另一个准奴隶。如果孩子生病了，会把药派给乳母，再由她的乳汁传给她哺育的孩子。如果找不到乳母，那些照顾孤儿或弃儿的人就

---

① 可能是溃疡、鹅口疮或白喉。

② 或小儿惊厥（infantile convulsions）。

③ 可能是脑膜炎（meningitis）或脱水。

会专注于人工喂养。但是，母乳的有效成分难以捉摸，而且用海绵、壶嘴、船形容器和勺子喂幼小婴儿的方法都是非常麻烦且危险的。人工喂养基本就是灾难的代名词，这种情况一直持续到 20 世纪。

我们对儿童保育的了解不仅来自书面资料，也来自艺术品和诸如婴儿喂养器、导管、摇篮、衣服、鞋子、护身符和玩具等物件。一些包括侏儒症、畸形足（club foot）和髋关节脱位在内的先天性畸形，在古代艺术中也可见一斑。加拿大儿科医生兼营养学家西奥多·G.H. 德雷克收集并研究了大量的印刷品、书籍及手工艺品，其中包括 250 个从古至今的喂养器，这些藏品现属于多伦多皇家安大略博物馆[①]。

阿拉伯、欧洲中世纪及文艺复兴时期的儿科学

阿拉伯作家沿用了他们古希腊罗马前辈的育儿方式，但他们也认同社会对儿童负有责任。也许是因为先知穆罕默德曾是孤儿，所以《古兰经》中为父母离异或亡故的孩子制定了相关规定。不仅如此，《古兰经》还对杀害女婴及歧视妇女的行为定了罪。

如上文所提及的，中世纪有关"儿科学"的文献并不多见，大多数医学著作都鲜少提及儿童。10 世纪的波斯人拉齐斯（见第四章）根据症状和体征对天花与麻疹进行了区分，并发现了它们在儿童身上的特殊性。不过，人们认为某些折磨儿童的疾病自古代以来几乎没有变化。伊本·西纳[②]在他的经典著作中汇集了他的前辈们对婴儿疾病的看法。像这些前辈一样，阿维森纳也将乳母设想为一种治疗工具，比如，婴儿不应该接受放血治疗，但乳母可以代替婴儿接受放血疗法或拔罐法。即使是对儿童保育相当熟悉的女性医学作家，比如萨勒诺的特罗夫人和宾根的希尔德加德，在她们的作品中也只是提及分娩，而很少提及儿童。

我们不应该因为中世纪医学对儿童保育问题的相对沉寂而假设这一时期不存在儿童保育的相关理论。这种知识口口相传，由聪慧的（但不识字的）女性传播给其他女性，因此不为那个时期有学问的男人所知。德国历史学家卡尔·萨德霍夫对两部涵盖 6 世纪至 9 世纪儿童保育专著的多份手抄稿进行了研究，这

---

① 斯波尔丁和韦尔奇，1991 年。

② 阿维森纳。

两部专著的作者和目标受众都不详，但其描述的做法与那些古代及阿拉伯著作[①]中所提及的做法类似。

儿童诗歌这种通过口口相传的特殊载体在儿童保育中发挥着重要作用。印刷术出现后不久，关于照顾婴儿和儿童的诗歌作品以方言而非拉丁语的形式出现。修道士海因里希·冯·劳芬伯格所著的《身体的妥善护理》（*Versehung des Leibs*）于 1491 年由慕尼黑保存的一份 1429 年的手稿印刷而成。据说其灵感来自一份更古老且更广受模仿的拉丁手稿——萨莱诺的《养生训》（Regimen sanitatis，公元 1000 年左右）。这些诗歌出现于 15 世纪，但并不意味着它们起源于那个时代。更有可能的是，这些歌曲在被以文字形式保存下来之前，就以易于记忆的诗歌形式经过了几代人的传唱，比如荷马史诗、挪威传奇（Norse sagas）、盎格鲁 - 撒克逊人的《贝奥武夫》和各种童谣。

基督教不赞成杀婴、堕胎和避孕，但这些做法只是有所减少，并没有消失。儿童依然会被卖或被偷为奴，还有一些被伤害致残，以使他们变得更适合乞讨。中世纪出现了一种新的儿童致死原因——"堆叠（overlying）"——一种由于成年人躺在了同床的孩子身上而造成的致命事故。为了防止这种情况的发生，人们发明了一种特殊的装置——arcutio（见图 13.1）。如今，学者们对堆叠在现实中发生的可能性表示怀疑，并指出这种"疾病"可能是为掩盖谋杀而编造出来的。

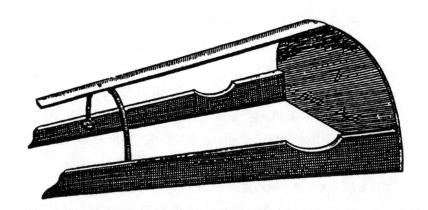

图 13.1　防止堆叠的装置——Arcutio。婴儿躺在框架之中就不会被同床的父母不小心压到。摘自《哲学会刊》（*Philosophical Transactions*）第 422 期，1732 年，

---

① Ruhräh，1925 年，第 22—26 页。

第 223 页对页。

　　与从前的作家们在儿科学方面的沉寂不同，最早一批印刷出版的医学书籍中不乏关于儿童疾病的新著作。保罗·巴杰拉多于 1472 年在帕多瓦出版了第一部专门论述儿童疾病的专著《论儿童疾病及其治疗方法》（*De infantium aegritudinibus ac remediis*）。次年，奥格斯堡的巴塞洛迈乌斯·梅特林格（Bartholomaeus Metlinger）用德语撰写了一部著作。十年后，科尼利厄斯·罗埃兰也同样用德语撰写了著作，但他的书十分罕见，目前已知的仅有两本存世。罗丝林那部被多次再版的助产士专著《玫瑰花园》（1513 年）也含有对儿童保育的建议（见第十一章）。欧姆尼伯纳斯·费拉里乌斯 1577 年出版的插图注解专著中囊括了各种各样用心的小工具，包括吸奶器、防止头部受伤的头盔、学步车和马桶椅。最后，帕多瓦的海罗尼姆斯·墨丘利斯编纂了一份 1584 年的儿童疾病汇编，其中有大量针对寄生虫及其他主题的观察的注解。人工喂养仍然是一个重要的关注点，并出现了一种名为 "panada①" 的肉汤类配方以及一种名为 "软食"（pap）的以面粉为主料的混合物的配方。这些书并没有提出新的发现，而是汇集了古代、波斯人以及当地女性的知识，并最终引起了医学工作者的注意。

启蒙：疾病与儿童死亡率的发现

　　17 世纪至 18 世纪，两项并行的进展加强了对儿童健康状况的重视：第一，疾病分类学，即包括儿童疾病在内的所有疾病的定义；第二，医疗统计学的发展。

　　疾病分类学起源于对病症的研究，目的是对各种疾病进行分门别类，使它们成为彼此独立的实体（见第四章）。大多数疾病在古代就已被发现，但一些关于儿童特有疾病的新近记载将儿童与其他患者区分开来。继 10 世纪拉齐斯将麻疹和天花分离之后，17 世纪又出现了几种儿童疾病（见表 13.1）。

---

① Panada：一种面粉或面包屑与水或肉汤混合而成的糊状物。

表 13.1 17 世纪起关于儿童疾病的"经典"描述

水痘（查奈，1610 年）	Chicken pox（Chanael 1610）
小舞蹈病（西德纳姆，1686 年）	Chorea（Sydenham 1686）
克汀病（普拉特，1625 年）	Cretinism（Plat[t]er 1625）
白喉（比利亚，1611 年）	Diphtheria（Villareal 1611）
新生儿梅毒（吉尔勒莫，1609 年）	Neonatal syphilis（Guillemeau 1609）
新生儿破伤风（安德鲁，1678 年）	Neonatal tetanus（Andreu 1678）
风湿病（巴尤，1640 年）	Rheumatism（Baillou 1640）
佝偻病（罗伊斯内，1582 年；惠斯勒 1645；格里森，1650 年）	Rickets, or rachitism（Reusner 1582; Whistler 1645; Glisson 1650）
疥疮（伍尔茨，1612 年）	Scabies（Wurtz 1612）
猩红热（森尼特，1641 年；西德纳姆，1676 年）	Scarlet fever（Sennert 1641; Sydenham 1676）
鹅口疮（伍尔茨，1612 年）	Thrush（Wurtz 1612）
胸腺死亡（普拉特，1614 年）	Thymic death（Plat[t]er 1614）
百日咳（巴尤，1640 年；威利斯，1675 年）	Whooping cough（Baillou 1640; Willis 1675）

　　1689 年，伦敦的沃尔特·哈里斯将很多疾病描述汇编成了一部拉丁文专著，这部专著被称为第一本现代儿童急症教科书。一位历史学家曾说，这本书的名声"远远超出了它的价值"，但他也承认，此书在接下来的半个世纪里出版的包括英语、法语、德语和拉丁语在内的十八个版本颇具影响力[①]。哈里斯专著的影响在英国人迈克尔·安德伍德于 1784 年所著的书中得到了延续，该书一直到将近六十年后才停止出版。在 20 世纪疾病分类学的基础上，安德伍德进一步对新生儿黄疸（neonatal icterus）、脊髓灰质炎和先天性心脏病进行了描述。在美国，本杰明·拉什撰写了一篇关于古代婴儿霍乱的新记载，病症是腹泻和呕吐，在当时被称为"夏日病"（summer complaint）。这些对特定疾病的描述引发了对特定治疗方法的探索。

　　第二项吸引准儿科医生的进展是欧洲和北美儿童高死亡率惊人真相。由于伊斯兰教和基督教都将杀婴行为视同犯罪，它们都对孤儿或弃婴做出了正式的规定。从 787 年开始，由主教、牧师及其他神职人员创办的庇护所由米兰开始扩展到整个欧洲大陆，圣文森特·德·保罗便是其中之一。虽然有些庇护所在名字中使用了医院这个字眼，比如佛罗伦萨的无辜者医院（Hospital of

---

① 斯蒂尔，1931 年，第 291 页。

Innocents），但是这些庇护所并不同于如今的医院。相反，它们比起治疗场所更像是仓库。孩子们被带上搬运工人的货车，并按照普通货运价格收费。人们发明了一种旋转门系统，方便某些不愿意透露姓名的人们抛弃婴儿，并保护在收容所门口等待被收留的婴儿。这种旋转门在英语和法语中都被称为"tour"（意为旋转），它的外墙有一扇小门，打开后可以将孩子放在旋转的台面或架子上。门铃一响，里面的人就会打开内墙上的门，把孩子取出。整个过程不留姓名，没有疑问（见图 13.2）。城市管理者负责维护收容所，直到这些孩子能够养活自己。他们会得到照料，并学会一门手艺，通常在八岁的时候这些孩子就会离开庇护所。庇护所有时会接纳带着私生子的母亲，如果她们可以在喂养自己孩子的同时再喂养一个或几个庇护所的孩子。

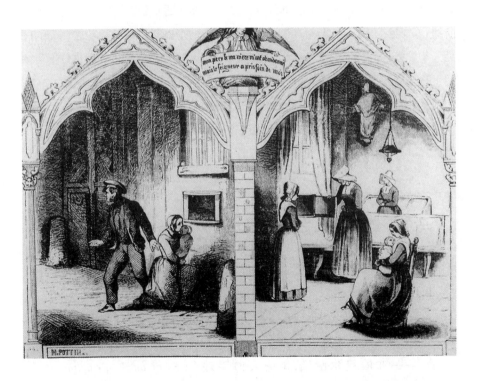

图 13.2　弃儿之家。父母在外面留下他们的婴儿，修女们在里面准备取回婴儿。《婴儿招领处：旋转门，门外和门内》。亨利·波坦根据 17 世纪的原作所作版画。德雷克藏品，加拿大健康与医学博物馆（Canadian Museum of Health and Medicine），多伦多。

18 世纪，人们发现这些收容机构的儿童死亡率高到令人惊骇，并且还在上升。历史学家菲利普·加维特证明，在 15 世纪的佛罗伦萨，弃婴死亡率在 12%~60%。琼·舍伍德（Joan Sherwood）表明，18 世纪马德里孤儿院（Inclusa）的年死亡率占每年收容人数的 53%~87%，并且呈上升趋势。由于当时的经济和文化影响，导致当地收容所的人数增加、救济金减少、小麦价格上涨——有更多的人需要养活，而支付乳母的补给品和其他资源却越来越少。

大革命前夕的巴黎，每年有 5000~6000 名儿童被遗弃。根据朵拉·韦纳（Dora Weiner）的说法，这一数字在整个 18 世纪一直在稳步增长。不管这些弃婴是被安置在不同城市的收容所中，还是被农村收养，都有大约 60% 的人在一岁之前就死去了，另有 30% 的儿童也没能活过五岁。伦敦也出现过类似的情况。1730 年至 1750 年的死亡率清单显示，75% 的婴儿活不到五岁。这场灭绝不分阶级：安妮女王诞下了十七八个孩子，但没有一个能活过童年。在这期间的任何一年，死亡的孩子中都有 40% 没到五岁。历史学家丹尼尔·泰瑟尔分析了德尼·狄德罗和让·德·阿朗贝尔的《百科全书》（Encyclopédie，1751—1777 年）中提及儿童文献后总结称，18 世纪的法国就没有健康的孩子。随着工业革命和血汗工厂 ① （sweatshop）的出现，就连那些没有被遗弃或收容的孩子的健康也开始恶化。

马尔萨斯对弃儿之家的看法

这种过早死亡的最大原因显然要归咎于这些被误称为慈善机构的机构……

如果一个人想要不计手段抑制人口增长，那再没有比多多建立弃儿医院更有效的措施了。

——T.R. 马尔萨斯，《论人口原理》（*Essay on the Principle of Population*），第 2 册，第三卷，1803 年；1989 年再版，剑桥，第 177—179 页

---

① 血汗工厂：工作条件恶劣且工资低的剥削劳动力的工厂。

无辜儿童的命运成了一个事关民族自豪感的问题。随着社会和政治思想中自由主义的兴起，像内科医生约翰·洛克和让－雅克·卢梭这些哲学家们的观点越来越得到社会认同，人们认可了延长青少年学习与玩乐时间的价值。因为之前的统计数据过于骇人听闻，新的统计医学开始将重点转向预防儿童疾病。暗淡的前景使改革者倍感羞愧并开始行动。但是究竟应该怎么做才能拯救儿童的生命呢？或者说有什么能做的呢？

儿童福利的曙光

孩子们一旦患上了某些急性病，就很少能存活下来，人们不得不承认没有药物救得了这些孩子。但另一方面，大多数孩子出生时都是健康的，所以，人们的目标应该是保持孩子们出生时的健康状态。预防疾病被迫成为最好的药物。改革者们同时在几个层面上开始行动：建立诊疗所和医院、提高卫生环境的政策、构建儿科学相关医学研究，以及立法。

妈妈们想要什么以及她们需要什么

母亲希望她的孩子幸福，只要他幸福，她就是对的；如果她的方法出错了，那就需要教导她。
——让－雅克·卢梭，迈克尔·安德伍德在《论儿童疾病》（Traité sur les maladies des enfants）中的题记，1784 年；1803 年译本，魁北克：新闻印刷厂（Nouvelle Imprimerie）

卫生和建议

慈善家们试图改善弃儿之家的条件，他们还创建了免费提供服务的诊疗所，这一过程类似于同期为精神病患者开展的精神病院运动（见第十二章）。与欧洲其他的大城市不同，伦敦在意识到高死亡率之前没有儿童收容所。作为回应，商人托马斯·科拉姆于 1741 年建立了伦敦弃儿医院。然而，单纯将这些健康的婴儿聚集在一起并不能保证他们能存活下来。科拉姆和他的改革者们立即受到了如何让失去母亲的孩子活下去的质疑，而人工喂养也再一次被证明行不通。作为人工喂养（artificial feeding 或 "dry nursing①"）的倡导者，乔治·阿姆斯特朗（George Armstrong）于 1767 年在伦敦开设了一家免费为生病的"贫困婴儿"提供护理的诊疗所。阿姆斯特朗还曾写过幽门狭窄的相关说明。三年后，J.C. 莱特萨姆竞争性地督办了一家诊疗所，并对阿姆斯特朗进行了刻薄的抨击。慈善事业具有了政治正确性，医生们为了得到关注而争先开展。伦敦的死亡率清单显示，从 1730 年到 1810 年，五岁之前的死亡率从 75% 稳步下降至 40%。大革命之后的法国与伦敦的情况相似，随着卫生方面的新规定以及保育机构问责制的施行，五岁以下弃儿的死亡率据说从 1798 年的 83% 降至 1813 年的 13.5%。

父母的教育——尤其是穷人阶级——成为这场多管齐下的婴儿死亡率抗争的又一助力。医学专家开始对如何培养健康的孩子提出建议，这是一种可敬的做法。伦敦弃婴医院的指导方针基于 1748 年威廉·卡多根的《论文》，他（起初是匿名地）反对传统，提倡宽松着装（而不是紧紧裹住）、每天洗澡以及母乳喂养。1761 年，瑞士卫生学者西蒙·A.提索特将房屋供暖及通风、适度饮食和锻炼指定为保持身心健康的规则。提索特是最先说明手淫危害的人之一，手淫直到 20 世纪都一直被指认为身体退化及道德堕落的原因之一。"学校卫生"的发源地德国也有过类似的卫生规定。约翰·彼得·弗兰克（Johann Peter Frank）在 1780 年的专著中规定了国家照顾和教育儿童的义务。弗兰克的著作启发了伯恩哈德·C.浮士德广为流传且常被翻译的《健康教理问答》（Catechism of Health，1794 年）一书。然而，社会卫生运动在无意中，也可能是有意地，倾向于把孩子的痛苦和死亡归咎于母亲和护士。

通常将这种卫生知识传达给目不识丁的民众——尤其是母亲们——并不总是那么容易。某些地方为儿童的存活及存活率设立了金钱奖励。这些政策的残余如今依然可见一斑：法国和魁北克仍然对多子女家庭（les familles nombreuses）施行税款减免和降价，作为积极鼓励提高人口出生率的政策的一部分。女性文化程度的提高为家庭建议文学打开了大门。家庭建议文学以约翰·韦斯利的《原始医学》（Primitive Physic，1746 年）为首，包括年鉴及自助手册等形式，并通常包含大量的道德哲学。由苏格兰内科医生威廉·巴肯撰写

---

① Dry nursing："干法哺乳"，对比普通母乳喂养的 "wet nursing"。

的《家庭医学》（*Domestic Medicine*，1769 年），在 1913 年停止发售之前曾在很多国家发行过多个版本，并被翻译成至少七种语言。此外，该书的很多模仿者和"改进版"也被广泛出版，这些面向农村精英分子的家庭医学书籍在强调儿童护理方面独树一帜。学术派医生也参与了这一家庭建议文学运动。

在德国，优秀的自由主义教授克里斯托弗·W. 胡费兰出版了一本通俗作品《延年益寿的艺术》（*The Art of Prolonging Human Life*），与此同时，他还推出了一份早期医学期刊。类似的，1803 年魁北克版的迈克尔·安德伍德专著总结了他对生病孩子的母亲的建议。他们的建议在蒙特利尔卫生学教授塞韦林·拉沙佩勒的著作中继续传承，他为普通民众撰写了几部建议手册，并翻译了芝加哥教授亨利·M. 莱曼广受欢迎的《实用家庭医生》（*Practical Home Physician*）。这些建议千变万化，一些关于新生儿喂养的自信满满的言论在如今看来非常奇怪——比如：过早在辅食中引入鸡蛋，或者禁止新生儿食用香蕉。这些传统经验经过一些细节的修改后，仍然在 20 世纪中期颇受欢迎的史波克博士（Dr Spock）手册（见下文）及其众多后继作品中延续。

内科和外科的发展

通过对由来已久的儿童疾病进行解剖研究，外科及内科均发现了相关的解决方法。1827 年胡费兰撰写关于子宫疾病的专著之时，甚至连胎儿也开始受到关注。17 世纪初期，几位作者提出了用气管切开术（tracheotomy）治疗白喉的救命之法。1826 年，皮埃尔·布雷东诺对这种方法进行了推广。在这些令人印象深刻的成就中，最突出的是詹纳发表于 1798 年的发现，即牛痘可以保护人们不患天花（见第七章）。

慢性疾病也开始受到关注。1741 年，尼古拉斯·安德里引入了单词矫形外科学（orthopédie）[①]。他的专著中描述了矫正畸形足和髋关节错位的手术（见图 13.3）。但他的建议并非全部是手术形式：他也提供了治疗痉挛（tics）、萎黄病（贫血）、皮疹、指甲类疾病、丘疹（pimple）、疣（wart）、口齿不清及口吃的处方。美国的托马斯·H. 加劳德特和法国的 J. M.G. 伊塔尔还经过不懈努力，让聋哑儿童学会了交流。

---

① 源自希腊语"笔直的"和"孩子"。

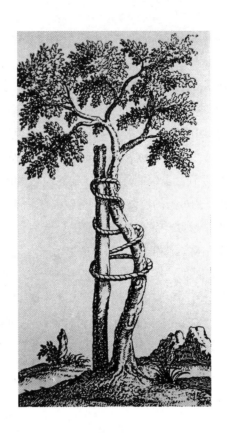

图 13.3 被拴住的树，象征着矫形外科学（orthopedics）的目标。摘自尼古拉斯·安德里，《矫形外科学，或纠正及预防儿童畸形的艺术》（*Orthopedia, or the Art of Correcting and Preventing Deformities in Children*），第 1 卷，1743 年，第 211 页对页。

  最后，内科和外科医学还为患有疾病或残疾的儿童提供了一些帮助。专门的医院陆续成立，以针对患有特定疾病的儿童进行专门的治疗（而不是收容）。1802 年 4 月，巴黎在一所历史久远的孤儿院遗址处开办了儿童疾病医院（Hôpital des Enfants Malades），该医院现已与内克尔医院合并，并声称其是世界上最古老的真正具有医学意义的儿科医院。患有新生儿梅毒的婴儿会被立即转移到沃吉哈赫（Vaugirard）的一所专门的性病医院，并在那里接受古老的传统"治疗"——让服用汞的乳母哺育他们。这些乳母中，有些因自己本身就患有梅毒而服用汞，有些则是健康的（见第七章）。其他国家也陆续出现了儿童医院，包括：德国（19 世纪 40 年代）、伦敦（1852 年）、纽约（1854 年）、费城（1855 年）、爱丁堡（1860 年）、芝加哥（1865 年）、波士顿（1869 年，1846 年曾关闭的一家儿童医院的前身）和多伦多（1875 年）。医生们希望这些医院能够提供治疗，并为进一步的研究提供相关病患。由于大多数住院患者都是穷人且没有受过教育，改革者也曾设想将医院变成道德教育之所。

儿科学的专业化

在接下来的数十年中，儿科学开始成为一门独立学科并实现专业化，表现为专有教授职位、学院、协会及期刊的出现。18 世纪 90 年代到 20 世纪 20 年代之间发行了很多专门研究儿童健康的新期刊[①]。巴黎和柏林分别于 1879 年和 1894 年设立了儿科学教授职位。儿科学专业协会也相继在德国（1883 年）、俄罗斯（1885 年）和美国（1888 年）成立。美国的专业协会成立于 1933 年，加拿大专业协会也于 1937 年成立，并于 1942 年首次颁发专业证书，随后于 1946 年改为通过考试颁发证书。

许多儿科医生深信，生物学疾病可以找到相应的社会解决对策。因此，他们都多少支持自由主义政治。美国儿科学会（American Pediatric Society）的第一任主席亚伯拉罕·雅各比在 1848 年的右翼革命后离开了他的祖国德国。儿科医生兼历史学家彼得·C. 英格利希指出，雅各比深信社会干预可以打破弃儿之家的高死亡率（在那时仍然不低于 75%），而他对儿科学的愿景也正是扎根于这种信念之上。雅各比认为，儿童的主要致死原因——特别是腹泻及呼吸道疾病——只有通过解决贫困和住房的根本问题才能根除。

科赫于 1882 年发现了结核分枝杆菌，并意识到臭名昭著的杀手——肺痨——可以通过牛奶传播，基于这些发现，新的专业机构随之而来。通过营养学和灭菌方面的创新应用，儿科医生最终设计出了更安全的人工喂养方法。继橡胶奶嘴技术（美国专利，1845 年）这一人工喂养的福音之后，路易斯·巴斯德于 1864 年开发的巴氏灭菌法也保证了人工喂养的安全性。19 世纪末，保持新生儿健康状态的目标似乎已不再遥不可及。

在 19 世纪来临之际，公共卫生学家越来越关注儿童死亡率。以巴黎（1892 年）和纽约（1893 年）为首，所有主要城市都设立了可以提供咨询建议的诊疗所及婴儿保育处（见图 13.4）。类似的，为了提供稳定且实惠的清洁牛奶的供给，城市中建

[①] 详细列表见加里森和阿布特（Abt），1965 年，第 125—130 页。

立起了牛奶库。1897 年纽约罗彻斯特市开设的市政牛奶站号称是北美首家牛奶站。所有这些措施成功与否的衡量标准是年度死亡率。蒙特利尔被普遍认为是北美婴儿死亡率最高的城市之一，其 Gouttes de lait 诊所于 1901 年开业，为法国人及英国人提供安全牛奶供给服务。截止到 1915 年，该服务网络已迅速扩增至 28 个牛奶库。负责公共卫生的护士在城市和农村地区向母亲们传授卫生及婴儿喂养的基本知识。1905 年至 1911 年期间，巴黎、布鲁塞尔和柏林纷纷召开了国际会议，讨论关于牛奶供给的相关规定，但讨论的范围最终扩大到了所有会导致婴儿死亡的原因。

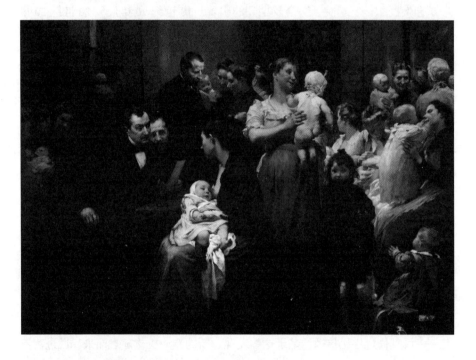

来源：贝尔维尔药房的"牛奶派发工作"（三联画）

若弗鲁瓦·让（别名杰奥），画家

CCØ 巴黎市博物馆联盟 =/ 小皇宫博物馆 – 巴黎市立美术馆

图 13.4　在巴黎贫困郊区的一家诊所里，医生们正在向那些急于让自己的孩子保持健康的母亲们传授经验并派发牛奶。贝尔维尔的 Goutte de lait 诊所（Goutte de lait de Belleville），亨利·吉奥夫罗伊所作三联画中的一部分，公立援助博物馆（Musée de l'Assistance Publique），巴黎。

随着卫生条件的改善，死亡率开始下降。然而，在使用抗生素和疫苗对抗其他儿童疾病之前，卫生系统在挽救儿童的生命方面显得势单力薄。普雷斯顿和海恩斯在 1900 年前后对美国的研究表明，儿童死亡率仍然高达 20%。加拿大的死亡率有些许下降，但这种下降可能只是表象而并非真实情况，因为同期可靠的记录表明这一时期的出生率也有所增加。同时，这点也很重要：这段时期控制死亡率的成功也可能是由于人们普遍愿意让孩子存活下来（见下文"社会儿科学，Social Pediatrics"）。

医学技术发展

20 世纪早期，一些令人兴奋的发现意味着曾经属于睿智妇女及企业家的领域如今已成为医生、科学家和工业巨头的分内之事（见图 13.5）。这些发现包括微生物理论、疫苗、白喉类毒素、激素、遗传学、维生素和抗生素。它们一个接一个地出现，即便有些没能达到根除效果，却也显著减少了儿童各类疾病的发生，如麻疹、白喉、腮腺炎（mump）、百日咳、猩红热和风湿热（rheumatic fever）以及与之相关的心脏和肾脏并发症。20 世纪 50 年代初，索尔克和萨宾研制的疫苗遏制了脊髓灰质炎的流行，专家们现在预测这种疾病将做到全球根除（见第七章）。包括心脏病和髋关节脱位在内的先天性疾病，这些曾经让儿童不得不终身忍受甚至导致其死亡的病痛，如今，都能得到相应的治疗，使患病的儿童得以成长为具有生产力的社会成员。这得益于很多外科医生所做出的重要努力（见第十章）。对于儿童残疾，特别是智力迟钝，医学主张以预防为主——通过新生儿筛查和疫苗接种，努力消除这一问题的医源性病因，比如：先天性梅毒、Rh 新生儿溶血病、核黄疸（kernicterus）、麻疹、b 型流行性感冒嗜血杆菌脑膜炎（Hemophilus influenzae type B meningitis）、先天性甲状腺功能减退（congenital hypothyroidism）、苯丙酮尿症（phenylketonuria）和先天性风疹综合征（congenital rubella syndrome）。经过半个世纪的共同努力，这些病因已明显减少，但其实，它们在 1950 年的总病例数占比也只有 16% 左右。评论家认为，这是一个严重的隐患，而且其目前受到的重视和资金支持都严重不足。

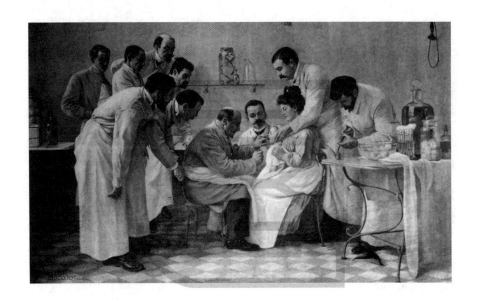

来源：画作保存在巴黎公共医疗救助机构，APHP（APHP 是巴黎公共医疗救助机构的简写）/F. 马兰

图 13.5 一名患有白喉的儿童正在接受一名医生的插管治疗，周围都是忧心忡忡的成年人。看来在插管法与气管切开术的争论中，这位医生可能支持插管法一派。画面中的线条聚焦在孩子的咽喉处。《插管法》（Le tubage），普遍认为作者是 G. 希科特，20 世纪初，公立援助博物馆，巴黎。

精细分科

以儿童年龄为标准，儿科开始被划分为不同的亚专业。新生儿学始于 20 世纪 50 年代中期。纽约麻醉师维珍尼亚·阿普伽开发了快速评估新生儿状态的简易评分方法（见第十一章）。1958 年，人们开始用光疗法（phototherapy）治疗新生儿黄疸，大大减少了这一常见问题的后遗症。1959 年，玛丽·埃伦·艾弗里和杰雷·米德发现了表面活性剂在早产儿呼吸窘迫综合征（respiratory distress syndrome）中的作用，使得人们有望挽救妊娠期不超过二十六周的婴儿的生命。

在持续强调预防的过程中，医生们很快就发现了产妇吸烟、酗酒及吸毒的危险性。1963 年，人们已经可以通过给予 Rh 阴性产妇 Rh 抗体，在其怀孕之前从免疫学层面杜绝胎儿红细胞增多症（见第八章）。

遗传学与优生学

> 没有婴儿就没有国家。
>
> ——海伦·麦克默奇，《加拿大母亲之书》（*The Canadian Mothers' Book*），小蓝书母亲系列（The Little Blue Book Mothers'series），第 1 册，渥太华：卫生部出版社，1927 年，第 8 页

社会卫生运动从一开始就与发达国家的远景密切相关。孩子就是未来——他们的安康即是国家的安康。挽救婴儿生命的新晋可能性提出了一个更深层次的问题：是否应该挽救所有的生命？或者，换句话说，所有公民都该为人父母吗？

"优生学"（eugenics）一词是英国生理学家弗朗西斯·高尔顿在 1883 年创造的，寓意"完美育种"（ideal breeding）。一方面，科学可以识别并预防遗传性疾病；而另一方面，占统治地位的种族及意识形态可以利用这些知识来达到定义"优势群体"的政治目的（见第十五章）。优生学的理念为这一计划提供了科学层面的支持。1902 年，A.E. 加罗德证明了黑尿症遵循孟德尔遗传规律，使之成为第一个被确认具有"遗传性"的人类疾病。很快，一连串先天性疾病都被与遗传学联系起来（见第四章）。如今，人们将这些复杂的疾病与 DNA 结构联系在一起，不仅可以为遗传咨询提供信息，也激发了预防及控制这些疾病的新型生物技术研究。然而，在过去，国家和医生借助了更极端的措施，企图制造"完美的"遗传。

优生学家既不是"怪物"，也不是"头脑简单的反动分子"，他们"认为自己是追寻科学、医学和社会福祉的进步人士"[1]。有些人在从事遗传科学研究的过程中被优生学所吸引，冷泉港实验室主管查尔斯·达文波特就是其中一员。他

---

[1] A. 麦克拉伦（McLaren），《我们自己的优等民族》（*Our Own Master Race*），多伦多：麦克莱兰与斯图尔特出版社，1990 年，第 166 页。

研究了"种族杂交（race crossing）或异族通婚^①（miscegenation）"的假设性退化效应。包括加拿大内科医生海伦·麦克默奇在内的狂热官僚及教育家也认为，完美的血统应该是中产阶级的白人新教徒（见第十一章）。他们以"帮助""无助者"的形式将他们的提议包装得很有吸引力，并对"愚笨低能之人"集中进行移民、教育和绝育。这样的解决方案在如今看来完全是侵犯公民自由权的行为，然而在当时看来，它们无比合理。这对人们来说是一个警钟，提醒人们注意：想要在某项干预手段发生之前就辨别出它所有微妙的复杂性是一件多么困难的事情。

维生素和营养学

从儿科学的角度来看，20 世纪最有趣的科学成就之一是维生素的问世。自古以来，主流的儿童治疗方法一直是对牛奶、食物和哺育方式进行操控。随着维生素这一概念的出现，一些曾经原因不明并似乎具有传染性的疾病被重新定义为特定的饮食缺陷，这些饮食缺陷现已能够用科学手段发现并预防。

早在维生素 C 还未被设想出来之前，人们就已知道维生素 C 缺乏症即坏血病，是饮食不良造成的。16 世纪，土著人就向雅克·卡蒂亚展示了如何用他们提供的特效茶配方来预防这种疾病（见第五章）。而英国人随身携带柑橘类水果的做法据说是他们"英国佬"（limey^②）这一绰号来源。当然，这些早在维生素的概念问世之前就被知晓其病因源自饮食不良的疾病属于例外情况。很多其他的疾病，虽然现在已知它们的病因是饮食缺陷，但在过去，其原因总是离不开感染。与流感或麻疹的流行一样，营养不良也会像"时疫"一样在某一时间、区域内，在特定人群中"暴发"。随着微生物理论的出现，热心的研究人员开始寻找糙皮病（pellagra）和佝偻病的细菌病因，结果发现这些所谓的"流行病"并不是传染性的，而是与营养相关。

1896 年，荷兰内科医生克里斯蒂安·艾克曼注意到，以据说"质量更好"的精白米为食的鸽子患上了一种类似于人类脚气病（beriberi）的麻痹性疾病，而改用"劣质的"糙米可以解决这一问题。1901 年，艾克曼的同事 G. 格林斯

---

① Miscegenation：尤指白人与非白人之间的通婚。

② Limey：英国佬，原词意为"酸橙"（Lime）的形容词，可以理解为"带着酸橙的人"。

（Grijns）推测，稻壳中含有一种抗脚气病的物质。同样，在南方各州工作的美国人约瑟夫·戈德伯格以提供赦免为条件，对囚犯进行了实验，并由此证明糙皮病是一种饮食缺陷症。但当时的人们并不相信这些结果。1916 年，失意的戈德伯格试图通过接种和服食糙皮病患者的分泌物及血液，使自己和其助手感染糙皮病。他们这一实验的失败被当作该疾病不具备传染性的证据，但是一些人仍然拒绝放弃传染理论。

最终，针对维生素的化学研究为从前影响广泛但病因不明的疾病提供了具体的病因及治疗方法。"维生素"①一词是波兰生物化学家卡西米尔·冯克于 1912 年创造的，用来表示辅助食品这个新理论概念。弗雷德里克·高兰·霍普金斯也认为维生素是一种与激素有关的营养催化剂，并研究了合成饲料及牛奶喂养对老鼠的影响。

在接下来的 50 年里，各种维生素相继被发现、命名、分离并合成（见表 13.2）。自从维生素的生物化学概念得到确认，每种维生素从发现到分离提纯所需的时间就大大缩短了。比如，硫胺素（B_1）用了 30 年，而核黄素（B_2）和维生素 K②只用了不到两年。在这项研究营造的激动人心的氛围下，以下这些人很快就获得了诺贝尔奖：霍普金斯和艾克曼（1929 年）、惠普尔（1934 年）、森特 – 哲尔吉（1937 年）、达姆（1943 年）。

表 13.2 维生素史上的里程碑

	命名者或设想者	年份③	提纯者或分离者	年份	结构或合成方法发现者
A	布洛赫	1924 年	卡勒	1931—1937 年	1937 年
B_1	艾克曼和格林斯	1896 年	詹森	1926 年	1936 年
B_2	英国医学研究委员会 / 瓦尔堡	1927 年 /1932 年	库恩	1933 年	1935 年

---

① 来自"vita"（生命）和"amine"（一种化学计量单位）。

② 因其在"血液凝固"（Koagulation）中的作用而被亨利克·达姆（Henrik Dam）如是命名。

③ 年份指研究年代或发表年代。

续表

	命名者 或设想者	年份	提纯者 或分离者	年份	结构或合成方法发现者
B_3	戈德伯格 / 沃格林	1914 年至 1915 年	冯克 / 萨伯罗	1914/ 1937 年	1867 年
B_6	乔治	1936 年	凯赖兹泰希等	1938 年	1938 年
B_{12}	惠普尔	1922 年	里克斯等	1948 年	1955 年
C	冯克	1911 年	森特 - 哲尔吉	1928 年	1933 年
D	梅兰比 （化学法发现）	1918 年	帕彭海尔	1921 年	1936 年
	胡尔德辛斯基 （光学法发现）	1919 年	安格斯	1931 年	
E	埃文斯等	1922– 1923 年	埃文斯等	1936 年	1938 年
K	达姆	1934 年	达姆	1939 年	1939 年

来源：《古德曼与吉尔曼的药理治疗基础》（*Goodman and Gilman's Pharmacological Basis of Therapeutics*），纽约：麦克劳希尔出版社，1996 年及往期版本；罗曼·J. 库斯基，《维生素、矿物质和激素手册》（*Handbook of Vitamins and Minerals and Hormones*），第二版，纽约：凡·诺斯特兰德·莱茵霍尔德出版社，1980 年。

　　婴儿食品被从化学层面简化为维生素、蛋白质、脂肪和碳水化合物等成分，这为医生们日益上升的权威又添了一把火。母乳的组成成分基本等同于"婴儿配方"。医学专家解释了如何通过人工喂养婴儿来解决母亲的焦虑，并满足了婴儿乳品行业的经济愿望，同时依然强调了乳制品卫生及保质期的重要性。没有母亲的孩子因此而受益，但这一成就的影响也传到了普通健康婴儿的母亲耳中，她们深信科学能确保她们的孩子获得足够的优质乳品。然而讽刺的是，母乳替代品永远无法提供母乳所具有的免疫功效，而曾经因为能让婴儿免于窒息和饥饿而备受赞誉的橡胶奶嘴，如今也成了毒理学警告的对象。

历史学家里玛·阿普尔和凯瑟琳·阿纳普指出，医生们并没有因为他们提供了更多有关人工喂养的信息而停止提倡孕产妇护理。但奶粉商赢了。到 20 世纪 70 年代初，北美只有不到三分之一的儿童还在接受母乳喂养。出于对这一趋势的担忧，母乳育婴联盟（La Leche League，成立于 1956 年）和医疗保健专业人员对于母乳喂养进行了积极的推广。他们担心，随着女性对母乳喂养的熟悉度逐渐丧失，母乳喂养率将持续下降。文化价值观的转变，加上人们对科学专业知识的怀疑，再一次帮助这些积极分子扭转了局势，并促成了 20 世纪晚期母乳喂养的复兴。尽管如此，婴儿乳品行业仍然继续在发展中国家推销其更昂贵、效果更差的配方奶粉，并因此而饱受非议。

乳房、牛和婴儿

母乳是给婴儿喝的；牛奶是给小牛喝的……母乳是最好的，因为它不需要被加热，你可以带着它去野餐而不用担心它被猫偷吃，而且它的容器如此可爱。

——阿兰·布朗，多伦多儿童医院（Toronto's Hospital for Sick Children）医生，引用于 K. 阿纳普，《母性教育：给加拿大母亲的育儿建议》（*Education for Motherhood: Child-Rearing Advice for Canadian Mothers*），多伦多：多伦多大学出版社，1994 年，第 97 页

专家给家长的建议：布拉茨博士和斯波克博士

生物学病因在发达国家大获全胜后，行为及心理学研究则乘虚而入。儿童研究及青少年医学成为新近独立领域，着重强调行为及心理健康。社会学家悉尼·哈尔彭认为，学院派儿科学重视心理学多过生物学的趋势是因为受到了政府资助机构的影响。

早在 1924 年，物理学家兼心理学家威廉·布拉茨就在多伦多大学掌管一所儿童研究中心，他在那里开发出了一套相对自由的育儿方法。布拉茨曾在很多其他活动中展示过他富有争议的迪翁（Dionne）五胞胎研究——这五胞胎所住

的育儿室简直变成了分析儿童成长中先天与后天影响的"实验室"（见图 13.6）。1938 年，在来自五胞胎家庭的压力下，安大略省政府终止了该项目。然而，公众已经意识到科学在养育健康儿童方面的前景。

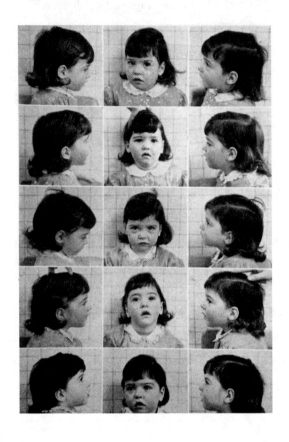

图 13.6《迪翁五胞胎的生物学研究》（*Biological Study of the Dionne Quintuplets*）。这幅合成图反映了研究人员在研究先天与后天影响时的关注点，但它也有力地说明了这五个孩子的生活及其家庭所受到的"科学"侵犯，这些侵犯在如今看来不可接受。摘自 J.W. 麦克阿瑟和诺玛·福特，布拉茨等人 1937 年著作的卷首插图。

　　纽约儿科医生本杰明·斯波克为父母们撰写的建议手册是世界第三畅销书籍，仅次于《圣经》和《莎士比亚文集》。斯波克毕业于耶鲁大学，曾在梅奥医学中心和凯斯西储大学（Case Western Reserve University）担任教授。他的《斯波克育儿经》（*Baby and Child Care*，1964 年）一书，用简洁的语句将弗洛伊德理论带给了普通美国民众。在书中，他强调了孩子对爱的需求，并放松了过去几十年盛行的针对进食、如厕训练、穿衣和玩耍的严格规定。孩子不会因为你拥抱他就被惯坏。斯波克用简单易懂的信息提高了家长们的自信心。他指出，父母在引导儿童身体、情感和道德成长的同时，也打从心底想要取悦孩子，这是人之常情。此书在 1946 年第一版问世的十个月内就卖出了五十多万本。

20 世纪 60 年代中期，越南战争肆意地杀害了斯波克帮助抚养长大的孩子们，震惊之余，斯波克直言不讳地倡导裁军与和平，却因参与抗议活动而多次被捕。1968 年，他因共谋抵制征兵而被定罪，并被罚款五千美元。由于斯波克采取了一种似乎偏向共产主义的反政府立场，许多美国人开始与这位上了年纪的儿科医生反目成仇。他们声称，斯波克对爱的强调超过了对纪律的重视，导致了一整代人的散漫与自私。他们还将嬉皮运动以及其引发的性、政治和社会方面的革命归咎于斯波克。

斯波克否认他的作品产生了如此夸张的影响。他指出，对他的作品一无所知的国家也存在类似的文化动乱，他还将美国与其他没有发生动荡但他的书同样大获成功的国家进行了对比。此外，斯波克对割礼等问题的立场也发生了转变。学者们对斯波克故意弱化自身影响力的做法并不买账，虽然他们自己也会批评斯波克观点的某些方面有些过时。事实上，人们现在认为斯波克是导致五万例婴儿猝死（即 SIDS，婴儿猝死综合征）的罪魁祸首，因为人们广泛采纳了他关于婴儿应该趴着睡以避免吸入性肺炎（inhalation pneumonia）的建议。人们直到 1969 年才发现 SIDS 这种疾病，那时距斯波克的书首次面世已过去二十年。并且直到 20 世纪 90 年代，人们才发现 SIDS 与睡姿有关。这一信息也经常被用来证明建议文献的巨大影响力。

这位儿科医生从不羞于宣传，1992 年 9 月，已是九十多岁高龄的他参加了一场新闻发布会，会上他提倡母乳喂养并提醒人们注意全脂牛奶对儿童早期及随后生活的危害。这次，他一如既往地成功激怒了整个北美的奶农和商业利益相关者。《斯波克育儿经》仍然是一本畅销书，它被翻译成三十九种语言，如今的总销量已超过五千万册。该书于 2004 年出版了第八版，这时作者已去世六年。

社会儿科学

在社会卫生运动之后，更多的婴儿存活下来并长大成人，但统计数据还是暴露了阶级和地域的不平衡性。通过社会规定来保证儿童健康的计划并非在所有国家都得到了同等程度的实施，甚至其实施程度在每个国家内部都不平衡。普雷斯顿和海恩斯指出，与享有更多特权的同龄人相比，美国人口稠密地区的儿童，以及那些因贫困、种族或遗弃而成为弱势群体的儿童所享有的预期寿命更短。但是，也有一些贫穷的孩子成长得很健康。渐渐地，儿科医生开始对那些一度被认为是未开化的育儿方法的益处进行重新评估——比如襁褓包裹法——并发现了一些母亲们自始至终都知道的益处。

童工、实验和虐待

禁止杀婴的法律与禁止谋杀的法律一样，在西方国家早就有史可考了，但其鲜少被强制执行。被定罪的母亲很少全额支付罚款，特别是当她是单身母亲且极度贫困的时候。社会对儿童的社会价值的主流态度极易对保护儿童的立法造成影响。童工法也是类似的情况。

19世纪早期，年幼的孩子们会被招募为童工，他们悲惨的境遇在查尔斯·狄更斯的小说中得到了生动的刻画。19世纪30年代，英国颁布了禁止工厂雇用童工的法律。

北美经济以农业为基础，后期才出现工业化。因此，直到19世纪70年代和80年代，美洲大陆才通过保护工厂及矿区儿童的立法。但是，这些法律并非平等地适用于所有儿童。据说，被禁止工作的伦敦孤儿越来越多，越来越绝望。牧师兼医生托马斯·J.巴纳尔多在英国各地建立了慈善之家（Home），但在1868年，他开始将这些儿童输出到澳大利亚和加拿大的家庭或劳动市场中。涓涓细流最终变成一股洪流，导致英国总共有八万名慈善之家的儿童被移送至国外——其中至少有两万名是"巴纳尔多男孩"或"巴纳尔多女孩"。这种做法一直持续到1925年才被废止。许多贫困的孩子可能在伦敦的街道上度过了短暂的一生。乔伊·帕尔指出，这些流落街头的孩子大多数都没能被家庭收养，而是成为童工。被输出的孩子中至少有三分之一并非孤儿，并且其中有多达10%的孩子（通常来自弱势群体）是在违背他们父母意愿的情况下，以"慈善绑架"

的形式送走的，其中一些孩子的父母甚至并不知情。慈善之家采取了相应措施确保被监护的孩子的健康，并认真地收取了他们的工资。巴纳尔多的体系也降低了美国照顾流浪儿的成本，满足了银行及其他直接相关机构的财务利益。这样特殊的社会背景总是找出新的理由让儿童继续工作，而不是让他们去上学。童工仍然是一个具有世界意义的问题：联合国儿童基金会（UNICEF）估计，如今参与工作的五岁至十四岁的儿童有一亿五千八百万之多。

"婴儿农场"（baby farm）也体现了人们在应用法律保护儿童方面的矛盾心理。收容未婚母亲及她们的孩子的福利院成了领养"黑市"。19 世纪晚期，限制这种做法的立法并没有得到执行，许多婴儿农场依然在私人医院的伪装下进行非法经营。比如，1925 年至 1945 年间，新斯科舍省理想产院（Ideal Maternity Home）因其松懈的卫生标准、残酷和高死亡率（但未经报道）而在当地臭名远播。但是，直到 1988 年调查记者贝蒂·卡希尔写了一篇名为《黄油盒婴儿》（Butterbox Babies）的报道后，这家产院才受到了广泛的关注。黄油盒暗指该产院前雇员回忆中提到的劣质棺材。

医学也见证了立法机关对于将儿童作为实验对象这件事的态度演变。几个世纪以来，医学努力通过研究儿童特有的疾病来帮助他们。詹纳的天花疫苗的测试对象是一名八岁的男孩，为了证明詹纳的发现，这个孩子随即被接种了活性天花（见第七章）。其他 19 世纪试验——比如麻疹预防实验——也为大城市的济贫院和孤儿院的孩子们接种了麻疹病患的血液。苏珊·E. 莱德勒和她的同事们指出，被送进收容所的儿童几乎都曾被用于其他疫苗、感染及营养类疾病的研究——如果实验成功了，那就是这些孩子福大命大。

但并不是所有的实验都成功了，相反，实验常常会招致疼痛和痛苦。1970 年，人们发现纽约威洛布鲁克州立学校（Willowbrook State School）在十五年来一直故意对患有严重智力缺陷的儿童进行肝炎感染，并称该病在严重智力缺陷儿童中"不可避免"，而且，据说该学校的这种做法征得了家长的同意。这一发现引起了公愤。此事促成了管控生物医学研究的立法（美国，1974 年；加拿大，1978 年）以及随后制定的人道对待所有人类受试者——特别是儿童——的指导方针及行为准则。

现在，人人都知道任何社会环境中的家庭和学校中都可能发生儿童虐待。这一危险且普遍的问题直到最近才被当作医学问题来看待。19 世纪 60 年代，法国法医安布鲁瓦兹·塔迪厄首次提出这一观点，但由于当时没有任何技术可以让观察者在事后检验父母所说的事故，所以这一观点并未受到重视。从另一个层面讲，这不仅涉及隐私问题，也牵扯到社会对"什么对孩子来说是对的"这一问题的不同态度。1946年，美国放射学家约翰·卡夫注意到，六名出现硬脑膜下血肿的儿童的长骨影像显示出特殊的改变。1974年，他对"摇晃婴儿综合征"（shaken baby syndrome）的特点进行了概述。卡夫没有因为丑陋的真相而退缩，而是继续证明了婴儿体内的巨大胸腺并非疾病，这一发现结束了医学沿用胸腺辐射治疗根本不存在的疾病的做法。卡夫来自丹佛的同事查尔斯·亨利·肯普开发了一系列用来识别"受虐儿童综合征"（battered child syndrome）的评判标准[1]。

> 对胸腺进行放射……对任何年龄段来说都是一种不合理的手术。
>
> 我所见到的大多数错误都不是因为这个犯错的人不了解某种疾病，而是因为他不明白，他所面对的人并没有患病。
>
> ——约翰·卡夫（1945年和1974年），引用于M.T.雅各布斯等，《放射学》第210期，1999年，第11—16页

"虐待儿童"（child abuse）和"摇晃婴儿综合征"分别在1964年和2002年成为医学主题词（MeSH）。2004年，亚利桑那州一家繁忙的诊所报告说，对家庭暴力的积极审查表明，儿童人口中的15%受到家庭暴力的威胁，且这一数字相比未进行审查时高出七倍[2]。医生们如今已开始接受培训，提高对儿童虐待的警惕性。

最近，多伦多的一位病理学家过分夸大地将某些迹象解读为儿童虐待的标志，导致几起案件错判为谋杀儿童。他的错误被归咎于他的自负及经验不足。卡夫对错误的评论十分恰当。在2008年底的法国，两名医生因未能阻止一名五岁儿童被其父母谋杀而被定罪——他们没有对男孩进行适当的检查就接受了孩

---

① JAMA 第181期，1962年，第17—24页。

② 瓦尔等，《BMC内科医学》第2期，2004年，第25页。

子母亲的说法，并因此被判缓刑和罚款。

虽然虐待儿童较晚才受到重视，但公众对它的认识较清晰，不过这并不意味着最近的儿童虐待犯罪有所增加。相反，这反映了一种文化程度，意味着人们不再容忍对于儿童任何形式的体罚，也反映了新时代人们愿意接受国家对儿童家庭环境的干预。自从1979年瑞典禁止成人以任何形式对儿童施暴以来，学校体罚相应减少。大多数欧盟成员国也禁止任何形式的体罚行为。英国是仅有的四个拒不妥协的国家之一，其有一百四十年历史的一条法律，允许父母实施"合理惩罚"。最近，英国开始考虑更改这条法律，但其在2004年的最新一次尝试以惨败告终。加拿大采取了一种折中的立场，允许轻轻拍打2—12岁的儿童，但不允许借助物体，且不可以打在头部。1990年，保证儿童免受一切形式的身心暴行，联合国通过了儿童权利公约，美国（包括索马里）是唯一未能批准该公约的两个国家之一。

这些态度上的转变导致了医学观念上的显著变化——包括什么是疾病、治疗方法和医生的角色。

儿科和更广阔的世界

随着传染性疾病和腹泻得到控制，发达国家的婴儿死亡率在20世纪大幅下降，1900年，每一千个活产婴儿中约有一百五十个死亡，到1954年和1979年，这一数字分别降至26.6和13.1。儿科医生逐渐开始转而关注其他地区儿童的健康问题，典型代表是对儿童营养学颇有贡献的西塞莉·威廉姆斯以及世界卫生组织第一任总干事布罗克·奇泽姆博士。儿科医生对于疾病预防的本能反应使得他们对世界公共卫生相当积极（见第十五章）。

WHO的统计数据表明，儿童死亡率问题可能有所缓解，但远未得到解决。每年仍有一百多万儿童死于疟疾，另有九百多万五岁以下的儿童死于肺炎、新生儿破伤风、腹泻、麻疹和艾滋病毒，更不用提还有雪上加霜的营养不良和污染问题。由于这些疾病的病因不仅和生物学有关，也关乎社会，所以，要想有效地控制这些疾病，就不可避免地需要对性别、种族、宗教及传统相关的文化习俗进行巧妙的干预。解决儿童致死问题的同时也会加剧人口过剩的问题，从而引发营养不良和饥饿。因此，避孕仍然是一个重要的问题。节育方法已经发展为一种利润丰厚的工业化产物——就像以前的婴儿配方奶粉一样。但最近的研究表明,与药物或仪器相比,限制出生率与女孩的受教育程度的相关性更高(见第十一章)。

奇泽姆和威廉姆斯等人在控制儿童死亡率方面的努力让全世界的儿科医生都面临着一个扎眼的讽刺:每年仍有成千上万的儿童死于饥饿和不洁的生活环境,一场可能毁灭整个物种的战争就能白白夺取数百万人的性命,相比之下,从可被治疗的传染性疾病中拯救寥寥几个孩子显得如此苍白无力。长期接受疾病预防教育的儿科医生明白,任何医学在核灾难面前都是无力的,于是,他们支持成立 IPPNW 及类似组织(见第十五章)。

孤儿及"失足少年"(delinquent)这类无人可替他们发声的儿童依然会受到虐待,特别是那些被收容在"庇护所"或被国家收监的儿童。同时,我们极度沮丧地意识到,金钱完全无法弥补战争对儿童造成的伤害。2004 年,联合国发布了一份关于塞拉利昂儿童的真相与和解报告。有时,虐待也被冠以"帮助"的美名。2006 年,加拿大落实了一项财政计划,并成立了一个真相与和解委员会,以帮助原住民麦士蒂索人和因纽特儿童修复受损的寄宿学校。

虽然人们对贫困儿童给予了关爱,但他们在身体、智力和情感上都处于劣势。几十年来,富裕国家的政府一直承诺解决儿童贫困问题,然而贫困儿童的比率却没什么显著变化,不过在社会福利上支出最少的国家的这一比率是最高的(见表 13.3)。贫困儿童的不均匀分布与地区和种族有关。解决儿童贫困问题的进展缓慢。报告显示,自 2000 年以来,除了英国的贫困儿童比率有所下降,几乎所有其他地方都上升了。随着这一比率的攀升,全球健康问题与家庭的关联更近了一步。2000 年,WHO 成员国认识到贫困对健康的影响,并一致通过了《千年宣言》(Millennium Declaration):"我们目前有超过十亿人次的男女同胞及儿童处于赤贫状态,我们要将他们从这种状态中解救出来。"《千年宣言》的目标是在 2015 年结束前消除赤贫人口。这方面的进展也很缓慢。

表 13.3 贫困儿童百分比估计值

	20 世纪 80 年代	20 世纪 90 年代	2000 年前后
澳大利亚	15.5	10.9	11.6
加拿大	15.8	12.8	13.6
丹麦	4.0	1.8	2.4
英国	9.7	17.4	16.2
美国	25.1	22.3	21.7

来源：经济合作与发展组织（OECD），摘自彼得·怀特福德和威廉·阿德马，"减少儿童贫困。什么最有效？（Reducing Child Poverty. What Works Best？）"OECD，《社会就业和移民工作底稿》（*Social Employment and Migration Working Papers*），第51期，2007年，第14页。

儿科医生仍然是疾病预防方面的专家，但是既要进行合理的干预，又不能对个人生活及其他文化造成不可接受的侵犯的紧张局势依然存在。一些曾经被吹捧为医学救星的方法已经遭到摒弃，成为可耻的广告推销或令人遗憾的错误。而另一些方法仍然在法律中根深蒂固。有时，当事物仍然处于发展过程中时，人们可能根本无法辨别出哪条才是正确的道路。通过对疾病预防以及健康的社会（及生物学）决定因素的关注，儿科医生不仅影响了其他医学领域，也为增强世界上所有生命的存续建立了一个模型。

拓展阅读建议

参考书目网站：http://histmed.ca.

第十四章
多面宝石：家庭医学的起起落落[1]

---

[1] 本章的学习目标在第 418 页。

　　我从来没有想过自己会整天用听诊器听胸腔的声音，或者从喉咙和直肠观察其内部的结构……全科医学是医学中最难的领域之一，因为一个称职的全科医师一定是最专业的诊断专家的一员。他不仅要知道自己什么时候可以提供帮助，更重要的是，他必须对超出他能力范围的情况做出快速判断，并将病重的患者交付到更专业的护理当中。

　　——W. 维克多·约翰斯顿，《奇迹年代到来之前》（ *Before the Age of Miracles* ），1972 年，第 8—9 页

　　研究家庭医学的历史学家惊讶地发现：家庭医学的相关著作太少了。按照他们的理解，全科医学毕竟是最古老的医学活动，早于任何医学专业的形成。按理说，它应该拥有最长的历史文献记录才对。有两个很好的理由可以解释这一点。

　　其一，全科医学及家庭医学并不古老，它是最新的专业之一。20 世纪早期，随着内科和外科专业的发展，那些什么都做的医生——他们被法国人生动地称为“全能医生”（omni-practicien）——开始淡出历史，成为传说中的人或落后的代名词。而家庭医学则是战后才出现的。

　　其二，医学史——实际上是所有历史——在 1950 年后经历了一次焦点的转变。历史学家过去常常专注于研究某个医学精英、学术问题，以及科学在知识和技术方面的巨大变革。全科医师不足以引起他们的注意。直到 20 世纪中叶，历史学家才开始转向“日常生活”。他们不再将注意力锁定在具有持久影响的重要时刻，而是开始探索平凡但连续的环境，即长期（longue durée）历史。鉴于家庭医学是一门新学科且历史学家往往会忽视平凡的连续历史这两重原因，尚未有人撰写一部家庭医学史也就不足为奇了。

　　在本章中，我们将简要地研究家庭医学的史前史——关于过去普通医生的生活和工作都有哪些已知信息。然后，我们将探讨促成家庭医学在 1950 年至 1975 年之间专业化的主要社会、政治、经济及知识助力。最后，我们将研究该学科对其他专业的影响。

全科医学史前史

在 17 世纪至 18 世纪出现人工助产术和 19 世纪早期内外科的概念融合之后的接下来的一个世纪里，大多数医生都是"全科"医师。他们既做手术，也负责接生，既照顾儿童，也照顾老人（见第十章、第十一章和第十三章）。那时，只有某些德高望重的教授和研究人员可以自称为专科医生，虽然他们中的某些人讨厌这个标签。医学实践所遵循的准则由各个国家立法进行规定，并反映出该国对医生的社会期望。比如，从 18 世纪晚期开始，加拿大的医生需要取得内科医学、外科医学和助产学的文凭并 / 或通过这三门学科的考试才能获得行医执照。

随着历史的关注点从特殊转向普通以及计算机技术的出现，我们对全科医师（简称 GP）的了解也有所增长。想要从大量长期的相互交汇的历史数据中整理出关于全科医学的可靠描述以及它的历史变迁，就必须对大量数据进行收集和处理。最近的学术研究以多种方式揭示了全科医学更久远的过往。

其中一种方式需要对特定地区及年代内有关健康、疾病、出生率和死亡率的社区记录进行审查。历史学家希拉里·马兰德利用诊疗所、医院、宗教和慈善组织的记录，对 19 世纪英格兰两个截然不同的城镇的医疗机构进行了追溯。她发现许多不同的医疗方式，但大多都会从多元化的"自救式"行为过渡到"结构式"医疗服务。类似的，去新罕布什尔州的朴茨茅斯参加某家医院百年庆的埃斯蒂斯和古德曼，意外地发现了大量与该城市有关的资料，于是他们拓展了研究范围，囊括了三个半世纪以来"寻常"和"不寻常"的出生率、疾病、死亡率及执业医师。他们的成就仅代表这个普通的美国小镇，因为几乎没有哪个城市保存着同样丰富的资料。未来对地区及气候的研究无疑将揭示出不同于朴茨茅斯的疾病和实践模式。

另一种方法是对特定时期或地域内的执业医师群体进行分析。英国和法国在这方面都不乏精细的研究。历史学家欧文·劳登首先于 1750 年至 1850 年间对英国的医疗活动特点进行了考察，并重点关注了其与药剂学、外科医学及产科学之间的关系。他的资料来源包括会议文件、医学期刊、专业档案和执业医师的个人记录。他发现，自 1815 年药剂师法案（Apothecaries Act）颁布之后，全科医学的地位有所提升。除了名字外，药剂师法案和药剂学并没有任何关系，它是针对全科医师行医和地区医师执照颁发机构创建国家标准的初步尝试。药剂师法案促成了一场有意识地组织全科医学的运动，但是全科医师直到一个世纪后才获得了全权认可。1850 年，安妮·迪格比开始对全科医学这一主题进行研究，依靠和劳登相似的多种信息来源，迪格比一直将全科医师的愿景追溯至国民医疗体系的伊始。劳登与约翰·霍德和查尔斯·韦伯斯特一起重拾了家庭医学这一主题，并追踪了其在 1948 年至 1997 年间的演变。

历史学家马修·拉姆齐在研究大革命前后的法国时，也采用了类似的方法，他在大量部门（départements）、医学院和专业机构的档案中搜寻有关健康和医学的记录，以便构建出一幅囊括各色执业医师的复杂图景。他指出，在 1770 年，行医并没有清晰的界限：经过"官方"培训的医生和民间治疗师、江湖郎中、经验主义者、药剂师和"女巫"一起工作，并相互竞争。1830 年，立法和习俗极大地改变了这一局面——理论上能够胜任所有类型的医疗工作的全科医学作为一个经过执业认证的独立专业脱颖而出，与它的竞争对手形成鲜明对比。格尔芬德、莱昂纳德和魏兹对较晚的时期也进行了类似的研究。魏兹对英国、法国和美国的专业化研究提出了一个关于全科医学的有趣推论。其他历史学家通过研究普通医生群体及他们的竞争对手来揭示他们的身份定位、工作和收入的相关模式。

通过立法来规范医学实践的程度和范围，反映了公众愿意将何种程度的自主权赋予经过正式培训的医生。在美国，医学界在保持对执照颁发和行医的控制权方面取得了令人印象深刻的成功。美国医学协会成立于 1847 年，是一个专门负责对顺势疗法及其他"非正统"医学进行游说的团体（见第六章）。相比之下，欧洲国家和加拿大对替代疗法相对更宽容一些——但就像康纳所指出的那样，这种宽容并不是因为医生接受替代疗法，而是因为他们没能说服本国政府禁止替代疗法成为他们的竞争者。比如，一位顺势疗法的代表在 1967 年前一直在安大略内科医生学院的理事会享有一席之地。

以医生群体为基础的全科医学史研究方法的一种变体是对个体医师进行研究。有些医生甚至撰写了自己的个人史、日记或自传。这些文献为一代又一代的医生提供了有趣的阅读材料，但由于主观文学著作固有的失真可能性，这些文献并不受历史学家重视，或者说至少不被历史学家信任。然而，学者们如今意识到这些经典且古老的故事揭示了那些在医生和患者看来很重要的问题，即使这些问题对后辈们而言没什么意义。最近出现了许多这类基于文献记载、采访或回忆录的一手资料记录（见表 14.1）。这些资料往往是自费出版，为人们展开了一幅描绘过往医疗生活的引人入胜的画卷——尤其是偏远地区的医疗生活，这些资料几乎无一例外地颂扬了农村生活。如果对这些资料进行分组分析，就能发现它们都离不开内科医学、外科医学和助产学这三大元素，而且关于医学院的理论培训和实际实践之间的差距的抱怨随处可见。

表 14.1 一些关于全科医学的一手资料[①]

时期	地点	作者
英国		
1606—1635 年	斯特拉特福德	莱恩
17 世纪 90 年代	伦敦	库克
1780—1870 年	约克郡	马兰德
1790—1990 年	约克郡	海恩斯沃斯
1800—2000 年	康沃尔	波科克
1818—1873 年	苏格兰	佩尔曼
1826—1829 年	纽卡斯尔	约翰逊
1880—1987 年	爱丁堡	杰利内克
1882—1925 年	兰开夏郡 / 伦敦	迈尔
1870—1952 年	爱丁堡	阿什沃斯
加拿大		
1826—1876 年	爱德华王子岛	谢波德
1832—1842 年	不列颠哥伦比亚	托尔米
1849—1889 年	安大略	达芬
1871—1930 年	安大略	格罗夫斯
1885—1965 年	魁北克西南部	杰吉
1893 年	拉布拉多	科温
1907—1912 年	萨斯喀彻温	麦克林
1912—1938 年	拉布拉多	罗姆基

[①] 完整参考文献请到参考书目网站 http://histmed.ca 查阅第十四章拓展阅读建议。

续表

时期	地点	作者
1920—1970 年	布雷顿角，新斯科舍	马拉利
1929—1931 年	北阿尔伯塔	杰克逊
20 世纪 30 年代	纽芬兰西南部	拉斯蒂德
1933—1947 年	育空	邓肯
1935 年	阿克拉维克	厄克特
1924—1954 年	安大略	约翰斯顿
美国		
1623—1983 年	新汉普郡	埃斯蒂斯
1650—1750 年	新英格兰	伯曼
1798—1803 年	纽约乡村	阿克曼
1822—1855 年	俄亥俄和印第安纳州	麦克唐奈
1830—1870 年	肯塔基州及其南部地区	斯托
1852—1900 年	威斯康星州	莱维特
1881—1927 年	康宁，纽约州	麦克纳马拉
19 世纪 80 年代	威斯康星州	库姆斯
1894—20 世纪 30 年代	堪萨斯	赫芝拉
1897—1926 年	波士顿	克莱纳
1930—1982 年	怀俄明	威尔莫斯
1934—1935 年	明尼苏达州	哈迪等
20 世纪中期	北卡罗来纳	克莱林
1940—1990 年	南伊利诺斯州	米切尔

通过查阅医疗日志和医院记录，也可以达到探索普通医疗实践的目的。微型计算机尤其有助于挖掘医生日常生活记录中的历史学潜力。为了分析安大略省医生詹姆斯·迈尔斯·朗格斯塔夫的行医记录，笔者将他四十年来的日志及记录中的信息录入了一个数据库程序中，并以此建立了一个关于朗格斯塔夫的侧写，包

括以下信息：他的患者和患者们所患的疾病、他的诊断和治疗方法、他读过的期刊和赚到的钱。侧写结果展示了他的行医过程是如何随着时间发生改变的。

一个医生的回忆

我第一次接触到疾病的悲剧……长长的队伍慢慢地沿着这条路向我走来。带队的……是我的父亲……在农用拖车的车板上放着三个椭圆形的箱子……随着日子一天天过去，我渐渐明白那拖车上放着的是我三个玩伴的棺材。很快，又来了五个。十天之内，那户人家的九个孩子中有八个死于白喉。仅剩下一个九个月大的婴儿。于是，那户人家的母亲时时刻刻都将这个孩子带在身边，即使做农活时也不例外。这个孩子紧紧地扒在她母亲的胸口，眼睛睁得大大的，仿佛被她四周无声的哀痛所侵染……

在那如同世界末日般的日子里，空气中充斥着人们乞求保护的祷告声。医学没有任何吸引力，因为它根本就不存在。

——A.E. 赫芝拉，《乡村医生》（*The Horse and Buggy Doctor*），纽约和伦敦：哈珀出版社，1938 年，第 1—2 页

---

19 世纪末和 20 世纪初的医疗实践颇具有挑战性和多样性。虽然医生的家中都设有办公室，但大部分情况下医生都会为患者提供上门服务。从赫芝拉绘声绘色的描述中我们不难得知，大多数时候医生面临的都是包括白喉、胸肺病、腹泻、产褥热和猩红热在内的传染病。医生也会被叫去接生现场，通常是为了应女性助产士的要求使用产钳。他们也做一些小手术，比如拔牙、清除脓肿、缝合伤口，以及骨折和脱臼的复原。极少数情况下，他们会进行大手术，包括截肢、乳房切除术，以及诸如畸形足和兔唇这类先天性畸形疾病的修复手术。1883 年，无畏的亚伯拉罕·格罗夫斯在安大略省费格斯的一张餐桌上进行了手术，据说他是北美首个实施阑尾切除的人（见第十章）。格罗夫斯还实施过阴道子宫切除术（vaginal hysterectomy）、卵巢切开术和一次小型输血。他曾在漫长的出诊之旅中写道："一个人独自开车时，总有时间把病例的各个方面都细想一

遍，我发现这样花掉的时间丝毫算不得虚度。"①

小说中的全科医学

　　一些医生作家借鉴自身的经历撰写了一些激动人心的小说，这些小说和其作者可以整理成与表 14.1 类似的形式。这些医生作家包括：约翰·布朗（苏格兰人）、安东·契诃夫（俄罗斯人）、奥利弗·温德尔·霍姆斯（美国人）、托比亚斯·斯摩莱特（英国人）和威廉·卡洛斯·威廉姆斯（美国人）。

　　非医生作家也创作了令人难忘的全科医学小短文。其中最著名的当数乔治·艾略特的《米德尔马契》(*Middlemarch*) 和居斯塔夫·福楼拜的《包法利夫人》(*Madame Bovary*) 中的医生故事。

　　更多的例子，请前往网站 http://litmed.med.nyu.edu/ 查询文学、艺术和医学（Literature, Arts and Medicine）在线数据库。

　　对账单记录的研究表明，19 世纪的医生很少奢望能收取到全额报酬。哈迪及其同事们将一位 20 世纪 30 年代中期的美国内科医生的财务状况和六十年后一位全科医师的财务状况进行了对比，他们发现，六十年后的手术数量减少了，而且由于疫苗和抗生素的使用，20 世纪 30 年代医生常常遇到的一些疾病也几乎消失了。甚至在个人的行医记录中，这种随时间推移所带来的变化也很明显。朗格斯塔夫的处方习惯虽然转变较为缓慢，但其趋势与主流变化一致。乡村医生在诊断和治疗中也渐渐启用了诸如麻醉、消毒、温度计和电机等新兴科技。19 世纪 80 年代，朗格斯塔夫实施外科手术的次数似乎开始减少，可能是由于多伦多附近的专科医生带来的竞争（也可能是因为专科医生们终于受到附近村民的认可了）。

　　尽管乡村医生几乎总是在工作，而且常常得不到全额报酬，但他们通常生活得很惬意，并且深受他们所处社区的尊重。然而，19 世纪末 20 世纪初，人们

---

① 《习以为常》(*All in a Day's Work*)，多伦多：麦克米伦出版社，1934 年，第 5 页。

对全科医师能力的质疑破坏了他们善良的形象，对他们的尊敬也随之开始衰退。

专家与通才

知识的迅速增长使得人们必须工作有专精。术业有专攻，且应该精益求精……人们如今对专门知识的渴望……是如此强烈，以至于家庭医生面临着一不小心就会沦为历史的重大危机。

——威廉·奥斯勒，《波士顿内科与外科杂志》第 126 期，1892 年，第 457-459，尤其是 457 页

"我只是个全科医师"：对全科医学的威胁

全科医学所面临的威胁首先体现在特定地域的全科医师人数下降，以及批评全科医师无能的言论。19 世纪末，城市地区的专科医生越来越多。全科医学变成了农村医学的同义词，其特征是基于文化对"现代城市"和"落后国家"做出假设。人们对科学的乐观信任态度意味着他们认为专科医生更"科学"，因此比他们那乡村同行更高效。在电话、汽车、高速公路和空中交通出现之前，需求为偏远地区的全科医师保留了一席之地——因为偏远地区的人们需要一名能够满足他们所有需求的医生。但是，随着距离的缩短和实习医师的增加，一些全科医师"忧心忡忡"地"注视着一片萧条"，开始预感到他们这一职业终将消亡[1]。

在美国、法国和英国人口较多的区域，全科医师的人数占比开始下降。社会学家威廉·G. 罗斯坦指出，从 1930 年到 1962 年，美国全科医师的绝对数量从每十万人口中有九十人降至三十七人，相对数量也从所有医生的 71% 降至只有 27%。加拿大和澳大利亚地广人稀，专科医学不切实际且无利可图，因此，那里的专科医生主要集中在城市中，全科医生的总体数量也相对较高。到了 1948 年，超过三分之二的多伦多医学毕业生计划寻求专科培训，但他们中的至少四分之三

---

[1] 海蒂（Hattie），《加拿大医学协会杂志》第 22 期，1930 年，第 548 页。

还是最终从事了全科医学。人们猜测，这是因为二流医生只能退而求其次。

一个来自温哥华岛的小插曲

当维多利亚市还年轻时……可不是什么事儿都有专门的医生负责。汉默肯医生负责照顾我们所有的毛病……你一听到他上楼的声音就开始觉得自己好转了。不过他的医术确实糟透了……有一次，我跪在了一根针上，导致针扎进了我的膝盖……这位医生就在我的膝盖上开了条缝，把手指伸进去来回抠抠索索了三个小时去找那根针……他还说："叫吧，莱西，叫吧！叫出来就不疼啦。"我叫了，但依然很疼。

——艾米莉·卡尔，《斯莫尔之书》（*The Book of Small*），伦敦和牛津：牛津大学出版社，1942 年，第 199—200 页

20 世纪 40 年代中期，全科医生经历了一场大规模的身份危机，在他们面临的威胁中又添一笔。由于没有什么机制可以担保全科医生的专业能力，这一群体饱受质疑。公众和专业人士都能感觉到，专科医生比全科医生更加尽心。很多全科医师感觉自己像是二等公民，面对自己的职业在所难免的消亡，他们似乎只得听天由命。但他们之中更乐观的一群人则成立了专业协会，宣扬他们这一群体公认的优点：工作努力、对诊断反复推敲、多样性、连续性以及全面的护理服务。越来越多的人要求承认全科医学是一门独立的专业。

在对 20 世纪早期美国产科医生和全科医师之间的竞争进行描写的过程中，夏洛特·博斯特注意到一件非常讽刺的事：从前，正是全科医师竭力主张医生帮助产妇分娩，"而最终，他们将发现"，他们正在被专业竞争对手淘汰出产房。历史学家大卫·亚当斯也发现了类似的发展历程——1945 年俄亥俄州辛辛那提的一家医院试图将进行扁桃体切除术的权限全权交给耳鼻喉（ENT）专科医生。耳鼻喉科的专家们知道，从医学角度来说，扁桃体炎的发病率虽然难以控制，但总体上趋于稳定，并且随着抗生素的使用还有望下降，这意味着人们需要更多的医生、更少的手术。在耳鼻喉医生看来，全科医师开张行医威胁到了他们的财路，但由于患者的安危在道德层面上更加优先，因此他们隐藏了自己的反对态度。这样的

故作姿态导致了耳鼻喉专科医生们的失败。全科医师们成立了他们自己的协会并对此表示反对，而且由此引发的后续骚动导致医院撤销了先前准备让耳鼻喉专科医生全权负责扁桃体切除术的决定。这些全科医师组织的势头远远冲出了城市边界，一直蔓延到整个州乃至整个国家。战后，全科医师的工作领域及盈利遭到了变本加厉的侵犯，这激怒了全科医师们，于是，他们开始采取行动。

全科医学的专业化

1946 年，美国医学协会在旧金山召开了第一次针对全科医师群体的会议，斯坦利·R.杜鲁门将此次会议中弥漫着的氛围描写为"绝望且受挫"。于是，他站起来向大家讲述了他和他在奥克兰的同事们如何通过成立他们自己的协会，来抵制专科医生们想要一手把持医院特权的企图，一如辛辛那提的同僚们所做的那样。他的这一举动迅速改善了会议气氛。1947 年，美国全科医学学会（American Academy of General Practice，简称 AAGP）成立，并在同年 6 月于大西洋城召开了首次会议，约有 200 名全科医师出席了这次会议。1948 年，为了摆脱美国医学协会的"芝加哥独裁统治"，美国全科医学学会将总部设立在了堪萨斯城，虽然其后来在堪萨斯城召开的第二次会议依然是和美国医学协会联合举办的。1949 年的会议合情合理地在辛辛那提召开，杜鲁门医生记得与会人数创下了纪录，会议室里挤满了人，"他们的期盼和热情让演讲者不知所措，以至于一时间整个国家都在疯传这般盛况真是见所未见闻所未闻"[1]。我们中有多少人在参加完专业会议后会兴奋到这种地步？

> 就像拥有多个切面的钻石是最好的宝石一样，对多个领域皆有涉猎的家庭医师是最优秀的。
> ——维克多·约翰斯顿·W.，1948 年，引自 D. 伍兹，《研究的力量：加拿大家庭医生学院的非正式历史》，多伦多：家庭学院

---

[1]《美国全科医学学会创办史》（*The History of the Founding of the American Academy of General Practice*），圣路易斯：沃伦·H.格林和美国全科医学学会，1969 年，第 59 页。

英国在引入了新的医疗保险制度后，对全科医师的需求相当之高，于是，几乎是作为一种自卫措施，英国于 1952 年成立了皇家全科医师学院（Royal College of General Practitioners）。其首次会议于 1953 年在英国医学协会大楼的大会堂举行，并由威廉·皮克尔斯担任第一任总理。皮克斯来自约克郡谷地，是一名对流行病学很感兴趣的全科医师。

加拿大全科医师学院（Canadian College of General Practitioners[①]）在 1954 年温哥华的一场鲑鱼午宴上举办了落成典礼，并将选址定在了多伦多。来自安大略省勒克瑙（人口：一千一百人）的全科医师 W. 维克多·约翰斯顿被任命为 CCGP 的首任执行理事，并担任了这个职位十年之久。为了纪念 CCGP 的成立，希腊科斯岛上的希波克拉底医师协会向这所新成立的学院赠送了一把木槌，木槌上缠绕着阿斯克勒庇俄斯的蛇，雕刻这把木槌的木头取自一棵梧桐树，据说，"希波克拉底曾在这颗梧桐树下授课"（见图 14.1）。CCGP 成立后，第一时间向其在美国和英国的"年轻兄长们"寻求了建议和帮助，并转而对其他国家的类似组织进行了指导。这个国家级机构出现的年代正好和喷气式飞机旅行处于同一时代，使得组织内的成员很容易参与世界各地的重大活动。

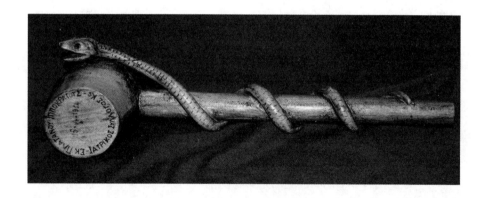

图 14.1　象征阿斯克勒庇俄斯蛇杖的小木槌，由据说希波克拉底曾在其树下授课的梧桐树的木头制成。科斯岛的医生们送给加拿大家庭医师学院的礼物。

这个新成立的专业协会马上就在数个领域开展了工作。对于人们指责全科医

---

① 简称 CCGP，后改名为 CCFP，F 代表家庭（family）。

学无能的言论，CCGP 做出了两种回击：第一，通过研习会对同僚进行培训和再教育；第二，要求获得为 CCGP 的学员颁发资格认证的权利。CCGP 的成员们还在医院和医学院内寻求认可。他们提醒批评者，即使是专科医生，毕业后也要先接受大量的门诊医疗实践，而对于这样的实际情况，医学教育应该多少做出些许应对。这一提议立即让饱受诟病的全科医师们士气大涨，并在他们的年会（很快就可以免税了）上对这次胜利十分得意。但是实现他们的目标仍需要一些时间。

专科医生的反对是全科医师实现目标的主要障碍。杜鲁门记述了他和《美国医学协会杂志》编辑莫里斯·菲什拜因之间一次剑拔弩张的会谈，当时，菲什拜因被全科医师不断壮大的规模震惊，并指控他们一定是"高价聘请了一位手段高明的行政主管"。但是，当菲什拜因发现 AAGP 的新任理事是"共和党人杜鲁门"时，僵硬的气氛就缓解了。菲什拜因相信美国医学协会可以提供一切必要的东西，但他不得不承认，AAGP 提出的研究生深造要求非常新颖。加拿大早期的组织者还记得，为了对专科医生进行资格认证而成立的加拿大皇家内外科医师学院（简称 RCPSC），在 1929 年创办之初也是这般门可罗雀的惨淡光景。AAGP 和 RCPSC 在 1960 年举行了一次联合会议，试图修补彼此之间的关系，但在随后的一段时间内二者还是时有摩擦。

在本科医学教育中占主导地位的专科医生们不愿在教学楼中让出位置，也不愿在原本的课程表中挤出时间给全科医学。医院的接纳性稍微高一些，全科医师继续在产科、儿科和精神病科中寻求认可和执业权限，并以低于专科医生的费用执行一些常规任务。加拿大政府赞助了在阿尔伯塔省卡尔加里市和安大略省伦敦市建立全科医师培训的试点项目。1960 年，加拿大有三十三家医院提供全科医学的研究生深造项目，但那时还没有相关的认证系统和学术机构。

客观及主观层面的政治分歧无疑都对全科医学有所影响。受过良好培训、年龄偏大、收入较高的专科医生倾向于保守派，而年轻的医生、医学生以及实习医师则更倾向于左派。在战争期间，加拿大较为年轻的医生们对分散管理型社区卫生保健计划和其俄罗斯盟友的医生助理（feldsher）系统产生了兴趣，并自愿为祖国进行了类似安排。比起金钱或名誉更关注公共福利的理想主义医生与疲惫的乡村医生，共同推广了全科医学的相关话题。他们还努力支持同时期的医疗保险普及的相关工作（见第六章），并呼吁执业护士、社会工作者、复健工作者及其他医疗服务体系团结一致。然而，他们的这种热情在随后几十年的冷战中被视为是天真、业余且危险的。加拿大医学界内部各不相同的政治观点构建了它与其南部邻国之间的显著差异。

加拿大的专科医生终于在全科医师坚忍不拔的努力中屈从了，但它试图通过将全科医学变为 RCPSC 的一个分院来实现"对它至死不渝的控制"。全科医师们认为自行认证的权利是实现自主的必要先决条件，并竭力抵制了这一新的威胁，保留了属于他们自己的学院。1963 年，魁北克全能医师协会（Fédération des médecins omnipracticiens du Québec，简称 FMOQ）的成立进一步阻碍了全科医师对自行认证权的争取，因为 FMOQ 虽然促进了魁北克全科医师的政治及经济利益，但并不支持自行认证。

家庭医学的专业化是一项全球性进程。为求在人数上获得优势，专业学院和全科医学的相关协会联合发起了一场超越国界的运动。1964 年，蒙特利尔当选为第一届国际全科医学会议的主办方。这次会议是 1972 年被称为世界全科医师/家庭医生国立学院、学会及学术组织（World Organization of National Colleges，Academies，and Academic Associations of General Practitioners/Family Physicians，简称 WONCA）的前身。自 1980 年以来，它每隔三年举办一次会议。这些早期的会议激励全科医师们回到祖国继续奋斗。

加拿大于 1966 年开始了住院医师实习项目。CCFP 认为这是一项重大的胜利，并于 1969 年首次通过考试颁发了资格认证。四十年后，这些专业机构似乎已经忘记了最初对于 CCFP 的不信任，它们彼此之间保持着友好的关系，并在许多层面上保持着互动。同样在 1969 年，家庭医学获得认证，成为美国的第二十个"医学专业"。

在解决了住院医师实习的问题之后，全科医师们开始着手突破最后一层屏障：医学院。一些大学已经默默认可了全科医学。比如，专科课程也会雇用非专科医生作为普通讲师，学生在私人医院实习也可以获得学分，并且一些现有的流行病学和公共卫生学院内都设立了全科医学单位。

麦克马斯特大学的家庭实习项目是该校羽翼未丰的家庭医学院于 1967 年推出的第一个项目。次年，西安大略大学从英国聘请了全科医生专家伊恩·R.麦克温尼为全科医学的首位教授。麦克马斯特大学还率先在北部及乡村地区开展了推广培训。其他大学很快也纷纷效仿。1976 年，加拿大政府通过派发补助金，将设有全科医学系的医学院的比例提高至 67%。到 1979 年，加拿大全部十六所医学院都已设有家庭医学系。

英国和美国的医学院很快也朝这个方向发展，并得到了各个专业协会的积极支持（见表 14.2）。第一个美国家庭医学系设立于当时新成立不久的宾州州立大学医学院（Penn State College of Medicine）内，该学院位于宾夕法尼亚州的好时镇，于 1967 年开放招生。1969 年家庭医学成为美国第二十个医学专业后，许多院校都开设了家庭医学系。1972 年，英国在曼彻斯特大学设立了首个家庭医学教授职位。

表 14.2 全科医学 / 家庭医学的部分里程碑

国家	专业协会成立	专业培训开始	更名为"家庭"医学
美国	1947 年	1969 年	1971 年
英国	1952 年	1965 年	未更名
加拿大	1954 年	1966 年	1967 年
澳大利亚	1958 年	1973 年	未更名
新加坡	1971 年	1972 年	1975 年
新西兰	1973 年	1977 年	未更名

学院科系的建立和住院医生实习项目并不能确保全科医学在本科课程中的曝光度，本科课程仍然由专科医生主导。在医学教育中，课程时间即是某种形式的货币。罗斯坦表示，1983 年，美国和加拿大只有 56% 的学校在最后一年的培训项目中加入了家庭医学轮岗要求。而这一比例在较低年级的学生中就更低了。当然，对全科医学的重新命名也对家庭医学起到了帮助作用。

名字有什么用？

美国家庭医学委员会的创始人都觉得很有必要与"全科医学"这个名字撇清关系，因为这个名字总使人联想到那个在学术界备受嫌弃的医学模式……而用"家庭医学"来命名我们这个学科，以及用"家庭医生"来命名这个学科内的成员则显得既清楚又端庄。虽然大多数人对正式更名会有些退缩，但我觉得，顺其自然即可。

——伊恩·R. 麦克温尼，《当全科医学成为一门学科》（"General Practice as an Academic Discipline"），《柳叶刀》第 287 期，NO.7434，1966 年，第 419 页

"家庭医学"的出现

欧文·劳登将"全科医学"一词的使用追溯到 1809 年,但他警告人们,继续向更遥远的过去追溯这个词将是一种抱残守缺的绝望挣扎。18、19 世纪时,"全科医学"一词并非用来指代家庭医生或"全能医生"(omnipracticien)的工作,而是指所有临床医生的惯常工作内容,不管他们是内科医生还是外科医生、专科医生还是非专科医生。20 世纪晚期,这种旧时的用法重新浮出水面,此时,"普通内科医学"(general internal medicine)和"普通内科医生"(general internist)正在初级医疗问题上对全科医师造成威胁。相比之下,"家庭医生"一词在 19 世纪的医学文献中很少出现。相反,在那些"自学式"(self-help)医学百科全书及其他形式的建议文学的标题中可以看到它的身影,这类作品的读者要么是想一窥医生神秘的工作,要么是一些不想去看医生的人。历史学家玛莎·希尔德雷思在对法国通俗文学的研究中发现,在各种疾病相关的新科学层出不穷的时代,强调"家庭"一词可以消除人们对医学活动变得过于科学化的恐惧。

名字是有象征意义的。北美这个讲英语的地区几乎有意地将所有"全科医学"重新命名为"家庭医学",这种行为不仅是一种词源学相关的举动,也是一种政治行为,且同时具备经济及文化寓意。这番重新命名与全科医学受到威胁的另一个主题——初级医疗——密切相关,其发生的时间可以勉强溯及 20 世纪60 年代末。

1966 年,加拿大制定了一套医疗保险制度,使所有人都能获得免费或实惠的医疗服务。医生的所有服务都涵盖在医疗保险之中,患者不必支付医疗费用,但这些费用却变成所有纳税人均摊的义务。儿科医生、产科医生和普通内科医生清楚,患者们希望得到他们的诊治,因为他们接受过专业的科学培训,但他们较高的收费曾让患者们望而却步,如今,医疗保险制度将消除这一屏障。当然,对他们服务的需求量确实会增加,这合情合理。照顾一下病情不怎么严重的人们就能赚到钱,何乐而不为呢?美国的富裕阶层已经在依靠专科医生进行初级治疗了——儿童找儿科医生,女性找妇科医生,成年人和老年人找普通内科医生。专科医生负责初级医疗这一新颖且有趣的可能性,开始在医学文献中占据越来越多的篇幅。

为了将这一趋势扼杀于萌芽中,加拿大的全科医师们采用了两种有趣的方式：首先，他们将新收费制度中选择全科医师还是专科医生的问题变成了一种财政责任问题。纳税人不应该为不必要的昂贵服务买单。患者如果想看专科医生，需要由普通医生推荐转诊。如非转诊，专科医生就不得不以较低的诊费进行服务。比如，在安大略省，这类限制明确写在收费明细中的"术语和定义"（Terms and Definitions）中，并遵循"道德计费原则"（Principles of Ethical Billing）的相关条款。加拿大的专科医生一下就对初级医疗失去了兴趣。不过美国仍然在激烈争论这一问题。

其次，全科医师们将他们的事业重新定义为"家庭医学"。"家庭"这个词让人联想到舒适的家庭生活，为这一包罗万象的医学模式增添了一种积极正面的形象。"家庭"一词也消除了——用伊恩·麦克温尼的话说——"撇清了""全科"（General）① 这个模糊词语中的常常令人们联想到无能的负面含义。一个医生怎么可能面面俱到呢？相反，"家庭"这个词不会产生"全科"一词带来的心虚感，而且寓意清楚不需要解释。象征着医生可以很好地为每个人服务，而不会厚此薄彼。儿童、妇女、老年人——每个人都可以信任家庭医生提供的初级医疗。

1967 年，CCGP 正式开始更名为 CCFP。1968 年，马尔科姆·希尔及其同事们在安大略省汉密尔顿市进行了一项调查，以评估"家庭医生"这一术语的普及度：在由四名不同的医生负责提供医疗服务的 600 个家庭中，86% 的受访者表示，"家庭医生"就是负责照顾整个家族的医生。"家庭医生是一个被普遍接受的术语吗？"受访者们给出的结论是："是的。"当然，在我们看来，这项调查发起的年代以及这个问题自身就已经说明了全科医学重命名迎来了一个不错的转机。1971 年，美国也出现了类似的转变，以求"更准确地反映初级医疗护理的性质变化"② （见表 14.2）。

英国全科医生对改名的抗拒在麦克温尼的意料之中。2010 年，英国以及澳大拉西亚地区的学院仍然在使用"全科医学"一词。但 1984 年牛津大学推出其新期刊时，选定的标题是《家庭医学》（Family Practice）。

---

① General：除了"全科医学"中的"全科"这一意思，general 还有"一般的"的含义，让人联想到能力不佳。

② 美国家庭医生学会（AAFP）官网。

家庭医学研究: 矛盾修饰法，凤凰涅槃还是心理安慰?

科林斯的谴责

我的观察结果是我不得不对全科医学如今的这副样子提出谴责，但同时，我也认识到全科医学的重要性以及继续将它伪装成其他东西的危险性。

——约瑟夫·S.科林斯，《现今英格兰的全科医学——一项初步调查》，《柳叶刀》第 255 期，NO.6604，1950 年，第 555 页

在许多国家的本科及研究生教育中都占有一席之地后，家庭医学为了巩固其地位，声称可以提供特别的研究课题。全科医师搞研究这件事遭到了很多医学专家嘲笑。全科医师内部也对这一问题产生了分歧。他们中的一些人担心，如果研究不具备临床医疗核心目标中的整体性、综合性和连续性，无异于自掘坟墓。而且，家庭医学如今的学术地位来之不易，似乎没必要在做不做研究这件事上让步——一旦让步，家庭医生将被迫投身于各种小课题的研究，并成为这些方面的专家，从而不可避免地向专科医生转变。在成功地抵制了专科医生对资格认证的垄断之后，却为了一点点心理安慰而重提专科医生主导的老派学术架构，这样的举措实在没有道理可言。

而另一些全科医师则从家庭医学具有连续性和综合性的本质中发现了其不可限量的研究潜力，美国领袖约翰·P.盖曼就是他们中的一员。他们认为，全科医师协会可以借用流行病学调查方法，利用他们的实践记录来回答那些让专科医生们不厌其烦的棘手问题。英国再版了全科医学研究的经典著作，并称其为"最具吸引力的职业"。

最早的全科医学研究项目之一是 1956 年发表的一份英国流行病学调查，该调查证明青霉素对麻疹毫无用处。最近，一些 WONCA 国际委员会合作建立了一套功能能力（functional capacity）评估制度，用于研究常见的生物学课题。然而，家庭医学在某些地方进行的以人口为基础的研究——尤其是那些涉及发病率和死亡率规律的研究——似乎侵犯了公共卫生专家的研究领域，而公共卫

生专家对其家庭医学同行在理论及统计方面的严谨性都不信任。

全科医师还对他们自身及他们的工作进行了研究，有时候，他们也邀请社会学家替他们做这些研究。影响家庭医学中的个体及工作的假设因素有哪些？如何才能提高家庭医学实践的效率？独自工作比团队合作更好吗？是否只要医生办公室的设备齐全，患者就不会要求医生上门服务？在著名的柯林斯报告（1950年）的推动下，几项英国研究提出了改进建议。1963年，肯尼斯·克劳特通过对比两个省，对加拿大的全科医疗进行了分析。他指出了医生分配和工作压力方面的问题，包括没有足够的时间进行专业知识更新，以及没有时间陪伴患者、家人和朋友。他预测，即将实施的医疗改革将是有害的。十年后，沃尔夫和贝格利提出了同样的主题。关于生活和工作的质量和数量的研究仍然是家庭医学的主要研究课题。

接下来，家庭医学研究从流行病学调查转向了行为学和心理治疗的相关问题。这种转变的原因之一可能是对统计学的失望。据托马斯·奥斯本说，全科医师认为以人口为基础的研究存在局限性，且远程群体调查令他们感到不适。奥斯本说："全科医师对个体很敏感。"他们接受的培训就是专注于个人，所以更偏好以人为本的模式。因此，"对患病人群的客观化监测取代了对自身的主观化监测"。奥斯本所说的"救世主义意识形态"（salvationist ideology）激发了研究的动力，其核心是医患关系、沟通、责任和自省。

五十年后，课题研究在家庭医学领域依然是一个具有争议的问题。虽然大学体系中的晋升及终身教职这些实质性好处激励着全科医师，但他们并没有因此而冒进。20世纪90年代初，流行病学家和内科医生（特别是来自安大略省汉密尔顿市麦克马斯特大学的那些）提出了以"循证医学"来证明医学问题的有效性（见第五章）。对这一新趋势，家庭医师们虽然很有兴趣，但也表示怀疑。于是，他们转而将注意力投向了世界各地饱受战争蹂躏的地区的医疗护理问题，比如波斯尼亚和黑塞哥维那这类从来没出现过全科医生的地区。1992年在温哥华举办的WONCA会议劝诫4000名与会代表通过促进和平及保护环境来捍卫全球健康。他们还试验了计算机医疗和远程医疗等技术，研究了改善医生分配及为继续教育配发信贷的新方法。在加拿大的一些司法管辖区，一场由政府推动的初级医疗改革运动，正将家庭医生引入一种按人头收费的新型薪酬制度。

鼓励毕业生选择家庭医学相关职业也是研究的关注点之一。21世纪初，所有发达国家地区都面临着家庭医生数量相对减少的挑战。1990年，加拿大的医学毕业生中约有 40% 的人选择了家庭医学的住院实习，而 2007 年这一比例仅为 30%。这种减少与 1995 年以来人口大省医学学费的大幅上涨有关。美国的这一比例不仅更低，而且稳步下降。1995 年，选择家庭医学的毕业生比例已在 16% 的"高点"上保持了 20 年，然而，2008 年这一比例已降至 8.2%。医学院和医学毕业生的出身都会对这一选择产生影响。由专科医生提供的初级医疗服务费用更高，但家庭医生却供不应求。包括日本（1952 年）、西澳大利亚（1990 年）、加拿大（1992 年）和瑞典（2002 年）在内的部分地区分别创办了专门的协会和期刊，以支持乡村医学。美国则通过 AAFP、自治州和许多学生组织来推广乡村医学。1996 年，在 WONCA 的赞助下，首届国际乡村医学大会在上海召开。国际乡村医学大会的名字改了又改，但其职能一直以"世界乡村医疗"为核心，旨在将家庭医生的关注点列入公共卫生关注（下一章将讲到）。WONCA 自身也从最初 1972 年的十八个成员发展到 2009 年的九十七个成员，这九十七个成员代表了七十九个国家和二十万名全科医师。在国外接受培训的医生受邀前来弥补人手的短缺，这些医生的工作及教育引发了相关的研究话题。另外还有针对工作时间缩短对医生生活方式选择的影响的相关研究。

最近，家庭医生又对语言和人文学科表现出了研究兴趣，包括隐喻作品、文学、艺术和叙事故事等。1999 年，AAFP 发起了一场全国网络研究，帮助医生"通过研究来帮助他们的社区和世界"。意识到人文学科的研究对医疗体系的价值后，AAFP 还在堪萨斯州的利伍德赞助了一个家庭医学史研究中心（Center for the History of Family Medicine）。

家庭医学对专科医生的影响

家庭医学以各种各样的方式影响着所有的医疗实践，最明显的是医学继续教育（CME）的重要性和持续评估的必要性。自成立之初，CCGP 就要求其成员保证每两年的研究学习时间不得少于一百个小时。换句话说，医学技术已经将持续进步的认知渗入这个组织的结构中。患者可以确信，CCFP 认证的医生不是达到了公认的执业标准就一劳永逸了，而是反复在进行认证。家庭医学以其对终身学习和公共责任的承诺，为 CME 这一新兴行业开辟市场提供了帮助，并促进了原始的教育交流形式的研究。随着公众对医生的不信任与日俱增，害怕被问责的专科医生在家庭医学面前反而显得黯淡失色了。CCGP 成立三十年后，RCPSC 对加拿大专科医生实施了"能力维护"项目，世界其他地方的专科医生团体也在筹备类似的项目。2000 年，已经有数个医学院委任家庭医生为院长。

不同万岁！

在过去的二十年中，家庭医学在学术上取得了长足的进步，但我们依然不能很好地融入学术界。有人说，为了获得认可，家庭医学必须做出改变：少一些务实，多一些理论，拿出更多定量研究的成果。

我认为家庭医学之所以算不上主流，是因为它与学术界的主流在根本上就有所不同，而对医学而言，这些不同正是家庭医学的主要价值所在。我认为，学术主流将最终向我们靠拢，而非相反。

——伊恩·麦克温尼，《与众不同的重要性》（"The Importance of Being Different"），《加拿大家庭医生》（*The Importance of Being Different*）第 43 期，1997 年，第 193 页

家庭医学在努力将自身提升为一门成熟学科的过程中，还有计划地着手解决自我定义的哲学问题。它不仅为自己的身份定义和教学方法设定了界限，还为将来会出现的新学科设定了标准，以期终有一日助它们获得认可。在此之后，家庭医学还邀请多国学者为其培训项目和 CME 建立评估标准，以及针对评估标准自身进行评估。

科技和精细分科所带来的"奇迹"又为家庭医学的综合能力提供了一个证据。家庭医生允许亚专业中的专科医生在特定的范围内发挥他们的职能。相反地，包括人口老龄化、多药并用及医源性疾病在内的多种问题长期存在和医院等医疗机构不近人情的形象都增加了家庭医生的需求度。真正了解并将患者及其家人放在心上的医生是必不可少的。不管是不是擅长科研，家庭医生都会"选择"特定的专业知识为患者进行诊断，并将它们"搭配"使用为患者进行治疗，最重要的是，家庭医生会向患者"解释"这些知识。而且，面对疑心日渐加重

的公众，只有在日积月累中建立起连续性并且熟悉环境因素的家庭医学，才能提供人们所需要的综合医疗护理。

拓展阅读建议

参考书目网站：http://histmed.ca.

第十五章
当患者不止一个：公共卫生与国际卫生 ①

医学的进步最终可能会延长人类的寿命，但改善社会条件可以更迅速且更成功地达成效果。

——鲁道夫·菲尔绍，《公共医学》（Öffentlichen Medizin），1879 年，引用于 H. 维茨金，《社会医学 1》（Social Medicine 1），2006 年，第 7 页

在本章中，我们将探讨集体医疗救助。关于医疗救助最古老且最一目了然的应对措施出现在流行病时期，因为在这种紧急情况下，必须有相关的政策保障人们的自由及健康（见第七章）。管控公共卫生（及移民）的法律来自过往对疾病或威胁暴发的应对措施。这些应对措施是由当时当地的掌权者摸索出来的最合适方法。因此，它们受到过往经验的制约，且必定滞后于下一个问题的出现。与"医疗模式"（见第四章）相比，公共卫生的运作模式中有两点截然不同：公共卫生的目的是预防而不是治疗；公共卫生关注的是群体而不是个人。此外，公共卫生的关注对象通常是健康人群。随着医学史上的社会及文化变迁，公共卫生和国际卫生已成为医学领域内的热门主题之一。虽然在这个主题上存在一些对比性研究，但截至目前，大多数的历史研究都集中在特定的国家和殖民地，以及它们之间的相互作用。

我们将结合地域因素，以下面几个课题为切入点对这段历史进行剖析：瘟疫、工作、水、食物、政治、和平、环境以及本章末尾的国际卫生运动，这些课题在延长人类预期寿命方面都功不可没。我们将至少挑选一个突出贡献因素对公共卫生与国际卫生的医学化进行举例说明。笔者在公共卫生与流行病学领域的同事推荐了这种举例说明的方法，因为他们觉得，由于缺乏突出的行为榜样，医学生有时会觉得公众服务前景渺茫。

公共卫生与国际卫生的历史往往游走于两个极端之间：要么是一场崇高的慈善运动，要么是出于自私或不宽容而对脆弱生命进行的恶意入侵。它在这两个极端之间的定位不仅取决于过去的研究，也取决于当今作者们的政治观点。

疾病本身就容易受到社会观念的影响（见第四章）。人们将差异当作病态，然而实际上，这些差异可能只是被观察人群处于一个正常波动范围的体现。一

些学者利用"他者"（other）和"他者化"（othering）的概念说明了有权势的精英群体是如何将这些差异变成疾病的。这种情况下，医疗行动意味着文化及群体灭绝。这种残忍的结局在大多数情况下都是人们始料未及的。

瘟疫

一场新型传染病可以在数天内就摧毁城镇和诸如水手及军队等流动群体的健康。流行病会导致捍卫健康的相关措施出台。比如，14 世纪鼠疫暴发期间，人们通过隔离检疫来保全港口，并强制要求旅客证明自己的健康。对于患者的分组以及尸体处理也有相关的规定。城市卫生委员会或临时卫生董事会在疾病暴发期间频繁受到罢工影响，有些罢工在危险过去后仍然在持续，还有些罢工会随着疾病的再次出现而卷土重来。通常，这些措施是通过牺牲那些最为脆弱群体的生命安全来起到保护作用。有关流行病应对措施的更多信息，请参阅第七章。

贫困与工作

虽然慈善救济院与宗教团体之间有着悠久的历史，但欧洲政府资助的福利事业实际上起源于近代早期。具体来说是 16 世纪，当时许多城市都为穷人和患者制定了相关法律。此外，一些协会以私人慈善事业的形式对弱势群体提供帮助——它们有时会联合宗教，有时不会。济贫法有从单纯提供食物到把人们收禁在济贫院内充当廉价劳动力等多种应用形式。有些人"认为穷人都是咎由自取，并反对公共干预措施"。另一些人则认为疾病源自"糟糕的生活环境，并在公共活动中寻求解决方法"。然而，19 世纪卫生运动出现之前，医生与救济穷人几乎没有丝毫关系（见下文埃德温·查德威克的论述）。

相比贫穷，人们对于工作也会让人患病的观点则不太重视——直到意大利医生贝纳迪诺·拉马齐尼对普通人的生活习惯进行了观察。修理下水道的人会短暂地消失于地下，然后回到外面喘几口气再重新跳进下水道。当被问及这样做的原因时，工人解释说，地下的有害气体会导致呼吸问题和昏厥——甚至死亡。目不识丁的工人掌握的医疗知识，令拉马齐尼十分感兴趣并开始一一列举工人常患的疾病以及他们对这些疾病的预防方法。他因与下层社会混在一起而一度遭到嘲笑。在他的《工人疾病》(*Diseases of Workers*，1700 年)一书的开篇中，他提出，如果因为他过分执着于这类主题(见表 15.1)而冒犯了人们的感情，他道歉。这本书中对常常遭到忽视的群体的观察细致入微，并对作者所处年代和地域中的职业及其风险做出了清晰定义，实为一部杰作。十三年后，也就是拉马齐尼去世的前一年，此书出版了增订版。

表 15.1 拉马齐尼《工人疾病》中的"活计"(1700 年和 1713 年)

1700 年		1713 年新增
矿工	谷农	印刷工人
镀金工人	切石工人	抄写员、公证员
水银治疗师	洗衣女工	纺织工
化学家	亚麻、麻、丝绸业工人	铜匠
陶工	澡堂工人(Bathmen)	木工
锡匠	制盐工人	剃须刀、柳叶刀业工人
玻璃工和镜子工	久站类工人	制砖工人
铁匠	久坐类工人	挖井工
石膏匠和石灰匠	犹太教徒(久坐)	水手和桨手
漂洗工	马夫	猎人
油、皮革、奶酪业工人	搬运工	制皂工人
烟草业工人	运动员	
殡葬业工人	精细工种	
助产士	声音工作者、歌手	
乳母	农民	
葡萄酒、啤酒酿酒工	渔民	
面包师、磨粉工	需要露营的工种	
淀粉业工人(starch)	学者(久坐)	

职业卫生作为一门现代专业，以官僚化且四平八稳的作风而著称。但是，它有潜力保护数百万工人的健康，使他们免受有害烟气、噪声、事故和长时间工作的伤害。通常，识别危险并不太难，难的是说服公司所有者和政府对危险控制进行投资。因此，职业卫生领域的医生发现，他们不得不经常与商政界的强大对手交锋，与这些人相比，他们的工资显得过于微薄了。

出于一部分互惠互利的考量，一个名为"拉马齐尼执行管理委员会"(Collegium Ramazzini)的国际协会于 1982 年成立，致力于促进职业与环境卫生研究。该协会的目标是"成为科学发现与社会政治中心之间的桥梁，并需严格根据科学发现采取相应行动，以保护公共卫生"。该协会由代表着六大洲的数十个国家的一百八十四名会员管理，它不仅筹划会议、发行刊物和研究集体项目，还会就危害发表科学声明，并为取得重大成就的人颁发奖励。该协会的年会在拉马齐尼的家乡卡普里举办。

拉马齐尼执行管理委员会目前的一项举措涉及其 1993 年发布的关于温石棉（chrysotile asbestos）致癌及伤肺风险的声明。该协会致力于在全球范围内禁用此物质，但其努力一再遭到供应该物质的国家阻挠，加拿大也是其中之一。石棉生产商指出，如果正确使用石棉，其伤害可能远不及不使用石棉可能导致的火灾所造成的伤害。而关闭石棉矿后工人、工业家及政治家需要面临的政治及经济风险等原因则不常被提及。

随着对工人关注的增加，19 世纪的公共卫生改革家慢慢将注意力转向了贫困和贫困儿童的处境（见第十三章）。直到 20 世纪 70 年代末，全世界人们才能得到更普遍的医疗服务，彼时，人口统计学家才以数学方法证明了贫困可能是任何年龄段人群死亡率的决定因素[1]。

水

清洁和充足的水是健康最重要的决定因素，且这个知识由来已久。埃及人发明了可以用来净化污水的过滤法和凝结法。水质问题事关安全：公元前 5 世纪雅典人遭遇的一场瘟疫，据说就是因为他们的斯巴达敌人在水里投了毒（见第七章）。人们也知道如何保持饮用水的清洁性：比如，古代军队会将营寨安在马群的上游。由于这种经久不衰的智慧，人们一直以为不洁的空气——也就是"毒气"才是流行病的原因，而关于疾病经水传播的理论竟然到 19 世纪中期才流行起来。

19 世纪 50 年代，约翰·斯诺发现霍乱可以经水传播，这一发现比微生物理论的确立早了三十年（见第七章）。然而，斯诺围绕布罗德街水泵的出色调查工作并没能立即被世人认可。这个和水有关的故事还牵扯到另外两个最初并不相信斯诺的英国人，他们一位是医生，另一位是律师。

---

[1] 参见 G.B. 罗杰斯，《国际流行病学杂志》（*International Journal of Epidemiology*）第 31 期（1979 年），2002 年，第 533—538 页。

威廉·法尔来自一个贫穷的家庭，但多亏一位慷慨的赞助人，他得以在法国和瑞士学医。在法国，他学习了 PC.A. 路易的数字医学（见第四章）。法尔与妻子婚后五年，妻子就去世了，随后，法尔在总登记处（General Registrar）办公室找了份工作，并运用他的医用统计学知识来确定影响健康的因素。他对于死亡系统性的新型记录方法可以比较不同职业间的死亡率，从而拓展了拉马齐尼的研究。至于霍乱，由于他已经认同了古老的毒气理论，所以找到了一些对号入座的证据：越是住在泰晤士河上游的人，越少感染霍乱。又过了些时日，他才接受了经水传播的理论。

伦敦律师埃德温·查德威克参与了济贫法的改革。他没有将贫穷归咎于穷人自身，相反，他认为穷人的健康状况和工作能力都是被恶劣的生活条件拖累了，而法律完全没能解决这个问题。查德威克认为一个好的政府有责任保持世界的清洁。他还坚持要求更完善的统计数据，声称集中对出生率和死亡率进行记录可以提高教区记录的可靠性，负责记录的牧师们虽然好心，却不一定都很勤勉。查德威克尤其关注淤积着废水与废弃物的下水道。在那个没有冲水系统的时代，下水道只能由拉马齐尼书中那些勇敢的劳动者手动清洁。查德威克于 1842 年撰写了一篇报告，但这篇报告直到五年后霍乱再次暴发才受到重视。随后，查德威克帮忙设计了一套带有自动冲水功能的下水道系统，极大地改善了水和空气质量，并良好运转了数十年。尽管如此，他还是得罪了医生、工程师、政客和官僚，有人说这是他的偏执和性格使然。1854 年，他被迫辞去了卫生委员会的职务。拉马齐尼的"卫生理念"（sanitary idea）并没有令他对毒气理论产生怀疑，事实上，毒气理论恰好与他的观察结果吻合：因为改善过的下水道正好对应好转的霍乱统计数据。他去世于 1890 年，并于 1889 年获封爵士。

查德威克发起的卫生运动远远超出了英国的范围，并受到了普通民众的拥护，其中尤以被卫生及纯净的古老理想所吸引的女性的支持最为突出。民众们揭露了各种"滋扰"（nuisance），迫使政客重视卫生问题。19 世纪 80 年代，微生物理论得到确认，公共卫生学家得以将这门新的科学提上议程。通过各种已经成立且充满活力的组织的帮助，公共卫生专家们实现了他们的目标。

于是，人们开始科学地管控水源。市政当局若是忽视这一责任，近乎等于自掘坟墓。自那之后，每一种由脏水引起的疾病都可以得到预防。就像 19 世纪的贵族倾向于把自己的疾病归咎于穷人一样，现在的患者也可以责怪政客。虽然在 19 世纪 30 年代，临时卫生委员会随着流行病的肆虐应运而生，但是，直到 19 世纪的最后 30 年中，"常驻"（permanent）政府机构、委员会和实验室才出现（见表 15.2）。起初，这些机构和组织关注的是海员和移民人群，因为疾病仿佛是他们带来的。但是，他们很快就将注意力转向了所有公民。寒冷、潮湿的英国还对热带疾病产生了特别的兴趣，因为那里有它的许多殖民地。

表 15.2 公共卫生机构的一些里程碑

英国	
1809 年、1831 年	卫生委员会（中央和地方）——非常驻
1848 年	公共卫生法
1854—1858 年	卫生总局——非常驻
1899 年	伦敦热带医学学院
1907 年	热带医学与卫生皇家学会
1919 年	卫生部
加拿大	
19 世纪 30 年代	根据疫情需要设立地方委员会
1867 年	省级卫生部门——大多数不运作
1882 年	安大略首个常驻卫生委员会
1919 年	自治领卫生部门
1927 年	卫生学院，多伦多
美国	
19 世纪 30 年代	根据疫情需要设立地方委员会
1871 年	海军医院首位监督军医（后为军医处长）
1879 年	国家卫生委员会——常驻
1887 年	首个联邦卫生实验室在史坦顿岛上的一个房间落成（1930 年更名为国家卫生研究所 [NIH]）
1890 年	乔治城医学院卫生系主任（G. 科伯）。
1902 年	公共卫生及海军医院服务

19 世纪 90 年代，欧洲、美国和加拿大纷纷建立了滤水厂。由于成本、污染、选址及合同方面的问题，它们的建设经常遭到反对，只能一个城市接一个城市地进行，还要在社会活动和个人私利中斡旋。这些滤水厂采用了改良版混凝和砂滤技术，并借助氯等消毒剂来有效地杀死新发现的细菌。1910 年，伤寒的高发病率促使加拿大和美国首次（但不是最后一次）对北美五大湖的污染展开了合作研究。19 世纪末和 20 世纪初，美国的死亡率出现了前所未有的下降，人

口统计学家卡特勒和米勒认为更安全的水源最能解释这一现象。

保持水的清洁需要昂贵的基础设施、实验室检查和工人。即使在发达国家，泼水系统也会因为管理疏忽或是在地震、洪水和战争中遭到破坏而导致霍乱和其他诸如大肠杆菌等的感染。1988 年英国发生的一起事故导致康沃尔郡两万户家庭的供水受到化学污染，其中仍有一百多名居民对该事故的后遗症怨声载道。1999 年纽约举办的一次乡村集会上，由于大肠杆菌污染了井水而造成出席集会的人员中两人死亡，数百人患病。2006 年，北美的菠菜大面积遭到大肠杆菌污染，其原因有可能是野猪造成的水源污染，这次事件导致两百人患病，三人死亡。2000 年，由于疏于控制，安大略省沃克顿市发生了严重的水污染，造成七人死亡，两千三百人患病。要不是卫生官员默里·麦奎格产生怀疑并随即发布了一条要求人们将水煮沸再饮用的命令，这场悲剧可能会更糟。2005 年，安大略省北部卡舍切万再次发生水污染，成为全国新闻头条：这个小社区在坚持用烧水法两年后，还是被迫从卡舍切万撤离。在本书撰写之时，在加拿大这个拥有世界上最大供水系统之一的富裕国家，大约还有一百个原住民社区不得不在饮用之前将水煮沸。

在全球范围内实现并维持清洁水质这个单纯的目标就更为艰难了。

食物

西塞莉·威廉姆斯出生于牙买加的一个英国家庭。她曾提到，她的父亲允许她学医是因为觉得她很可能嫁不出去。在牛津接受完培训后，她前往非洲和马来西亚研究儿童和孕产妇健康。她在西非发现了一种幼儿消耗性疾病与营养学之间的联系，并于 1935 年发表了她对夸希奥科病（kwashiorkor）这种蛋白质缺乏症的经典说明。夸希奥科这个名字源自非洲黄金海岸（即现在的加纳）的一种方言，字面意思是"弃儿病"，因为那个地方的人们长期以来一直觉得这种疾病是由兄弟姐妹的出生而造成的社会问题（见图 15.1）。

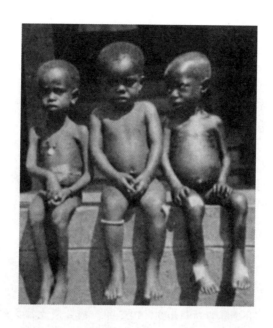

图 15.1　图中三名儿童中有两名罹患夸希奥科病——流离失所的儿童的疾病。摘自威廉姆斯，《母婴卫生》(Mother and Child Health)，1972 年。

1942 年 2 月，在新加坡附近工作的威廉姆斯与其他医生以及数万名盟军和国民一同被俘，并险些死于极度贫困的俘虏监禁营中。1945 年 8 月解放时，她在狱友和士兵的照料下恢复了健康。战后，威廉姆斯受邀管理新成立的世界卫生组织的妇幼卫生部门。她知道人口过剩是一个主要问题，但她也知道，如果不能控制儿童死亡率，发展中国家的女性是不会接受节育的。为了降低儿童死亡率给孩子们提供足够的优质食物很重要。

对生命来说，食物和水一样不可或缺。古人明白这一点，所以非常重视在应对疾病时的饮食控制。19 世纪以及 20 世纪初的众多医学成就让医生有些飘飘然了，以至于他们觉得食物的数量及糟糕的配给是机制上的问题，而不属于科学范畴，所以将食品质量问题丢给了家庭主妇以及羽翼未丰的营养学家。但是，威廉姆斯和约瑟夫·戈德伯格（见第十三章）证明了从前被认为具有传染性的脚气病和糙皮病，实际上都是特定地域及文化滋生的某些微量元素缺乏症。

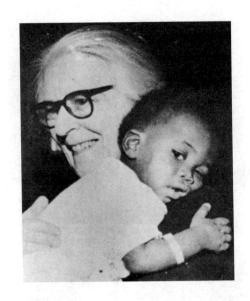

图 15.2 西塞利·D. 威廉姆斯和儿童，1975 年。摘自 S. 克拉多克，《退休也要随时待命：西塞利·D. 威廉姆斯医生的一生》（*Retired Except on Demand: the Life of Dr Cicely D. Williams*），1983 年，经威廉姆斯医生侄女约瑟芬·克鲁克香克及牛津大学格林坦普顿学院（Green Templeton College，Oxford University）授权。

随着 20 世纪中期维生素的发现（见第十三章），人们得以对健康饮食的要素进行分析。发达国家的科学研究一直聚焦在食品质量和安全上，以保证食品不受化学和细菌危害。最近，转基因生物的安全性也备受关注。但是在发展中国家，缺乏优质食物仍是一个严重的问题，并且从各类出版物来看，这个问题并没有医学化。比如，Medline 中发表日期在 1950 年至 2008 年间且提到肥胖的文章有八万三千零四十六篇，但提到 "饥饿"（hunger 或 starvation）的却很少（只有一万一千多篇）。而在这一万一千篇提到饥饿的文章中，只有不到五百篇认为 "食物供给"（food supply）是一个重要问题。而且，对非洲和亚洲这两个食物供应问题相当严峻地区的关注度也很低。世界卫生组织估计，在二十一个长期存在营养失调问题的国家中，每年有十亿人营养不良并有三百五十万人因此死亡。营养失调症的根本原因不仅涉及政治，也事关环境及生物学方面。它是世界上最严重的健康问题，但也许因为它的政治色彩太过浓重，大多数医生还不认为营养失调是他们该管的问题。

表 15.3

Medline 网站中发表于 1950 年至 2008 年，并含有如下医学主题词的文章数量：饥饿（hunger 或 starvation 或两者皆有）、与食物供给相结合（food supply）、（在"饥饿"和"食物供给"的搜索结果基础上添加）非洲、亚洲、加拿大、英国或美国）。

	饥饿（Hunger）	饥饿（Starvation）	含有 Hunger 或 Starvation 的总数 a
	3389	7882	11182
加上"食物供给" b	258	215	463
再加上"非洲"	13	21	33
再加上"亚洲"	4	6	17
再加上"加拿大"	9	0	9
再加上"英国"	2	4	6
再加上"美国"	65	17	79

a：最后一列的总数并不是前面两列的简单相加，因为一些文章同时使用了 hunger 和 starvation 这两个医学主题词。

b：单独搜索"食物供给"这个医学主题词所得文章数为五千零六十七篇，其中只有四百六十三篇与"饥饿"（hunger 或 starvation）有关。

基于 Medline 网站搜索，以医学主题词为关键词，搜索实施日期：2008 年 12 月 5 日。

政治

什么是政治？

医学是一门社会科学，而政治不过是更大规模的医学。

——鲁道夫·菲尔绍（1848 年），引用于 H. 维茨金，《社会医学 1》（*Social Medicine* 1），2006 年，第 6 页

　　医疗保健和公共卫生的相关举措总与政治有关，因为它们生来就是为了将资源从优势群体重新分配给弱势群体。政治医生并不少见。无论何时，大多数国家都至少有一些政客或活动家持有医学学位，且从事过临床工作。然而，很少有医生像上文提到的 19 世纪病理学家鲁道夫·菲尔绍那样加入了政治左派。他因为支持了 1848 年的革命而失去了工作，后来又因为在普鲁士会议中赢得了一个反对党席位而被俾斯麦列入了黑名单。

　　与菲尔绍不同，医生们大多选择避开政治，并且难以看清政治与医疗保健之间的联系。就连资深的医疗保健学者也认为政治和医学无关，或者觉得医生就政治问题发表言论的行为是不合适、不专业的，甚至是缺乏职业道德的。我是在研究医学学费的历史时发现这一点的：至少五十年来，医生们都心知肚明医学生来自社会中最富有的阶层。但是录取标准逐渐扩大之后，势必会牵扯到医生们并不擅长应对的政治层面。

　　关于落实医疗保健措施方面的争论，更是鲜少见到医疗专业人士的身影。下面我们列举了一些敢于加入这些争论的罕见例子。

　　在医疗保险制度的政治历史中，医生并不显眼（见第六章）。1944 年，汤米·C. 道格拉斯在其最忠实的顾问外科医生休·麦克林的协助下，凭借免费医疗的承诺成为萨斯喀彻温省的省长。麦克林毕业于多伦多大学，在大萧条时期，他曾进行了一次社会调查，并震惊地发现许多家庭由于被疾病摧残而濒临毁灭。他几次以社会党身份竞选公职，但从未当选。由于同情左派，他在同事中备受冷眼，于是退休去了加利福尼亚。道格拉斯在竞选活动中寻求了麦克林的帮助，并将麦克林关于免费医疗和工薪医生的构想当成政府医疗计划的蓝图。

　　竞选胜利后的几天内，道格拉斯就履行了他的承诺，并开展调查以了解市民需求。他邀请了著名的约翰斯·霍普金斯大学的瑞士籍内科医生兼历史学家——亨利·E. 西格里斯特来领导这一调查。西格里斯特是一位饱学之士，会说多国语言，他曾研究过俄罗斯的卫生系统并造访过加拿大，还在 1939 年登上过《时代》周刊的封面。西格里斯特带领着一个包括一名护士在内的小团队，在全省进行了调查，并做出了与麦克林的构想惊人相似的建议。当然了，如今的医生们都小心翼翼的，很难会直接对别国优秀教授的观点提出反对意见。

　　西格里斯特带着对萨斯喀彻温省的钦佩回到了家乡巴尔的摩。在他看来，只有社会智慧与技术智慧共同发展，医学才能得以进步，而富裕国家恰恰忽视了社会层面。不久，他就因其左倾观点而受到怀疑，并受到了众议院非美活动调查委员会（House Un-American Activities Committee）的传唤。在饱受监禁、创伤和挫败后，他退居瑞士，并于 1957 年死于中风。

格罗·哈莱姆·布伦特兰在她的祖国挪威接受了医生培训，并在美国学习了公共卫生。在参与了一段与学校儿童健康相关的工作之后，她成功参加了社会主义工党的竞选并成为环境部部长。1981 年，四十一岁的她成为挪威第一位女首相（也是最年轻的一位），并在此职位上服务了十一年。1987 年，由于她担任首相期间所做的一份联合国委员会的报告，"可持续发展"一词得以普及开来。1998 年，她当选世界卫生组织总干事。在她的五年任期内，该组织致力于促进发达国家人群的健康，并抗击世界各地的疾病。她用经济论据向怀疑论者证明，不论是给予者还是接受者，所有国家都能从对卫生事业的投资中获益。

但这些杰出人群只是个例。英国医学协会（BMA）、CMA 和 AMA 这些大型专业协会自成立以来，就一直在与限制医生收入和自由的医疗保险项目进行斗争。他们保持着一种政治理念，认为国家干预并不能改善医疗保健，并以此作为他们反对医疗保险项目的正当理由。但是，自第二次世界大战以来，成群的学生和年轻医生开始建立组织，并对促进医疗保险项目的建立进行游说，并且有时会和各大协会公然作对。这些组织中多数都成立了提供免费服务的诊所。但这些举措往往坚持不了太久，所以很难对其影响进行评估。

虽然医疗保险制度意味着降低医生的收入，但仍有一些医生支持对该制度进行改善，他们在那些大型专业协会的地盘外集结起来。成立于 1987 年的全民医保计划医生组织（Physicians for a National Health Plan）致力于提高美国人获得医疗保健服务的机会，它拥有一万五千万名医生会员，不到医生总数的 2%。2008 年底，该组织成员与刚刚当选的总统巴拉克·奥巴马会面，并表达了他们的诉求。医生兼活动家沃尔特·J.李尔创立了费城左翼卫生历史中心，对美国卫生运动的历史进行保存和推广。甚至在加拿大，医生们也开始忧心医疗服务私有化的加剧和重要专业协会的不作为。加拿大医疗保险医生组织（Canadian Doctors for Medicare）于 2006 年成立，到 2008 年已拥有一千五百名成员——同样只占该国医生总数的 2%。尽管人数不多，但这种趋势表明，越来越多的医生开始认识到政治作为是医疗保健责任的一部分。

一厢情愿还是一语中的？

在拍摄这部电影的过程中，我惊喜地发现现在已经有这么多美国医生支持公费医疗制度了。他们过去可不这样。过去，他们是最中坚的战士和反对者。他们现在意识到他们被骗了。他们一开始是支持健康维护组织（HMOs）的。他们认为管理型医疗（将）会降低成本。保险公司说"你们会赚得更多，我们会赚得更多，少提供些医疗服务我们都会赚得更多"……实际上，保险公司要做的是确保医生也拿不到钱。现在他们有五个还是六个（员工）……负责所有的文书工作，在电话里对着 HMO 大喊大叫，为了报销一个二十美元的单子焦头烂额。医生们都被这个制度毁了。他们已经被这个制度弄得意志消沉了。所以，他们现在成了最中坚的改革支持者。

——迈克尔·摩尔，2007 年电影《医疗黑幕》的采访，http：//www.comingsoon.net/new/movienews.php？id=21257，访问日期：2009年 6 月 20 日

第三帝国（Third Reich）的例子

在讨论医生从事政治的宝贵贡献时，千万不要忘记医疗职业与纳粹主义之间的渊源。1933 年纳粹党上台执政时，最受吸引的职业就是医生。纳粹党依靠遗传学家弗里茨·楞次的研究成果，"科学"地证明了雅利安人血统的优越性。纳粹帝国煞费苦心地将公共卫生形容为"种族卫生"——作为其对犹太人、吉卜赛人、同性恋者、精神病患者和残疾人进行强制绝育和种族灭绝的"最终解决"（final solution）行动的正当理由。医生们成群结队地加入了纳粹党——有些人认为，这些医生之所以选择加入是因为这是唯一可以保命的方法；而另一些人则猜测他们只是受到了伪科学言论的诱惑。更糟糕的是，这些医生在未经允许的情况下犯下了各种罪行：谋杀、酷刑、监禁和恐怖的"实验"。

1947 年，纽伦堡举行了一次特别的"医生审判"，以调查二十三名医生的罪行：其中十六人被判有罪，并有七人被处决。法官们制定了一套道德行为准

则，促成了 1948 年致力于维护医学人道主义目标的《日内瓦宣言》。关于第三帝国中的医学相关活动有公开的档案记载，许多历史学家都曾利用这些信息撰写过相关的著作。虽然接受审判的医生只有二十三名，但实际上，加入纳粹党的医生成千上万，约占德国医生总数的 50%。他们之中很多人还是正直的，不管是在战前、战中还是战后。比如，楞次在战后继续进行研究，并称这场大屠杀会阻碍优生学的研究。

这些加入纳粹党的医生在当时都认为纳粹的所作所为是有益于德国集体健康（collective health）的——重要的是看清这一点，而不是一味地对他们进行妖魔化。德国并不是一个孤立的例子。"种族卫生"是"种族清洗"（ethnic cleansing）"的前身，"种族清洗"是 20 世纪 90 年代另一位医生兼政治家拉多万·卡拉奇的目标，他和希特勒一样，借用医学论据作为对波斯尼亚穆斯林进行种族灭绝的借口。

作为病理学的种族和文化

我们对德意志第三帝国或者任何其他地方打着医学幌子的种族灭绝的愤怒，让我们很容易忘记优生学的概念在北美也很流行（见第十三章）。此外，我们自己的国家也有打着政治正确的旗号为不同种族及文化社区进行"帮助"的公共卫生事业，而这些事业所谓的"治愈"，其实是试图通过消灭种族及文化差异来实现的。有些试图帮助美洲印第安人、非洲裔美国人、大洋洲原住民和世界各地的殖民地人群的举动确实出自善意，但最后却产生破坏性，关于这些举动的批判性历史正在撰写之中。

和平

人们常说，如果菲尔绍反对军事化的政治观点成功了，1870 年的普法战争可能就不会发生。外科手术和复健的历史上有时会强调"不幸中的万幸"这一观点，即战争中得到的经验教训在后来的和平时期得到了应用。但是，直到令人闻风丧胆的原子武器科技出现后，全面反战才正式医学化，成为一种预防性的卫生手段。

1945 年，美国对日本进行了核攻击后，日本派出了原子弹伤亡委员会（Atomic Bomb Casualty Commission）来研究其影响。虽然其长期影响还没有定论，但其初步结果已经非常恐怖了。人们渐渐发现，没有在爆炸的几秒、几分、几周内死亡的人，也可能会在许多年后表现出影响。在战后的第一个十年中，人们仍未充分认识到放射性沉降物的影响范围及危险程度，冷战时期的各大强国还在对数百种原子武器进行测试。1961 年，社会责任医生组织（Physicians for Social Responsibility，简称 PSR）成立，该组织整理了原子武器对美国儿童造成危害的科学证据，试图以此制止原子武器的地面测试。

PSR 成员针对其他原子武器造成的问题进行了对战争医疗的准备研究。最终，他们认识到医学无法减轻原子灾难，唯一的公共卫生应对措施是全面禁止核战争。为了实现这一目标，PSR 必须组织一场国际运动，让冷战双方的医生都参与其中。1980 年，两位心脏病学家——美国人伯纳德·劳恩和俄罗斯人尤金·查佐夫——在日内瓦的一次会议上成立了 IPPNW。他们发起了一场声势浩大的宣传，声称核战争将成为最后的流行病。他们还研究并记录了地面和地下核弹试验的短期及长期影响。他们两人于 1985 年获得了诺贝尔和平奖（见图 15.3）。

在这个奖项颁布之后，地下核弹试验依然继续进行着，直到 1990 年至 1996 年间，五大国才慢慢停止。印度和巴基斯坦上次试验核武器是在 1998 年，朝鲜是在 2009 年。据估计，八个核武器大国试验的核武器总数不少于 2000 枚。IPPNW 继续以消除核武器、停用"星球大战"级别的导弹防御系统，以及减少常规武器危害为目标进行游说。最后这个目标是人们无可奈何下的妥协：尽管"文明"已经历五千年发展，人类仍认为互相残杀无可厚非，以至于能许下的最好愿望仅仅是控制危害。

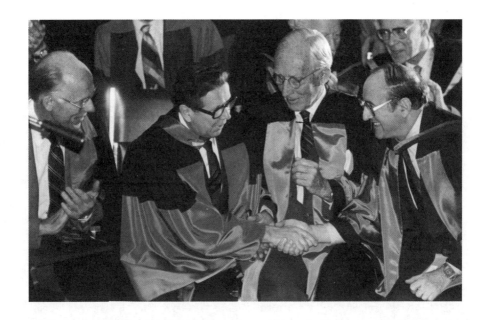

图 15.3　诺贝尔奖宣布后不久，IPPNW 的创始人在安大略省金斯顿市女王大学接受荣誉学位颁发。从左至右：儿科医生（也是 IPPNW 成员）亚历克斯·布莱恩斯、E. 查佐夫、医学院院长 E.H. 博特瑞尔和 B. 劳恩，1985 年 11 月 2 日。经布莱恩斯医生及大卫·沃尔克院长授权，女王大学健康科学学院。

　　在继续为和平努力的过程中，一些医生自愿帮助改善饱受战争蹂躏地区人民的生活。红十字会的护士和医生执行了这一使命，并因此获得了三届诺贝尔和平奖（见第十章）。但在 20 世纪晚期，一些人指责红十字会变得过于官僚，与国家利益过从甚密。最需要帮助的（也是最危险的）的地方没有得到帮助。1971 年，法国医生和记者共同创立了无国界医生组织（Médecins sans frontières，简称 MSF），医生兼政治家伯纳德·库什内也是创始人之一。库什内目前是法国右翼政府的外交部部长，之前曾以共产党员的身份在社会党政府任职。MSF 冒着极大的风险为最危险和最贫困的地区提供高质量的医疗服务，它保留了对任何地方的暴行直言不讳的权利，并十分清楚如何直言不讳。MSF 保持中立立场。和众多公民社会运动一样，MSF 实际上是一个致力于围绕共同利益采取非强制性集体应对措施的跨国（transnational）组织。MSF 于 1999 年加拿大医生詹姆斯·奥宾斯基担任总统时获得了诺贝尔和平奖。目前，MSF 有二万七千名志愿者在六十多个国家工作。

许多其他组织也围绕着缓解战区国家痛苦的需求而成立。每一个新组织的成立都是为了那些早先成立的组织因不完善而导致的问题提供解决方法。所有这些组织都依赖并竞争慈善捐赠，因此，宣传也是他们的任务之一。详尽地列出所有这些组织是不可能的。但是，为了用一个例子总结这部分关于和平的内容，让我们研究一下"战地儿童"（War Child）。1993年深感于南斯拉夫儿童的困境，两名英国电影制作人于1993年成立了战地儿童公益组织，至今，该组织已为三十多个国家提供了战时援助。它还在两个"平等但完全自治"的国家成立了"国际"分支：荷兰（1994年）和加拿大（1999年）。加拿大分支是由内科医生埃里克·霍斯金斯和萨曼莎·纳特创立的，他们的勇敢和勤劳为他们赢得了诸多奖项，也加重了他们肩头的责任。

数不胜数的援助性组织提醒着我们，医生主导的慈善机构与其他"公民社会"运动并无二致，它们也有内部矛盾，且同样依赖于资金募集。虽然还没有综合性历史文献资料存在，但这些组织的信息从大量的社会学和政治学文献中就可见一斑。

环境

十年前本书发行第一版的时候，全球变暖问题还尚存争议。如今，美国前副总统阿尔·戈尔和联合国气候变化专门委员会（United Nations panel on climate change）已经努力说服世界认识到这一问题，并因此而赢得了2007年的诺贝尔和平奖。

人们对污染的各个方面已经有了较深的认识。甚至希波克拉底也知道良好的环境对健康至关重要，他的专著《论风、水和地方》（*Airs*，*Waters*，*and Places*）属于医学地理学，那时，这个术语甚至还没出现。显而易见，人们早就知道破坏空气、水、食物和气候注定会对健康产生影响。但是，很难能找到例子证明以前的医生曾把环境问题作为自己的分内之事。第一个这样做的人是拉马齐尼，他的贡献我们已在上文讨论过。但是污染不仅仅影响工人，它影响每一个人。这一认知是在关于清洁用水的卫生运动（见上文）以及19世纪的工业革命中慢慢形成的。植物既是人类的帮手，又是人类健康的指示器。

植物可以利用二氧化碳产生氧气的知识是几位观察者一步一步研究出来的，包括约瑟夫·普利斯特利和德国医生朱利叶斯·罗伯特·梅耶。1845年，科学家们研究出了阳光将二氧化碳转化为氧气和水的基本方程式。20世纪早期，光合作用的化学过程得到了更详细的阐述。梅耶把植物世界想象成一个"巨大的发电站"，并认为它是地球上最重要的生命能源（拉宾诺维奇，Rabinowitch）。

约瑟夫·T.罗斯洛克是一名美国医生，他曾参加过南北战争，随后在费城学习医学。他注意到了关于植物和氧气的新信息，并发现了树木对人类健康的重要性——不仅是因为它的光合作用，还因为它对生活质量的意义。1873 年，他开始积极开展反对毁林的运动——在荒野中呐喊（是真喊）。八十年后，宾夕法尼亚州留出了一大片森林，用以纪念这位名不见经传的环境卫生领域的先驱者，但在医学文献中则完全找不到这位医生的身影。

20 世纪早期，人们创造了"烟雾"（smog）① 一词，用以形容英国伦敦有毒的空气。所有的工业化城市都注意到，随着使用矿物燃料的机器不断增加，空气的污染程度也越发严重。对一些人来说，这不过是证实了古老的毒气理论而已。最近的医学统计数据记录了这些影响：当空气特别浑浊时，会导致死亡及肺部疾病增加。

1948 年 10 月，一场逆温现象导致宾夕法尼亚州的多诺拉出现了有毒烟雾，造成了美国最严重的公共卫生灾难：该镇七千名居民中有五千人患病、四百人住院治疗、二十人死亡。四年后，伦敦出现了"大烟雾事件"（great smog），而那年的死亡率恰好比前一年高出 80%。其中具体有多少人的死亡与 1952 年烟雾事件有关还未有定论。政府将剧增的死亡率归咎于随之而来的一场流感疫情，但最近有分析指出，即使算上那次大规模流感，依然有一万两千例死亡原因不明。

这些灾难迅速促成了公共卫生调查和清洁空气法案（Clean Air Acts）的实施（1955 年在美国实施，1956 年在英国实施）。公共卫生与大型工业及发电厂之间出现了前所未有的正面交锋，而这两者都是就业和集体财富的重要来源。

Medline 中最早关于树木及空气质量的文章可以追溯到 20 世纪 70 年代，文中描述了花粉的危害和污染物对植物的毒性。直到 20 世纪 70 年代中期，一些来自东欧和俄罗斯的科学家才开始撰写关于树木的专著，并且是将它们作为对抗环境毒素的盟友，而不是行凶者或受害者——这些罗斯洛克早在一个世纪前

---

① 烟（smoke）和雾（fog）。

就知道了。大约在同一时期，人们发现某些合成化学物质会破坏大气中阻挡有害的紫外线辐射的臭氧层，导致皮肤病的增加以及全球变暖。但有些人认为，这些缓慢且稳定的变化说不定其实是大自然本身就会经历的过程。

最终让人们行动起来的可能是 1984 年末的一场工业灾难，虽然这场灾难和臭氧层并没有直接关系。印度博帕尔的联合碳化物（Union Carbide）工厂发生毒气泄漏，造成 3000 到 8000 人死亡以及很多失明或肺部损伤病例。那个年代卫星电视早已出现，这场人间惨剧实况被世界各地目睹，无法遮掩也不容忽视。人们对工业领域的粗心大意义愤填膺，以至于一时忽略了长久以来政界对此类事情的漠不关心及放任自流。但最终，人们终于意识到，国家不能再对此袖手旁观了。

1985 年的维也纳公约中，气候、环境和人类健康所面临的危机得到了多国认可，促成了两年后于蒙特利尔发布的一份消耗臭氧层物质的清单。突然之间，呈指数级上升的臭氧层破坏程度如同一个可怕的旋涡渐渐逼近人类。20 世纪 80 年代末，人们重新想起了森林这个"巨大的能源屋"，所有的目光都转向了世界上最大、最珍贵的森林——亚马孙河流域。而它所在之处正是世界上最贫穷的国家之一，那里的人们对独立和生活改善的渴望直接冲击着整个星球的未来。雨林正在被摧毁。

正如在反对核武器的斗争中那样，从事这些环境问题的医生意识到，医学是无法对抗气候变化带来的影响的。我们的任务是或多或少地预防它。因此，上述讨论的所有问题，尤其是政治问题，都将与商业利益、国家财富、个人自由和健康产生复杂的关系。

虽然吸烟看起来不太像是环境问题，但对其进行遏止的各种举措却映射出了保护环境这一事业的复杂性。关于谁知道什么，什么时候知道，以及烟草业在最小化危险和引诱无辜者走向灭亡方面的严重过失，争论仍在继续。1950 年，英国流行病学家理查德·多尔通过精妙的研究明确了癌症与吸烟有关。20 世纪 60 年代，人们终于承认了吸烟是上瘾而不是习惯，这使得该行业的广告作用变得愈加重要。20 世纪 80 年代初，二手烟成为一项主要的环境问题，其危害变得十分扎眼，继而形成了一个涉及更多"无辜受害者"的更加紧迫的局面。20 世纪与吸烟有关的疾病导致了一亿人次的死亡，并且 21 世纪的预测死亡人数为十亿。

自 20 世纪 70 年代以来，公共卫生官员一直在努力说服立法者降低香烟的易获得性和吸引力，并在及其微小的步伐中渐渐走向成功。对通过种植烟草获利地区的游说尤其困难。笔者记得，那时的广告中曾提到"医生喜欢的牌子"这类字眼。笔者还清楚地记得，1975 年，一所医学院附属医院的肺病病房区进行了强制禁烟令（因为那里会使用氧气），结果遭到了人们的抗议。全院禁烟直到很久以后才实行。在本书撰写之时，不允许在公共建筑、餐馆和酒吧吸烟的政策仍然会引起不满。这些小冲突在各个自治市之间此起彼伏——有点像中世纪那会儿——但最艰难的战斗还是在发展中国家，因为那里的人们无论贫富，都将吸烟视为一种成就、地位和自由的象征。

　　PSR 和 IPPNW 发起了环保运动，这是一种自然选择，因为它们本来就在与核污染做斗争。包括美国环境医学学会（American Academy of Environmental Medicine，成立于 1965 年）在内的各种其他专业协会，力图调查并改善环境，并通过与企业合作将工作变得更实用。旨在为环境健康进行政治游说的医生组织都还很年轻，规模也很小。1993 年成立的英国生态医学学会（British Society for Ecological Medicine）是原先营养和过敏相关的专家小组的融合体，现在的名字是 2005 年起的。同样成立于 1993 年的加拿大环境医师协会（Canadian Association of Physicians for The Environment）在 1995 年召开了其第一次会议，并为了传播研究成果于 1997 年创办了一份新的杂志——《医疗保健季刊》（Healthcare Quarterly）。《政治生态学杂志》（Journal of Political Ecology）是一份创立于 1994 年的在线、公开、同行评审的国际刊物，它的特色是进行历史和社会相关案例研究，并利用社会科学的相关工具来帮助实现改变。

国际卫生

　　公共卫生问题没有国界可言，这点在当今社会应该相当明确。但是，为了处理公共卫生相关问题，人类唯一能依靠的只有立法。各国政府正在尝试撇开领域纷争，并就国家卫生问题进行合作，比如，双方合作处理处于同一流域的问题，这在 19 世纪就有先例。然而，在其他卫生问题上的合作却不那么顺利。比如，市政委员会对禁烟问题各持己见；各州就空气污染和环境清理等相关责任争论不休；为了让难以控制的国家循规蹈矩，国际机构不得不努力寻找方法筹钱。这些措施缺乏效力，并且由于容易受到经济压力的影响而缺乏可靠性。

　　国际卫生运动最初是为了应对流行病而发起的。在文字出现之前，瘟疫就常常跨国暴发，但人们不愿与外国人分享信息。安全是主要原因：疫情可能来自敌人的蓄意攻击，就算不是，宣布自己受到疫情影响无异于暴露自己的脆弱。即使在现代，公开疫情同样意味着承认一次可耻的社会性失败。所以，在这类问题上合作需要和平、稳定和信任。

在经历了 1848 年至 1889 年的第二波霍乱及大西洋移民中可怕的斑疹伤寒疫情后，各国决定进行合作。卫生运动和医学统计的出现以及越来越普及的大型国际会议促进了这一合作。在这些会议活动渐渐兴起时，约翰·斯诺还未发表他对于水和霍乱的观察结果（见第七章）。1851 年，第一届国际卫生大会（International Sanitary Conference）于巴黎召开。十二个欧洲国家以及土耳其和俄罗斯都分别派了两名代表参见，其中一人是医生。会议的主要议题有两个："霍乱会传染吗？""隔离检疫有什么价值？"会议持续了六个月，两个问题却都没能达成共识。代表们失望地回家了。

两年后，也就是 1853 年，斯诺这时依然没有发表的他的观察结果——第一届国际医学统计会议在布鲁塞尔召开。会上提议各国对死亡原因进行分类，以便各国至少能就讨论主题的名称达成一致——这就是国际疾病分类（International Classification of Disease，简称 ICD）的前身。在又一波霍乱疫情带来的惊恐和疾病分类进展带来的些许鼓舞中，各国决定进行二次尝试。于是，第二次国际卫生大会于 1859 年召开，地点依然在巴黎（对于冗长的会议来说，这倒是个不错的地方），但这一次的代表中没有医生。会议讨论了同样的两个议题。这次，虽然没有医生出席，但代表们借助斯诺的智慧达成了一致意见，尽管这些意见并没有得到主办国家的认同。

由于疾病的暴发（前四次会议时是霍乱）和战争的阻挠，卫生会议决定不定期举行。在黄热病（yellow fever）的推动下，第五次会议于 1881 年在华盛顿特区举行。那次会议讨论了一项建议，即各国应将感染情况通报给全世界。该项建议最终失败了：也许是出于古老的安全原因，法国和美国一致反对。第六至第十次会议期间，各国就流行病期间国家应采取怎样的行为达成了一些共识，尤其是在贸易限制和隔离检疫方面。特别值得一提的是，代表们一致认为，国家之间的隔离检疫绝不应被视为侵略行为。

但是当时还没有管理国际相关事宜的常驻机构，所以无法监控已确立的协议的执行情况并保证其连续性。代表们开完会后可以心满意足地回家，但情况并不一定会得到改善。为了实现这些基本理想，需要更大的努力和更多的财政投资。最后，1903 年在华盛顿召开的第十一次会议建议设立常驻的国际公共卫生处（International Office of Public Hygiene，简称 IOPH），费用由各成员国承担。IOPH 于 1907 年正式开放，彼时它有九个成员国，但这一数字迅速增长至 1911 年的 22 个。IOPH 的目标是消灭跳蚤和老鼠这些新发现的疾病携带体、规范一面的研发及使用标准，并建立对健康带菌者的管控方法。令人奇怪的是，1902 年还有另一个国际组织的成立提议，它的创始人可能是出于对国际卫生会议的不满，以及将焦点从欧洲转回美国的愿望。泛美卫生组织（Pan American Health Organization，简称 PAHA）的常驻办事处最终于1921 年正式设立，年度预算为五千美元。如今，它仍然是世界卫生组织的一个地区性分支。

但是这一茁壮成长的国际合作很快被第一次世界大战打断了，所有的计划都被迫停止。1918 年至 1919 年间的流感疫情暴发恰逢和平时代，人们因此尝试协调各国间的公共卫生合作。由于当事国家不愿意公布疫情，所以出现了"西班牙流感"这种不当称呼（见第七章）。趁着两次世界大战之间的空档，三个不同但结构松散的国际卫生组织艰难地试图执行前一个世纪留下的难以实现的目标，它们是 PAHA、IOPH（后来垮了）和国际联盟（League of Nations）。但第二次世界大战又使一切努力都戛然而止。

从 1946 年开始筹备并于 1948 年正式在日内瓦成立的世界卫生组织，是指导并协调联合国系统内卫生相关事宜的权威机构。它吸收了 PAHA 和 IOPH，并且开放之初就拥有五十五个成员国。受到当时人类的战争悲剧及人们对科学的乐观态度的驱使，世界卫生组织带着从过去的失败中汲取经验的愿望提出了一项前无古人的工作：除了与传染病做斗争，它还将与所有疾病做斗争，并以最终达到全面健康为目标。它目前已有一百九十三个成员国。

世界卫生组织的第一任总干事是加拿大内科医生 G. 布罗克·奇泽姆（见图15.4）。他在从全科医学转入精神病学领域后，作为一名二等兵加入了第二次世界大战，并逐步晋升为加拿大陆军医疗服务的负责人。奇泽姆在育儿方面的观点备受争议，尤其是他对宗教的不可知论立场以及他广泛宣传反对包括圣诞老人在内的神话传承的做法。要求他从加拿大官僚体系中辞职的呼声此起彼伏，直到他几乎全票当选世界卫生组织总干事之后，这些呼声才平息下来。

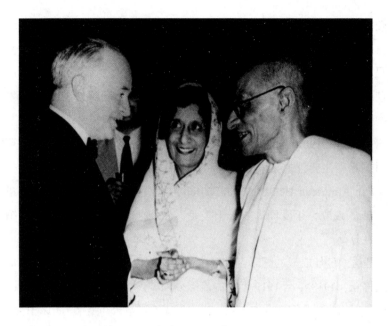

图 15.4　即将上任的 WHO 总干事布罗克·奇泽姆与印度卫生部部长拉吉库玛瑞·阿姆里特·考尔和莫罕达斯·卡拉姆昌德·甘地，约 1947 年。经约翰·法利和奇泽姆医生的女儿安妮·门萨好心授权。

奇泽姆认为，只有努力使国家之间做到相互包容与理解，战争才会停止。作为 PSR 的积极推动者，奇泽姆也提倡计生，并认同西塞莉·威廉姆斯所强调的要想提倡计生，必须先控制儿童死亡率的观点。在关注全球卫生的过程中，奇泽姆提出了针对核武器、人口过剩和污染的警告。这些优先问题标志着世界卫生组织的未来走向。从温哥华岛退休后，奇泽姆继续从事公共卫生工作，积极推动性教育、避孕、解除核武器和清洁水源措施。1957 年，在参加首届帕格沃什科学与世界事务会议（Pugwash Conference on Science and World Affairs）的二十二位科学家中，他是仅有的两位内科医生之一。这场在新斯科舍省召开的会议强调，科学家们必须对自己的发明负责。将近四十年后，帕格沃什会议与他人分享了 1995 年的诺贝尔和平奖。1971 年，奇泽姆死于中风时，他的祖国几乎无人知晓。

世界卫生组织没有就各国共商的协议听取监督工作。疾病通报现在像是一种透明工具，用来检查各国相互协助和彼此保护的意愿，最近关于流感的定期通报就是一个例子。世界卫生组织和其他公共卫生组织的努力正在慢慢改变发展中世界，至少在疾病领域是这样的：天花已被根除，脊髓灰质炎也大大减少。还有报告指出，经水传播疾病、大多数主要儿童疾病和通过疫苗控制的传染病的发病率也在下降。但随着人们寿命的延长，富裕和久坐不动的生活方式所导致的疾病开始在一些国家浮现，而这些疾病在过去是很少见的。这一观察结果进一步坚定了世界卫生组织在控制疾病的同时促进健康的承诺。

2005 年，世卫组织成立了一个"健康的社会决定因素"（social determinants of health）特别委员会，以求解释死亡率和发病率的统计数据中的巨大差异。包含菲尔绍、拉马齐尼和法尔的最新观察结果的初步报告于 2006 年再次证明，与健康最直接相关的是某些超出医学的神奇力量一些基础社会条件，包括性别、种族、教育程度、财富、就业、环境。这些原则推广了"社会经济因素"（socioeconomic factor）这一更早期的概念，并使其在接下来的至少 20 年中备受关注。但是，彼时的"健康的社会决定因素"尚未正式成为医学主题词。医学仍然把重点放在疾病上——虽然它的确值得研究——但如果医学还不承认社会和政治行为对人类健康有显著影响，全球卫生的实现仍将是遥不可及的，即使将来实现了，也不会是医生的功劳。

造成影响

奇泽姆有七位杰出的总干事继任者，格罗·哈莱姆·布伦特兰便是其中之一。他们的行事风格往往与典型医学教育模式背道而驰。他们为全体人类而非个人效力，使用但不局限于伟大的科学。他们赚到的钱少之又少，与有钱有势的人为敌，甚至还要花大把的时间对抗健康人类自我毁灭的欲望。

但是，除了英勇的医生之外，国内外还有多方势力为全球卫生做出了有效贡献：来自国家的、宗教的、学术的，以及独立个人的。与私人慈善基金会的力量相比，政府资助的国际项目资源有时显得苍白无力，每个新成立的组织都将自己看作解决其前身组织缺点的办法。有时，这些慈善基金会所宣扬的动机仅仅是其他更为自私的目标的借口。有些基金会所拥有的资源甚至超过了其整个国家的国内生产总值——他们的影响力不容否认。

比如，成立于 1911 年，旨在促进教育、理解、和平与发展的卡耐基基金会（Carnegie Foundation），其早期使命包括在北美各地建立公共图书馆——很有先见之明，知道健康的社会决定因素之一是教育程度。卡耐基基金会资助了一个主题为"永不再犯"（never again）的大规模止战类研究项目，并对发展国际关系方面的学术研究做出了重大贡献。2004年，该基金会的资产估值为十九亿美元。同样源自一个富裕的美国家族的洛克菲勒基金会（Rockefeller Foundation）成立于1913年，致力于消除卫生不平等现象及贫困疾病。2001年，其资产已超过三十亿美元。比尔及梅琳达·盖茨基金会（Bill and Melinda Gates Foundation）成立于2000年，以改善健康及消除贫困为使命，资助的重要项目包括脊髓灰质炎和脑炎的疫苗研发，以及疟疾的控制措施。2006年，它的资产被沃伦·巴菲特翻了一番。两年后，其捐赠基金已达到三百五十一亿美元。该基金会每年在卫生保健上的开支大致相当于WHO全年的预算。然而，贫困率仍然下降缓慢：在发展中国家，五分之一的人每天的生活费不足一美元；在撒哈拉以南的非洲部分地区，这一比例还在上升。

事实上，还有成千上万其他的慈善组织参与了改善国内外卫生状况的工作。有时，如此多的机构数量让人不禁产生疑问：真的需要这么多组织吗？由此导致的各种重复的行政及募捐职能到底造成了多少浪费？但是，在市政厅的地下室举行的温饱类慈善活动让人实在难以发出批评的声音。

也许历史学家必须屈从于无法解释的现实。也许，不管这些组织以何种方式开展工作——互相合作还是相对或绝对独立——历史学家都只能期待他们实现那最宝贵、最古老的医学目标：以无损于患者为先。

拓展阅读建议

参考书目网站：http://histmed.ca.

第十六章
侦查与科学:
如何研究医学史上出现过的问题①

---

① 本章的学习目标见第 419 页。

　　我喜欢这些小东西，这种一点一滴还原真实的方法，这种不断修改细节所带来的满足感……我们就像是搜救队的警察，手脚并用，匍匐前进，不断靠近真相。

　　——伊恩·麦克尤恩，《赎罪》（*Atonement*），多伦多：古加拿大出版社（Vintage Canada），2001 年，第 359 页

　　要是仅仅背诵人名和日期，那历史不过是一个非常枯燥的玩意儿。我们不得不发问：为何做我所做，想我所想？于是，我们追寻这些问题的答案：人们过去为何会思考某些特定的问题？为何要做某些特定的事情？尤其是那些如今看来完全错误的思想和行为。历史学家可以享受侦探工作中的各种刺激和悬疑，却不用担心被枪击。

　　医学史中的部分糟糕历史使整个医学领域背上了不应有的骂名——这大概就是在为卫生保健专业的学生授课时似乎需要自我辩护的原因。解剖学、生理学和药理学的课程中可不会有道歉的戏码。学好历史对卫生保健教育来说至关重要。因为历史核心的基本真理就是：不论何时何地何种原因，事物都会或快或慢地发生变化。而对任何形式、时代和文化背景下的卫生保健的历史变迁进行探索，都将对现今社会意义非凡。要想胜任历史调查，必须做到人们常说的终身学习和循证抉择。此外，优秀的历史研究在许多方面与科学事业相似——它关乎问题和答案。

　　本章包含了笔者对进行历史研究的建议，是个人试错过程中的主观产物。笔者不主张原创。历史研究可以通过无数其他方式进行。笔者的方法过去便受到并将持续受到很多人的影响，比如笔者的医学及历史学教授、同事、其他作家、编辑，还有——尤其是笔者的学生们。由于笔者无法察觉自身的弱点和偏见，所以建议你们谨慎使用这些方法。

问题构建要清晰

历史研究中所提出的问题就如同科学实验中的假设。

准历史研究者们必须清楚地知道他们在寻求什么，以及寻求的原因。学生和医师们提出历史问题的原因有很多：座谈会讲座、为报告或餐后演讲做准备、斟酌改变某种做法、制定政策，或单纯出于好奇。这个问题将通过现有的信息来源的搜索结果和个人调查进行细化，其最终形式可能跟最初的问题没有半点相似之处。换句话说，你可能会找到一个完全不同的问题——一个你一开始没有设想到的问题。

不管在任何阶段，调查者的心中都应该对当前的问题有一个诚实且简明的陈述。复杂的问题会涉及其他学者对类似问题做出的理论阐述，但是简单的问题也并不无聊，而且你随时都可以自由地建立新的理论。

在整个过程中，历史学家必须明白他们作为项目的参与者的作用——选择有品位的主题、选择有吸引力的研究方向，以及主动忽略那些看似不太有意义的细枝末节。

识别资料来源

历史研究中的资料来源就如同科学实验中的材料。

关于过去的陈述性证据即是资料来源。一般来说，资料来源有两种类型——一手（primary）和二手（secondary）——但它们也可能出现重叠。有时，从二手资料着手比较容易，因为二手资料是已经写好的历史，你可以很快在其中找到问题的答案。资料网站和搜索引擎可以提供各种主题的综合二手资料。但是从二手资料中得来的答案需要谨慎处理。一手资料提供的证据是最好的。

一手资料

一手资料，是指你所研究的某段历史时期或某个研究对象所产生的文件或物品。有时，因为不确定一手资料的源头或目的，导致其自身就会成为问题——比如，一份新发下的手稿。如果研究对象是某个人物，那么关于他的一手资料主要是他个人的出版物，以及包括他的文凭、行医记录、实验室笔记、日记、寄出或收到的信件和剪贴簿在内的各种手稿类文件。此外，该人物的手稿收藏集、他同时代的书籍、期刊及报纸也属于一手资料。如果研究对象是一种疾病、一种治疗方法或一种科技，那么其一手资料则可能包括与它们相关的原始描述、该描述的后续修改和注解，以及一些可能留存于世的用于治疗和护理的手工艺品。如果研究对象是一个机构、一个时期或一个地点，那么其一手资料存在于所有来自该机构、该时期或该地点的东西中。要了解人口的健康状况，必须查阅政府文件、人口普查数据和各种机构调查。

在识别一手资料时，背景很重要。历史学家必须努力将问题与时间和地点结合起来。任何一个医学研究对象——无论是人、方法、机构、科技还是观点——都无法在脱离其政治、社会、经济和文化环境的相关研究的情况下得到充分探索。有时，通过与其他地方的环境因素进行对比，才能揭示研究对象的环境因素。比如，一个国家的革命或饥荒会影响它的医学进步，而另一个享受着和平与繁荣的国家的医学一定是一番不同的景象。

由文字铸就的历史自古以来就特别重视以文字为最终形式的证据。但这种做法会掩盖或歪曲过去，因为它排除了那些无法发表作品、阅读或写作的人的证词，比如妇女、儿童、患者、文盲或弱势群体。此外，以文字形式存在的东西并不一定是准确的。历史文献是强有力的证据，但它们也存在一些问题：它们中只有部分得以保存下来，它们受到作者主观的影响，它们的内容可能存在错漏。近几十年来，历史的关注点不再流连于伟人、伟大的发现和伟大的国家。因此，一手资料变得愈发兼收并蓄，包含了"口述历史"（访谈的结果）、古病理学、图片、电影、小说、艺术品、音乐、漫画书和小物件。

在出版物中寻找一手资料时，历史学家必须依靠图书馆以及参考书目和索引，而且图书馆越大越好。令人高兴的是，现在大多数作品都可以在网上找到，而且许多早期作品也都数字化了。比如，在处理古代研究对象时，在二手资料中发现的观点和引用必须在学术刊本中进行核实 [比如《洛布古典丛书》（*Loeb*

Classical Library）或《希腊医学语料库》（ *Corpus Medicorum Grecorum* ）]。不需要从 JAMA 上引用希波克拉底或盖伦。有了电子资源，人们足不出户就可以对各大机构的书目进行浏览，比如威尔科姆图书馆（Wellcome Library）、国家医学图书馆（National Library of Medicine，简称 NLM）或麦吉尔大学的奥斯勒图书馆。大多数国家图书馆的在线书目都支持单独检索或集体检索，比如法国国家图书馆、大英图书馆、梵蒂冈图书馆和美国国会图书馆。

书籍可以通过检索在线书目找到，Medline 可以帮助追溯 1950 年后的文章。但是，要找到 1950 年以前的期刊文章就比较难了。卫生局局长办公室图书馆索引目录（Index Catalogue of the Library of the Surgeon General's Office）是一个有用的工具：其中有几部多卷丛书可以追溯至 1880 年（现已归属于 NLM 的馆藏），提供了大量可以追溯到几个世纪前的最早期的期刊文章。本书的第一版发行时就被数字化了，可以在网上找到[①]。在进行撰写时，你可能必须要去图书馆或使用跨馆互借的方式取得你要引用的文章的实体。因为，如果不这样做，那么任何以 19 世纪或 20 世纪早期的医学史为对象的研究都是不完整的。

对于近期的研究主题，可以从 Medline 和包括归档报纸在内的期刊文献索引着手，如《纽约时报索引》（ *The New York Times Index* ）、《泰晤士报索引》（ *The Times Index* ）和《加拿大期刊索引》（ *Canadian Periodical Index* ）。但它们也有局限性（见下文）。莫顿（Morton）的《参考文献》（ *Bibliography* ）一书试图列出对西方医学最重要的贡献，还有其他几本最近出版的书中也特别描写了一些伟大的医学著作，数量不多，但注解更多。[②]

追踪非出版物类的一手资料通常更复杂一些。历史学家们很少有信心断言他们已经查阅了所有能查的细节。档案的形式数不胜数，而且无处不在。国家和正式机构的档案馆是比较好的起点。出版物及馆藏品的在线索引目录也可以提供帮助，但是网络——虽然非常有用——对于这项工作的开展帮不上太多忙。因为经过数字化的馆藏和索引工具只是冰山一角（至少目前来说是这样的），而且经过数字化的资料通常都不可避免地偏向于某个人的历史故事版本。在未出版的指南"档案目录索引"（Finding Aids）中也可以找到一些特殊的合集。档案保管员通常会通过信件或电子邮件回答问题。但想要找到某个档案，学者必

---

① 网址：http://www.indexcat.nlm.nih.gov.

② 见资料（Resources）板块，第 2 页，参考书目网站 http://histmed.ca.

须知道它确实存在，或至少觉得它应该存在。同样，向地方档案保管员寻求帮助也是可以的。

在一个完美的世界里，所有重要的文件都会被存档。会有法律要求政府和机构保存其文件。每个国家、每个省或州、很多城市、所有大学，以及大多数医院、组织和协会都会留存记录。然而，现实中鲜少见到非常完整的保存。即使你确信某些文件一定就存放在某个特定的档案馆中，但是想要通过一个匪夷所思的分类系统来确定它的位置还是会让人望而却步。找到"官方"的政府记录后，你还必须记住它们——很官方。它们讲述的是一个官僚版的故事。数量不详的文件可能已经丢失或遭到故意销毁。没错，个人或机构的生平中最淫秽、最富有争议、最有趣的方面都可以用这种方式永远地剔除。有些文件可能属于研究对象的朋友、亲戚或后代，而这些人可能并不愿意向历史学家公开这些文件。还有些资料已经不再属于学术界，而是成为私人经销商和投资者的财产。有时，讣告或传记及国家词典中的条目可以指出研究对象的相关文件保存在何处。寻找文件资料既耗时又令人沮丧，但同时也非常值得。因为即使只是发现了支持某一观点的一点点证据，历史学家也会大喊："找到啦！"（好吧，我们不常出去。）

二手资料

二手资料来自其他在世或已故的历史学家同行。就像对文献的科学回顾一样，历史学家必须找到所有与自己研究的问题相同或相似的主题的探索记录。这些探索记录可能来自其他医师、历史学家、社会学家或哲学家，也可能来自与研究对象同时期的人，比如同事、赞颂者及后代。

有时，二手资料可以立即为你的问题提供一个满意的答案。然而，在接受这些表面信息之前，最好仔细思考一下下文方框中描述的九个任务。

如果现在有人拿一个研究课题来寻求笔者的帮助，笔者会像其他人一样直接从谷歌或维基百科这类惊艳的网络资料入手。但是必须强调，如果不考虑框内的任务列表，任何通过这类渠道得到的内容都不能完全信任。变化日新月异，仅仅十年，就与过去所面临的情况形成了鲜明对比：历史学家现在面临的信息太多，而非太少。但这些信息大多没有经过同行审查。学生们有时似乎无法区分学术与垃圾：只要信息出现在谷歌搜索的顶部，他们就觉得那一定是真的。但真理不是由多数人决定的。因此，重要的是所有通过这种方式收集到的信息，都必须与隐藏在不太显眼的、经过同行评审的文献中的学术工作进行交叉核对。那么，如何找到这些学术文献呢？

关于二手资料：小心！

1. 假设别人已经问过（并回答过）了你的问题。

2. 找出 1 中的人是谁、在何时何地问过（并回答过）你的问题，不要忽视书本资料。

3. 如果你找不到谁问过（并回答过）你的问题，那就发挥你的创造力，在不相关的领域里找找看。

4. 利用他人的脚注来获取更多的一手和二手资料。

5. 要知道，你不是非得同意你的前辈们的观点。

6. 找到你非常依赖的资料的回顾资料。你的观点是否和专家们的相契合？你的信心有迹可循吗？

7. 不要相信没有参考文献的历史，也就是所谓的"学术组织"。

8. 如果你读到的东西没有一手资料支持，别信。

9. 如果你不明白你读到东西因何而来，别信。

Medline（或 Pubmed）可以为同行评审过的二手资料（以及 1950 年之后的一手资料）提供优秀的指引。医学主题词（MeSH）系统包括许多与"历史"有关的主题词，从属于不同世纪和时期。但是，只要添加"/hi"这个副关键词（比如"护理 /hi"），就可以找到任意一个医学主题词的历史相关条目。为了缩小搜索范围，还需巧妙地对关键字进行组合。但是，不要只依赖 Medline。它为成千上万的期刊提供索引，但其中只有少数涉及历史。它也并不能给所有含有历史信息的文章都挂上历史相关的标题或关键字。而且，它几乎不包含 1950 年以前的刊物。最重要的是，它忽略了书籍和编订过的合集（除非他们碰巧喜欢某个期刊上的论文评论）。对于一个准历史学家来说，做了一次彻底的 Medline 搜索却连一本关于其研究课题的像样儿的书都没找到，也是相当尴尬。虽然这种情况并不少见。

文献回顾不应局限于显而易见的卫生保健检索工具。哲学、人类学、历史学、社会学、文学、经济学、地理学、政治研究、女性研究、律法和公共行政等领域的期刊同样可能存在相关信息。人文社科类学术文献以及报纸和其他期刊都有与 Medline 类似的数据库。这些检索工具包括书籍，比 Medline 更加可靠。你可以向参考文献当地的图书管理员寻求帮助。

在某些情况下，一手资料和二手资料之间的区别会淡化。比如，讣告既可以算是一手资料，也可以算是二手来源。同样地，在研究对象所处的时代写就的历史也同时具备一手资料和二手资料的特点。如果对同一期刊的不同期数进行调查，以对某一主题在这一期刊中出现的频率进行计算，那么，一手资料则会变为二手资料，反之亦然，因为数据型结果会产生新的问题。分析其他历史学家对某一主题的看法，可以将二手资料变为一手资料，这也是历史编纂学这一事业的迷人之处。历史编纂学研究趋势、问题、方法、差距以及解读风格。它可以为爱好历史但苦于无从下手的人提供方向上的指引[1]。

方法与解读

对于过去的人物——包括其他历史学家——最重要的问题是：作家是如何知道他们（自以为）知道的事情的？换句话说，他们如何为自己所相信的东西作证明？

——米尔科·格梅克，医生和历史学家

支持你问题的答案的证据或"论据"（argument）会通过对资料来源的分析显现出来。历史研究方法与科学实验方法师出同门。虽然对两者来说阅读都是基础，但历史阅读需要进行挑选、解读及处理——而这些行为会受到研究者自身品位及想象力和当今历史实践标准及流行方式的强烈影响[2]。

在收集证据时，最好查阅所有相关的一手及二手资料。但是，有时候大量

---

① 同样，拓展阅读建议见参考书目网站：http://histmed.ca。

② 《历史有自己的历史》第 440 页。

的信息只能通过设计抽样系统来处理，比如医院记录。微型计算机给历史研究带来了革命性的变化，并且为搜集大量文献提供了帮助，但这项技术仍需要挑选。考虑到你作为一个历史学家，随时都可能面对偏见，在做出依赖某些数据而拒绝其他数据的决定时，务必要谨慎。

二手资料也必须经过分析。这样的分析会通过提问与回答的形式将你的研究与其他历史联系起来，这和科学文献回顾是一样的道理。作为人类，历史学家喜欢看到自己的作品被引用——但引用远远不是为了单纯迎合虚荣心或向名誉致敬。引用可以将好的历史和坏的历史区分开来。它是这样运作的：

好的历史作品不仅仅是关于过去的信息，它的身影确实存在于历史学家前辈们所描述过的领域内。它可以利用新的数据支持已有观点，更棒的是，它还能通过独到的新观点对过去进行阐述。它会针对过去的事物为何以及如何发生或改变提出新的理论，而这些理论将在未来的项目中得以应用和验证。换句话说，一个周详的历史研究项目可以总结出更多的问题以指引未来的研究，这点也和科学研究如出一辙。

从开始构建问题起，研究者的政治和哲学倾向就会一路影响其对数据的解读。马克思主义者、资本主义者、社会主义者、女权主义者、沙文主义者、种族主义者、神创论者、科学家、浸礼会教徒、无神论者、解构主义者、助产士、护士、内科医生、外科医生和患者对同一段历史的解读会截然不同（见第十一章）。

我们永远在消灭旧模式。我们不是站在前人的肩膀上，而是拿起斧头砍向他们的膝盖。每一种新方法都操着斧头朝它的前身砍去，社会科学正如埃里克·沃尔夫的尖刻描述那样，变成了"一场智力上的毁林运动"。当然，问题在于，尽管知识是社会的产物，但若要开启职业生涯，就必须将知识占为己有。

——J.B. 格林伯格和 T.K. 帕克，《政治生态学》（"Political Ecology"），《政治生态学期刊》（*Journal of Political Ecology*）第一期，1994 年，第 1 页

备受赞誉的实证主义主导着实验室研究，致力于控制所有的主观变量，然而，这点在历史上是不可能做到的，在科学上其实也做不到。然而，与科学家不同的是，历史学家承认他们做不到这一点——尽管在 20 世纪早期的一小段时间里，他们也曾为难以捉摸的客观性努力过。历史学家们应对偏见的方法是承认它，并通过令人信服的证据来支持他们的论点。这些证据的来源可以是一套完整的资料，也可以是通过系统、公开、可重复的抽样方法所选取的一部分资料，或者二者兼具。选用一些恰好与研究者的假设吻合的折中资料是无法激发信心的。忽视主流历史思想的研究可以很有趣、文笔很好、读起来令人兴奋又似乎很有道理，但它不是历史——它是新闻、社论或游说之词。以上这些原则在写作过程中均有体现。

开始写吧

> 承认你的偏见，但不要用现在的标准来评判过去。

即便你写作的目的不是为了发表，但将你的发现记录总结成笔记或列出参考书目都是不错的主意。名字和日期很容易被忘记或混淆，资料来源很难记忆，即使绝佳的好点子也会转瞬即逝。在历史研究中，虽然不是非得每走一步都回头检查，但历史学家往往会核对他们的参考文献并发现错漏之处。有些段落第一次读的时候似乎无足轻重，但是当研究更进一步并激发了某些与之相关的想法之后，它就会突然变得至关重要，而这时再想重新把它找出来可就需要很大的勇气了。即使你的工作只是为了分享病例，也要保留你的笔记和幻灯片——你是专家，但是没有证据你可站不住脚。

对医疗保健专业人士来说，书写历史是有规则的。然而，就像科学报告一样，最好的作品不是一大段生硬且密密麻麻的叙述性文字——它需要一个结构。方框中的"步骤"概括了我通常会用的步骤、顺序以及这样排序的原因。还有很多其他的写作流程，但其中最不受欢迎的写法可能是：提笔就写，然后一直写到结尾。

> 一个最初的想法，能难到哪里去。图书馆里肯定遍地都是。
>
> ——斯蒂芬·弗莱伊，《骗子》（*The Liar*），1991 年

和科学研究的出版物一样，历史研究刊物也要求具有独创性。对他人工作的重复通常都不会太有趣。历史和科学领域一样，在主题、问题、来源、方法、分析和结论方面都有很大的创新空间。

新主题层出不穷。比如，女权主义的兴起将女性执业医师和病患推到了风口浪尖；政治观点的转变揭示了替代医学、后殖民主义之间的关系和患者经验方面的知识缺口。即使是已经得到充分研究的主题，也需要根据新的资料、历史、方法、理论和问题重新加以审查。由于关于过去的问题都产生于现在，所以人们常说，每一代都需要将所有历史重新核写。

撰写历史的步骤

1. 从你的研究结果的中段开始写。也就是：证据和论据、一手资料的描述、方法和解读。

2. 接下来，起草结论。一旦你已经写好了步骤 1 中的论据，结论就会变得显而易见（希望如此）。它包含了只是你开始研究这些问题的答案。有时，这才是问题被（重新）发现的时机。

3. 接着，写介绍。并在介绍中回顾二手资料以及写下你的问题的最终版本。换句话说，在已经确认了答案后再（重新）构思你的问题。有时，在研究完成并找到答案（结论）之前，是无法发现这个问题最有趣的版本的。

4. 然后，你可以回到结论，通过结合你的问题和二手资料中前辈们不同的发现来对结论进行注解，从而完成对结论的修改。历史学家们常常兴奋又始料不及地发现，他们对一个小小主题进行的研究往往在更广泛的范围中挑战着现有历史观点。另一个历史上的"我找到了！"很可能就诞生于此。

5. 给你的论文记录下可追踪的参考文献。

历史写作与科学写作的区别在于前者对第一人称和主动语态的相对可接受性。通常，科学报告使用被动语态和第三人称来反映实验的实证主义理念："血被放出来并被煮沸。"在临床报告中，患者不是患者，而是"病例"；吃药也不说吃药，而是被动式的"接受治疗"。第一人称"我"或"我们"非常罕见，而且通常只出现在结论中。

历史在这一点上就不同于科学了。为了保证谦逊的态度和学术类的文风，可能还是会要求作者尽量避免第一人称和主动语态，但对它们的相对可接受性要提醒作者，在研究的每一步都要记得自己的创造性作用："我取了血，并将其煮沸。"这种公认的主观性让人们认识到，历史并不局限于过去的信息：它也包含着用来表述它的文字，从而使它成为一种类似于艺术、音乐和文学的人文学科。

历史学有自己的历史

专门介绍医学史和科学史的期刊可以追溯到 20 世纪初。起初，它们是由博学的医生、科学家和图书管理员编辑的。20 世纪 30 年代到 40 年代之间开始出现专门研究医学史而不是科学史的期刊。各个国家和国际协会都逐渐创立了自己的期刊，用来研究它们自身所处的特定地区的历史。20 世纪 60 年代末，社会历史活动一时名声大噪，使得医学变成了供"专业（博士）"历史学家进行有偿研究的文化主题。由于这些医学史的研究不含科学成分且时常对医生表现出敌意，很多旧的期刊拒绝刊登它们。于是，为了给这些研究找到合适的定位，20 世纪 70 年代到 80 年代出现了一批新的期刊。1993 年，很多期刊认为关于人物生平的作品是过时的东西而将其排除在外，仿佛是为了应对这种社会性转变，《医学传记期刊》（*Journal of Medical Biography*）应运而生。如今，人们正在重新挖掘传记类作品的可能性，学者们提出警告称，不要因为社会潮流而抛弃传记萌芽。

每一本新杂志都是一个（已被发现的）问题的解决方案。而该杂志的创始编辑会描述其如何解决该问题。

越界的诱惑

国家和国际医学史学会的会议上，有时会被两种人为孤立所主导：医生（通常更年长且为男性）聚集在一个房间，历史学家（通常更年轻且为女性）在另一个房间。有时，全体会议会迫使一个团体听另一个团体的，然后他们就会相互抱怨起来。最后只得由社论宣布应该由谁研究历史，以及如何研究。这种极端的分化是一种可悲的知识层面的种族隔离，虽然在这个好辩的领域中，这样的分化并不是唯一的争端，但它很可能是最拖后腿的一个。笔者认为，它源于不能容忍和缺乏沟通。如果笔者能赋予医学史一份礼物，笔者会选择治愈这一裂痕。这两个团体，缺了任何一个都不能很好地运作。

医生们抱怨说，历史学家们枯燥乏味、过于理论化、脱离临床现实、专注于细枝末节，而且常常敌视医学专业。医生们明白医学的不完美，但他们很尊重它。而且，就像他们的医学前辈们一样，他们在努力做到无损于患者。他们厌恶历史被用于政治目的，对他们来说，历史是"事实"或"真相"的集合。他们对无名历史学家矫揉造作的引用文献毫不感冒。一提到福柯（Foucault）——或者更糟，提到他的同源形容词福柯派——医生们就禁不住两眼发直。

历史学家之间并不觉得彼此乏味，而且理论让他们兴奋。他们赞美人文写作、思考和演讲的创造力。他们喜欢对资料进行详细研究后所产生的有说服力的论据和富有想象力但又合理的解读，虽然它们都不可避免地受到时间和空间的限制。对他们来说，"事实"并不存在，"真相"也是相对的。他们觉得医学上对幸存者的关注很可疑，并将其误解为要么不愿正视过去的错误，要么想要美化现在的行径。被"文字"训练出来的历史学家，对医生喜爱的图像深感困惑，因为他们觉得这些图像会分散注意力，尤其是当这些"图像"不过是满屏的符号时。对他们来说，图像忽视了沟通，将历史变成了娱乐、幻灯片放映和旅行纪录片。更糟糕的是，图像自身就含有信息，而这些信息可能会偏离或破坏原有的论据。而且，如果历史学家不提福柯，一些聪明的听众、读者或编辑就会狡黠地指出他们的疏忽，以此来抨击他们。首先参考重要的理论家——认可你和他的共同之处——然后再继续，这是历史写作的诀窍。有些历史学家不喜欢医学这个职业——甚至有些是出于对它的憎恨才为它撰写历史——但是编辑们评估作品是通过其证据和论据的质量，而非其个人意见。

历史学家们抱怨说，试图研究历史的医生们要么是装模作样的外行，要么是由衷地热爱古文物研究，在一门他们既不尊重也不理解的专业学科中指手画脚。他们提出了一个显眼的类比——退休的历史学家们可不会碰脑外科手术。这些有钱的闯入者觉得仅凭年龄和阅历就能化身为历史学家了？谁给他们的勇气！

虽然这场辩论毫无意义，但双方的批评都有一定的道理，也都存在偏颇之处。除了嫉妒和不宽容，还有一种幸福的中庸之道。历史学家可以从执业医师那里寻找到那些对他们充满敌意的假设，并与医生沟通交流——事实上，现在愿意在会议上使用幻灯片的历史学家比过去多得多。然而，在这里，笔者要特别向想要撰写历史的医疗保健从业人员提出问题。你如何说服一位匿名的、持怀疑态度的学术派历史学家，让他相信你的作品值得出版？

> 历史就是……有脚注的小说。
>
> ——罗德里克·A. 麦克唐纳

常见的问题以及如何避免它们

由于"要么发表，要么灭亡"（publish-or-perish）的心态带来的压力，高品质医学期刊的编辑开始越来越频繁地向专业历史学家寻求建议。拒绝信既令人困惑又令人失望。因为这些批评中指出的"问题"对临床医生来说似乎微不足道或匪夷所思。但是，这些错误基本都能被克服。要克服它们，首先，要理解它们。然后，接受他们，这通常比较困难，不过，读完读者的回馈报告过几周再回复有助于这个接受过程。不管你是否同意这些评论，忽视它们都是很愚蠢的。如果你希望与这位（或另一位）编辑继续合作，你就有义务尊重这些批评，并对你的作品做出相应修改。医生撰写的历史中最常见的错误总结如下：

1. 没有提出问题。单纯将名字、日期和事件按照年代表式的"深描"堆叠在一起可不是历史。编辑会想："我和读者为什么要关心这些呢？"热心的历史学家只要仔细做了研究，那么提出一个问题应该不成问题，但他们必须记得要把这个问题写下来。有时候，只是一个简单的陈述就能纠正这个错误，比如，你本人为什么对这个主题感兴趣，或者你觉得别人为什么也会对此感兴趣，抑或为什么这个主题在如今这个时代应该得到关注。

问题越有吸引力，越能突显你的作品的原创性。

2. 没有使用一手资料，或者没有显示获取一手资料的方法——很多从前的医学杂志上发表的历史文章都存在这个严重的错误。这个普遍存在的问题还有一种形式，即翻译的排他性使用。当涉及使用古代、中世纪或亚洲的资料时，我们中的很多人不得不这样做。这点也许不可避免，但我们应该抱着谦逊的态度承认，翻译会不可避免地带有解读性质。

3. 未能将研究主题结合到相应的时间或地点等背景中。不重视社会因素的研究通常被称为"内在论作品"（internalist），意思是这个主题的研究仅存于医学知识的范围内，只能在一段狭隘的、被不恰当地等同于思想史的历史中进行验证。因此，同等重要的"外部"问题或社会因素会被忽视，从而导致作者做出不符合时代的假设。反过来，一些社会历史的作品中也存在"外部论"的错误，但医生们因为并不知道这个词，所以不会用这个词来批评这些作品，而是嘲笑它们为"没有医学的医学史"。就像医生和历史学家彼此需要对方一样，医学史中的观点或社会现象同样需要具备医学和历史双方的相关背景才完整。

4. 未能引用相关二手资料。未能做到这点之所以是一个缺点，有两个重要原因。第一个关系到历史的本质——在同行历史作家的思想体系中研究你的主题是撰写历史作品的重要过程之一。第二个则关乎人之常情——受邀前来评估你的作品的读者，很可能是已经就同一主题或相关主题发表过文章的人。如果某个自命不凡的年轻人（或者老古板）要求你评价一篇打算发表在你的专业领域的文章，却完全没读过你优秀的著作，你做何感受？

5. 过度依赖二手资料。如果一篇文章仅仅是在重复其他地方发表过的东西，那为什么还要发表它呢？要明确地指出你的作品的原创性。要诚实。如果它不是原创的，你为什么觉得它值得被发表呢？尽管比较困难，但为这一问题提供正当理由并非不可能。比如，你可能是第一个把某两份二手资料联系在一起的人，或者你也可以通过复查一手资料来检测你使用的二手资料的真实性，并以此巩固你的研究。有时，这样的做法可能会使你惊讶得发现，你所依赖的历史学家犯了错。它也可能会给你提供一个新的问题。不要因为这不是你犯的错误就得过且过。专业的读者会注意到这些错误，并由此发现你的研究只能追溯到某部二流历史作品，而不是可靠的一手资料。

6. 期刊错配（见上文《历史有自己的历史》）。

7. 现代主义和辉格党主义（见下文）。

现代主义和辉格党主义

我们不必忘记我们所知道的，但我们要小心使用它。

从历史的角度来看，现代主义和辉格党主义都有严重的缺陷——甚至可以说它们是原罪或犯罪。现代主义倾向于用现在的标准来评判过去。责备前人没有说、没有发现或不知道那些那个时代尚未知晓的事情是不公平且不合时宜的。更优秀的历史（也是更有趣的历史）会试着理解他们为什么会这样看待事物。"辉格党主义"（Whiggism）是一个与英国自由党（British Liberal Party）进步政治哲学直接相关的术语，与现代主义相似，它将过去看成一系列逐渐发展为更好的现在的事件。这种看法建立在这样一个假设上：事物通过进步而改变，是这些进步造就了我们如今的境况。

历史学家对"进步"这个引起心灵警惕的词很谨慎。情况真的在好转吗？许多科技和治疗方法曾经被吹捧为灵丹妙药，但由于无法预见的副作用而最终被拒绝。如果以几个世纪的时间流逝作为基础，最精妙的发现也可能会有负面隐患。对我们自己的做法进行判断还为时过早，而且，这么做会将过去弱化为对未来（也就是我们这个辉煌的现在）的准备。对于后现代学者来说，"进步"可能和"事实"一样不复存在。进步意味着理想的改进，如果人们用"进步"这个词去形容他们支持的某种改进，则必定是一种有问题的做法。我们可以对现在保持好奇，但不要坚信它具有绝对的优越性。

怎么做呢？永远不要使用"进步"这个词。如果你有想要用它的冲动，问问自己为什么一定要用这个词，以及你是否在回避什么。深呼吸——如果没什么用，那就吃片儿安定吧。在你使用"先进"（advance）或"落后"（setback）这样的词之前要仔细考虑——因为它们说明你在用现世的眼光审视过去。

对于卫生保健专业人员来说，现代主义和辉格党主义是最难避免的问题，因为我们的问题来自现今的临床医学。既然我们工作于当下，我们就应该相信它比过去更好，并且将"医学术语"（medicalese）作为我们观点的载体。我们不能压制我们对现代医学的认识，假装我们不知道我们所知道的事，因为这是自欺欺人。从这点上来说，马克思主义者、女权主义者、解构主义者，以及许多其他理论家也在使用产生于当下的问题、解读和语言。的确，他们的作品也是现世主义的。但他们设法避免了批评。笔者认为语言很重要。在撰写医学史相关作品时，应该将医学术语的使用控制在最低限度，因为文字传达的是观点——而那些在特定时间还不存在的文字必然也会传达一些过去尚不存在的观念，这会让你的陈述显得不合时宜。这样的术语在非医学人员看来是具有排他性的行话，看着就不太舒服；甚至在医学同行看来，它也免不了给你戴上一顶对历史不求甚解的帽子。

举个例子：关于放血的假想历史

下面的问题所有的作者都仔细研究了，在某些现在我们认为是灾难性的情形下，放血疗法是如何发生、何时出现、其作用机制如何，最终又是为何被否认的。不同的作家笔下的历史并非千篇一律，有些比另一些显得更好。

现代主义历史学派认为有些处理方法比其他的更"合理"，因为放血疗法在"起作用"，或者现在仍在一些合适的条件下起了作用，如红细胞增多症、血色素沉着症或心力衰竭——当时这些疾病并没有被发现。

而辉格派关于放血的说法是基于这样一种假设：流血越少越好。它歌颂了一场崇高的（但并不存在的）并仍在进行的改革运动，意图消除放血疗法。

一位伪历史学家可能会举出许多有趣的例子，说明名人死于失血过多——却不去探究经过放血疗法幸存下来的人数，或者为什么医生和患者认为它有效。

这就是棘手的地方。一位受过医学教育的历史学家可能会通过放血后机体的反应来解释这种治疗方法的流行——一个脸红、温热的个体会变得苍白、寒冷和潮湿——从而为这种治疗方法提供即时的积极反馈。这种对现代概念的使用既不是现代主义的，也不是辉格党主义的，但它使一些非医学评论家感到紧张。

> 有时对现代主义的指责是不公正的，因为这些指责来源于我们的观点或写作方式。如果你一定要用现在这个时代的医学观点或术语，就加一个脚注，解释你使用它的原因，然后直面所有可能的对于现代主义或辉格党主义的批评。清楚地表明你明白现代主义或辉格党主义的缺陷，并解释为什么你的情况不属于其中任何一种。让读者明白，你知道自己在干什么。

最后一句

祝大家生活愉快。记住，这些观点离无懈可击还差得很远。我有一抽屉未发表的论文。如果你知道有哪个编辑可能愿意看看，请联系我。

拓展阅读建议

参考书目网站：http://histmed.ca.

附录：本书的学习目标

1. 简介：医学史中的英雄与反派

这本书的总体教育目标是：

提高学生对历史（以及整个人文学科体系）作为一门研究学科的认识，从而丰富人们对现代医学的理解

在接下来的学习中为学生灌输一种对"教条"的怀疑意识

每一章的目标如下

2. 组装起来的身体：解剖学史

认识以下几点的历史演变：

解剖学作为医学重要组成部分

不同社会对解剖的看法

识别

艺术与解剖学之间的关系

安德雷亚斯·维萨里作品的重要性和影响

了解

生理学对解剖学知识的应用早于医学

医学院的学生和教授经常盗墓和谋杀

对解剖学的研究不仅具有生物学功能，还具有社会功能

即使在今天，也不是所有的疾病都与身体变化有关

3. 对生命的审问：生理学史

认识以下几点的历史演变：

关于生命本质的观点

动物在生理学研究中的使用

生命质量的研究

识别

生机论、机械论、经验主义、目的论、实证主义、专业化的含义

血液循环发现的原因与意义

机遇在科学发现中的作用与局限

分析

实证主义是如何影响现代实验生理学方法的

实验是如何将生理学界定为一门独特科学的

4. 研究痛苦的科学：病理学史

认识以下几点的历史演变：

疾病概念

疾病的解剖学原因

微生物理论和细菌学

医生在诊断中的作用

遗传学

分析

"疾病"（disease）作为一种观念和"病"（illness）作为一种痛苦的潜在区别

识别

病理学如何联系医学和科学

古病理学在历史研究中的使用

叙事性医学兴起的原因

了解

关于患者和病因的两种疾病理论

疾病的"医学模式"的意义和批评

疾病的"社会构建"的意义（第七章同样提及）

5. 无损于患者为先：治疗史、药理学史与制药史

认识以下几点的历史演变：

治疗手段，从植物到金属，再到提纯及设计药物

药物分类，从副作用到化学机制

临床试验和循证医学

最近由于新药失利而产生的怀疑论，如沙利度胺

分析

社会因素对是否需要治疗的观念的影响

"灵丹妙药"（维生素、激素和抗生素）的影响和问题

制药行业对疾病及治疗方法的定义的影响

专利保护和药物开发的伦理问题

了解

大多数治疗方法是通过经验主义方法发现的

许多治疗方法的"发现"的前身都是非科学事物

药物的生命周期

6. 成为医生并当好医生：教育、行医执照、薪资待遇与生命伦理学

认识以下几点的历史演变：

医患关系是一份关于期望与特权的契约

患者的期望，从希望得到缓解到要求治愈

医疗保险系统，作为支付医疗费用和救济穷人的机制的历史演变

专业的生命伦理学和姑息医疗在改善医患关系方面的历史演变

分析

由第三方支付事件引发的医生罢工

了解

医学教育一直受到社会和文化的制约

信息的增长并不意味着知识的增长

过去的错误和现在的怀疑主义威胁着医疗特权

7. 瘟疫与人类：历史上的流行病

认识以下几点的历史演变：

公共卫生措施作为流行病的产物及历史演变

微生物理论和抗生素以及它们在传染病控制中的作用

分析

"新的"疾病是如何出现的

传染性疾病的发生与财富、卫生和营养有什么关系

"社会构建"是如何影响公共卫生应对措施的（第四章也有提及）

识别

传染病在经济、社会、知识和政治等层面对人类生活造成的影响

"无辜受害者"一词所蕴含的暗示意义

了解

社会秩序的崩塌是人类对流行病的典型反应

19 世纪的霍乱与水有关

对预防传染病来说，知不知道其微生物病因并不重要

通过接种疫苗，天花成为第一个被根除的人类疾病

8. 血液有什么特别？对"生命"体液的观念变迁

认识以下几点的历史演变：

血液的生命和疾病相关理论，从古代体液到细胞和体液免疫，再到分子医学

血液、呼吸和氧气之间的联系

血液作为治疗手段（输血）从近代早期到现在的历史演变

分析

血友病的文化和政治意义

放血是最古老和最持久的治疗方法之一

识别

血液在人类学、社会学、神秘学和知识界的特殊地位

显微镜对血细胞发现的重要性

混合研究在定义凝血因子缺陷中的作用

了解

输血的主要危险及其解决方法

9. 科技与疾病：听诊器、医院及其他小发明

认识以下几点的历史演变：

能够测量以前无法测量的现象的技术，如温度计、转筒记录器

X 射线和其他成像技术

分子生物技术

医院作为科技之所及其形式

分析

社会因素和疾病概念的变化如何推动新技术

技术如何反过来改变疾病的概念和社会

识别

个体在"不可避免的"发现的背景中的作用

了解

技术的目的是引入诊断的敏锐性和客观性

技术往往会使病人与医生之间产生距离

10. "手"等大事：外科手术史

认识以下几点的历史演变：

手术实践从史前到现代的历史演变

伤口护理以及帕雷的意外发现

麻醉

消毒

手术干预

分析

疼痛和感染在外科手术技术发展中造成的障碍

消毒和麻醉在外科手术创新中的作用

经济和流行病学因素是如何影响外科医学的

识别

为处理战争创伤而开发的一些外科手术技术

了解

一些选择性的手术是非常古老的，比如环钻术和割礼

一些古老的民间伤口敷料疗法曾经（有些仍然）很有效

麻醉在被外科医生采用之前，牙医就已经为其进行了推广

11. 女人用的药和用药的女人：产科学史、妇科学史与女性史

认识以下几点的历史演变：

分娩从非医疗出身女性的专属领域到近代早期实现医学化的历史演变

有关生殖科学观点

剖宫产

产钳

护理与受到社会制约的性别及阶级观念

助产学在发达国家的复兴

护理学、医学和其他卫生保健专业领域内的女性

分析

在过去的当代背景下各种各样解读为"真"的历史

控制出血和感染是如何改善围产期死亡率的

关于麻醉第一次在分娩中使用的争论

关于现代生殖技术和计划生育的争论

识别

帕雷对足式内倒转术的描述

产钳、麦角胺和麻醉等使用量增加所造成的影响

医疗化的意义

了解

历史既与现在有关，也与过去有关

分娩时，妇女可能会死于出血和感染

医生可能会把感染传染给正在分娩的产妇

妇科手术曾被用来治疗精神痛苦

12. 与恶魔的较量：精神病学史

认识以下几点的历史演变：

照顾精神病患者的人道措施

精神病院（asylum）

精神疾病的分类

20 世纪的物理疗法

"去监禁化"运动和社区护理

反精神病学运动

分析

尝试将精神障碍与身体原因联系起来的悠久历史

精神疾病的社会构建

精神疾病的污名

同性恋是如何被医学化和去医学化的

识别

与古老词汇"灵魂"（psyche）相关的疾病，如抑郁症、癔症和躁狂症

弗洛伊德的潜意识理论的普遍影响

了解

精神疾病依赖于精神和身体的概念分离

13. 没有婴儿就没有国家：儿科学史

认识以下几点的历史演变：

儿童保健在社会对童年及儿童的态度的影响下的历史演变

儿童疾病

儿童医疗中的外科手术、激素和饮食疗法

优生学

分析

对儿童死亡率作为儿科创立的推动力的认知

儿童众多福利措施中的第一项——预防儿童疾病

20世纪盛行的优生学

识别

导致世界各地儿童死亡率的问题和疾病

了解

专家关于儿童护理的建议往往随后会被证明是错的

对虐待儿童的医学认知出现于 20 世纪

14. 多面宝石：家庭医学的起起落落

认识以下几点的历史演变：

"全科医学"和家庭医学

分析

家庭医学进行学术研究的挑战

识别

家庭医学对其他领域的卫生保健服务提供及培训、认证和继续教育的影响

15. 当患者不止一个：公共卫生与国际卫生

认识以下几点的历史演变：

医学统计

国际卫生合作

世界卫生组织

分析

医疗模式对群体健康的偏见

医生为公共健康服务的例子，以及对水、食物、政治、和平和环境的研究

多种多样的慈善组织如何为公共卫生事业努力

医学对社会政治行为的矛盾心理

识别

清洁水对人类健康的作用

健康的社会决定因素

16. 侦查与科学：如何研究医学史上出现过的问题

识别

医学史研究和写作中的概念及方法问题

医学史研究和写作中的常见陷阱以及如何避免它们